家庭医生在身边

常见疾病知识

主　编　任菁菁

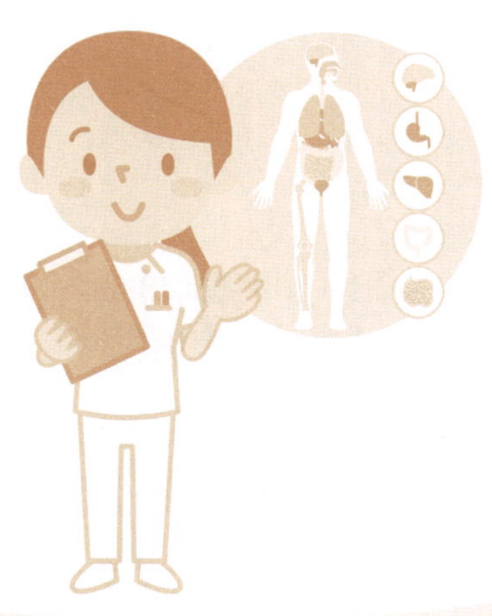

人民卫生出版社
·北　京·

图书在版编目（CIP）数据

家庭医生在身边. 常见疾病知识 / 任菁菁主编. —
北京：人民卫生出版社，2021.12
ISBN 978-7-117-32677-3

Ⅰ. ①家… Ⅱ. ①任… Ⅲ. ①常见病 – 防治 – 普及读
物 Ⅳ. ①R-49

中国版本图书馆 CIP 数据核字（2021）第 268760 号

家庭医生在身边——常见疾病知识
Jiating Yisheng zai Shenbian
——Changjian Jibing Zhishi

主　　编：任菁菁
出版发行：人民卫生出版社（中继线 010-59780011）
地　　址：北京市朝阳区潘家园南里 19 号
邮　　编：100021
E - mail：pmph @ pmph.com
购书热线：010-59787592　010-59787584　010-65264830
印　　刷：北京顶佳世纪印刷有限公司
经　　销：新华书店
开　　本：710 × 1000　1/16　　印张：21
字　　数：366 千字
版　　次：2021 年 12 月第 1 版
印　　次：2022 年 1 月第 1 次印刷
标准书号：ISBN 978-7-117-32677-3
定　　价：80.00 元
打击盗版举报电话：010-59787491　E-mail：WQ @ pmph.com
质量问题联系电话：010-59787234　E-mail：zhiliang @ pmph.com

编写工作组名单

主　编　任菁菁

副主编　崔丽萍　王丹丹

编　者　（按姓氏笔画排序）

马庆华　王丹丹　王莉珉　方玉红　尹　永
史飞涛　邢　冲　朱贤呈　任菁菁　庄文杰
刘　颖　刘可征　刘洁云　江凌翔　江家欣
孙　丹　劳雅琴　李　帅　李　霞　李慕军
杨立森　杨凯超　吴伟东　吴林飞　邱　艳
沈仙春　沈淑芳　宋　锐　张　禹　张文斌
张艳凯　阿不来提·艾则孜　陈　平　陈　红
陈　晨　林　策　金　挺　郑园园　赵宗权
胡　剑　钟素亚　施胜铭　姜浩翔　费鑫法
夏友荣　殷　培　高来龙　高珊珊　盛晓园
崔丽萍　蒋　骏　蒋巧巧　蔡旭明　熊　晶
滕一鸣　瞿迪洪

秘　书　陈明敏　秦红莉

序

当今中国，经济与科技实现了快速发展，人民生活水平显著提高，人们对美好生活的追求已不仅仅局限于对温饱的追求，还有对更高生命质量的追求。党和国家对全民健康非常重视，党的十八大以来，将建设“健康中国”上升为国家战略，习近平总书记更是提出“没有全民健康，就没有全面小康”的重要论断。2019 年，我国印发了《国务院关于实施健康中国行动的意见》《健康中国行动组织实施和考核方案》《健康中国行动（2019—2030 年）》等重要文件，为推动健康中国建设提供政策支持。

然而，我国医疗资源分配尚不均衡，高质量的医疗资源主要集中在一线城市和新一线城市。不少地区仍缺乏基层医疗机构、医疗人才等，社会大众获得医疗信息和医疗服务仍存在一定困难。百姓常常苦于找不到可靠的途径学习科学的保健方法和疾病的家庭护理方法，甚至对自己和家人所患的常见病、多发病亦不甚了解。

在这样的背景下，浙江大学医学院附属第一医院全科医学科主任任菁菁牵头，召集全国各地五十余位经验丰富的全科医生，以常见疾病为切入点编写医学科普图书，为大众提供专业可靠的健康指导。本书具有较强的科学性，编撰过程又格外注重表述通俗易懂，以便无医学背景的社会大众也能顺畅阅读和学习。本书涵盖了常见疾病的预防、家庭护理等方面内容，可以说是百姓期盼已久的家庭健康宝典。同时，本书也是社区医生为居民提供规范、全面的健康宣教服务的重要参考。

本书的出版发行，不仅有助于满足社会大众的健康需求，也是促进医药卫生供给侧改革的重要之举。为此，我欣然提笔作序，将此书推荐给广大读者朋友。

巴德年

2021年10月10日

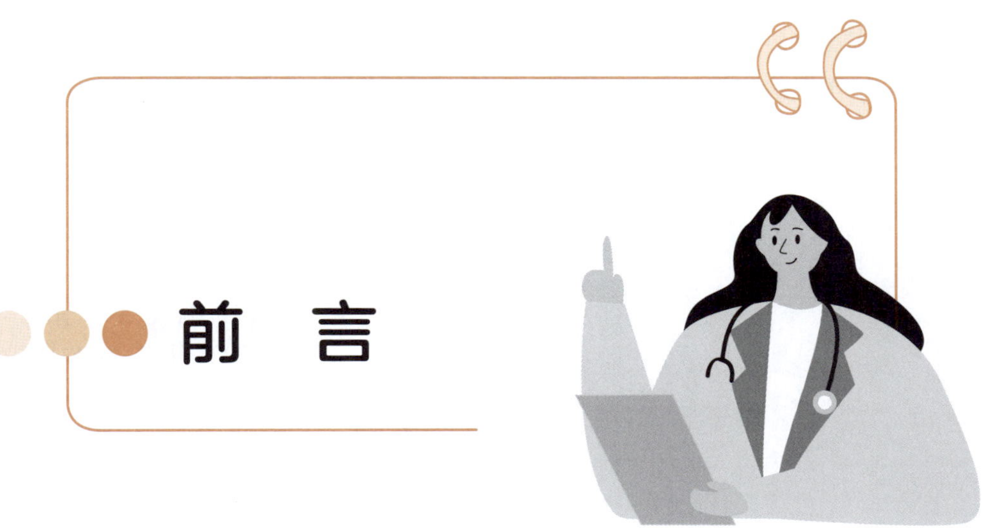

前言

随着社会和经济迅速发展，人民生活水平显著提高，党和国家及人民群众对健康问题的关注都上升到了新的高度。2019年，我国发布《国务院关于实施健康中国行动的意见》，提出“普及知识、提升素养，自主自律、健康生活，早期干预、完善服务，全民参与、共建共享”的基本原则，以期2022年实现全民健康素养水平稳步提高、2030年全民健康素养水平大幅提升的总体目标。

全科医生作为“健康守门人”，有责任和义务向人民群众提供规范的健康宣教。2018年，国务院办公厅发布《关于改革完善全科医生培养与使用激励机制的实施意见》，致力于培养一批合格的全科医生，促进基层医疗服务机构的建设，维护和增进人民群众健康。

在这样的时代背景下，《家庭医生在身边》系列丛书应运而生，聚焦群众普遍关注的健康问题，注重将专业的医学知识与大众日常生活相结合，既保持专业性又浅显易懂，赋予广大百姓一本学习医学知识的宝典，更为全科医生提供便捷和规范化的健康宣教途径，同时也构建了一座医生与百姓之间进行医学交流的桥梁，助力健康中国建设。

世界卫生组织研究发现，个人行为与生活方式因素对健康的影响占到60%。健康的生活方式可以预防很多疾病。本书《家庭医生在身边——常见疾病知识》主要针对常见疾病和心理健康问题，对读者进行医学指导和知识普及，增强居民健康意识，不断提高居民自身健康管理能力。

本书集结了来自全国五十余位全科医生的心血，各位编者在紧张繁忙的工作之余，精益求精，联手汇编而成。借此，我谨对参与本书编写工作的各位同道表达真挚的感谢。

由于作者水平有限，书中难免出现疏漏，烦请广大医学同仁见谅与赐教，将您宝贵的意见发给我们（Email：zyyyqk@126.com）。衷心地感谢您对本书的关注与支持！

主编　任菁菁

2021年8月28日

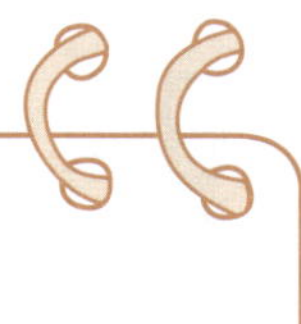

目　录

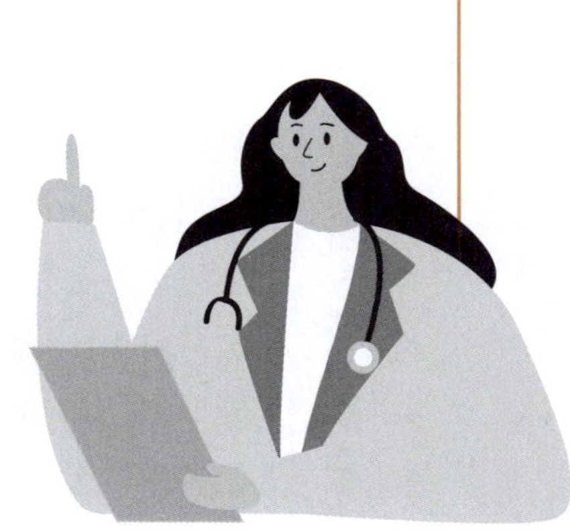

第一篇　常见疾病篇

第二篇　心身健康篇

第一篇 常见疾病篇

随着我国经济高速发展，人民生活水平大幅提升，疾病谱也发生了显著改变，常见病、慢性病成为人们健康的主要威胁因素，给社会和患者家庭都带来了重大影响。

本篇着眼于常见病、慢性病，以深入浅出的形式，向社会大众科普相关医学知识，增强疾病防范意识，养成良好的生活习惯，降低高危人群的发病风险；提高大众对常见病的认知，早期识别自己和家人的“健康警报”，做好家庭护理，及早接受规范治疗，早日恢复健康。

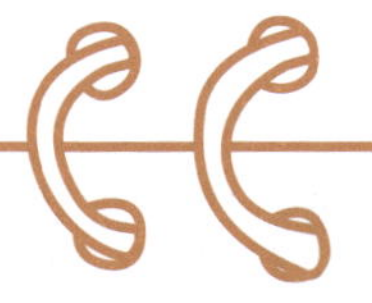

心血管系统疾病

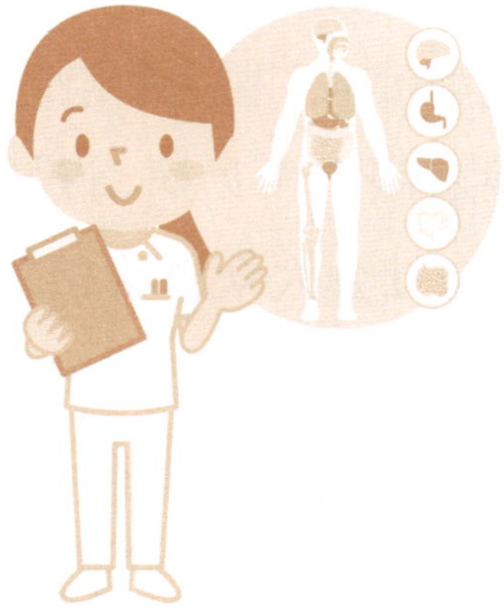

第一节

您足够重视高血压吗

小案例

王先生：医生，我昨天晚上跟几个朋友吃饭喝了点酒，回家的时候觉得头痛、头晕得很厉害，睡一觉起来也没好，刚才去旁边药店想买个止痛片，药店的人给我测了个血压，说是170/110mmHg，让我赶紧来看看。来的路上我想了想，其实上个月也有过一次这种情况，而且最近这两年我偶尔也会有些头痛、头晕，尤其是在劳累、睡眠不好的时候，但休息一下就都好了。医生，您说我真的得了高血压吗？我过去身体一直挺好，我才50岁，以前听别人说高血压好不了，还很危险，我担心自己会不会有生命危险啊？

全科医生：您别太担心，我先详细了解一下您的情况，然后我们再看看下一步该怎么做。

目前，我国约有3亿高血压患者，高血压的并发症多且后果严重，致残率和致死率极高，已成为我国社会和家庭的沉重负担。因此，提高大家对高血压的重视显得尤为重要，下面我们一起来简单学习一下吧。

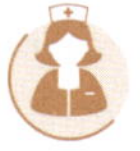

小课堂

一、高血压是如何界定的

高血压的界定：①在未使用抗高血压药的情况下，非同日3次测量血压，收缩压≥140mmHg和/或舒张压≥90mmHg，即可诊断为高血压；②患者既往有高血压史，目前正在服用抗高血压药，血压虽低于140/90mmHg，也可诊断为高血压。

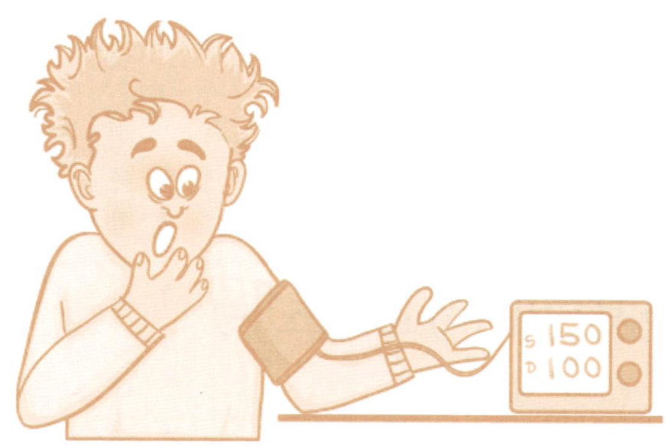

二、什么是高血压的危险因素

当您具有以下危险因素之一时则为高血压的易患人群，您具有的危险因素越多，程度越严重，高血压前期的血压水平越高，高血压患病的风险越大。主要有：高血压前期，收缩压 120~139mmHg 和 / 或舒张压 80~89mmHg；年龄≥45 岁；高钠、低钾膳食；超重[体重指数（BMI）≥24kg/m^2、肥胖[BMI≥28kg/m^2]或中心性肥胖（腰围，男性≥90cm（2.7 尺），女性≥85cm（2.6 尺），肥胖者发生高血压的风险是 BMI 正常者的 3 倍；过量饮酒；长期精神紧张；高血压家族史；吸烟或被动吸烟；缺乏体力活动；糖尿病、糖耐量受损（餐后 2 小时血糖 7.8~11.0mmol/L）和 / 或空腹血糖异常（6.1~6.9mmol/L）；血脂异常[总胆固醇（TC）≥5.2mmol/L，或低密度脂蛋白胆固醇（LDL-C）≥3.4mmol/L，或高密度脂蛋白胆固醇（HDL-C）<1.0mmol/L]；大气污染等。

三、高血压都有哪些常见症状

大多数的高血压起病缓慢，缺乏特殊症状，甚至约 1/5 的患者没有症状，导致诊断延迟，往往在测量血压时或者发生心、脑、肾等器官并发症时才被发现。高血压的常见症状有头晕、头痛、颈项板紧、疲劳、心悸等，也可出现视物模糊、鼻出血等较重症状，典型的高血压头痛在血压下降后即可消失。如果突然发生严重头晕、眩晕，要注意可能是脑血管病或者降压过度、直立性低血压（指突然站立时血压急剧下降）。高血压患者还可出现受累器官的症状，如胸闷、气短、心绞痛、多尿等。

四、高血压都有哪些危害

①心脏：引起左心室肥大或扩张，导致高血压心脏病。②脑：使脑血管发生缺血与变性，形成微动脉瘤，一旦破裂可发生脑出血；同时高血压促使脑

动脉粥样硬化，粥样斑块破裂可引发脑血栓形成。③肾脏：导致慢性肾衰竭。④视网膜：使视网膜小动脉早期发生痉挛，随着病情进展出现硬化，血压急剧升高可引起视网膜渗出和出血。

五、高血压什么时候开始需要治疗

高血压一旦发生，就需要终生管理，改善生活方式，尤以限盐和控制体重为主。降压药物治疗的时机不仅要看血压的高低，还取决于患者的心血管风险评估水平，因而发现高血压要尽早到专业医生那里进行诊断评估，尤其是初次发现高血压的患者。在改善生活方式的基础上，血压仍超过140/90mmHg 或目标水平的患者应给予药物治疗。高危和很高危的高血压患者，如收缩压≥180mmHg 和 / 或舒张压≥110mmHg，合并糖尿病、慢性肾脏疾病，或者已经有心、脑、肾靶器官损害或并发症的患者，应及时启动降压药物治疗，同时要对并存的危险因素和合并的临床疾病进行综合治疗；中危患者，如收缩压 140~159mmHg 和 / 或舒张压 90~99mmHg 且有 1~2 个危险因素的患者，可通过改善生活方式观察数周，评估靶器官损害情况，如血压仍不达标，则应开始药物治疗；低危患者，如收缩压 140~159mmHg 和 / 或舒张压 90~99mmHg 无任何危险因素的患者，则可对患者进行 1~3 个月的观察，密切随诊，进行家庭自测血压监测，评估靶器官损害情况，改善生活方式，如血压仍不达标可开始降压药物治疗。

六、血压该降到多少才是理想的

血压控制目标：一般主张血压控制目标值应小于 140/90mmHg。糖尿病、慢性肾脏病、心力衰竭或病情稳定的冠心病合并高血压患者，血压控制目标值小于 130/80mmHg。对于老年收缩期高血压患者，收缩压控制在 150mmHg 以下，如果能够耐受可降至 140mmHg 以下。应尽早将血压降至上述目标血压水平，但并非降得越快越好。

知识拓展

一、睡觉打呼噜与高血压有关系吗

有关系，睡觉打呼噜大多数是由患者睡眠呼吸障碍引起的，所谓睡眠呼吸障碍是指在睡眠过程中出现呼吸困难或者呼吸暂停。睡眠呼吸障碍对心血管系统具有广泛的影响，睡眠呼吸障碍是一个独立于肥胖、年龄等因素以外的高血压危险因子，是继发性高血压的一个重要原因，同时睡眠呼吸障碍也是诱发心律失常、冠心病、肺源性心脏病等疾病的重要诱因。

二、四肢的血压一样高吗

由于各解剖部位的血流动力学不同，人的四肢血压数值是不一样的。正常双上肢血压相差 5~10mmHg（如大部分右利手人群的右上肢血压比左上肢高 5~10mmHg），如果双侧血压相差超过此范围则为异常，多见于先天性动脉畸形或多发性大动脉炎等。

正常人下肢血压比上肢血压高 20~40mmHg，如出现下肢血压低于上肢应考虑胸腹主动脉型大动脉炎或主动脉缩窄等。

三、昼夜血压变化有什么规律

正常人血压呈现昼夜节律性变化，一天内的节律大致呈“两峰一谷”，即白天血压波动在较高水平，晚 8 点起血压逐渐下降，至凌晨 2~3 点血压降至最低谷，然后血压又上升，清晨 6 点血压急剧上升，约 8~9 点达高峰，然后血压持续波动在较高水平，至下午 4~6 点出现第二个高峰，然后逐渐下降。

四、清晨高血压的危害有哪些

目前对清晨高血压的认识有狭义和广义之分。狭义的清晨高血压是指血压仅在清晨时段高于正常水平，而其他时段血压水平正常，是隐匿性高血压的一种情况。广义的清晨高血压则是清晨时，家庭血压测量平均值≥135/85mmHg 和 / 或诊室血压≥140/90mmHg，不论其他时段的血压水平是否高于正常。

清晨高血压的危害：清晨时段，血压明显升高，心脑血管事件高发。早晨 6~10 点，血压快速上升，夜间开始下降，清晨血压升高与心血管事件之间关系密切：早晨 9 点急性心肌梗死发病率是晚上 11 点的 3 倍，44% 的脑梗死发生于清晨时段。

清晨高血压可导致心室肥大和心肌梗死，清晨血压中的收缩压每增高 10mmHg，左心室肥大风险增加 23%。当清晨血压升高幅度≥37mmHg 时，冠状动脉事件风险增加 45%，心血管事件风险增加 30%。清晨血压高会导致脑卒中，清晨血压每增高 10mmHg，脑卒中风险增加 44%。

①清晨高血压是发生心脑血管事件的首要危险因素；②清晨高血压也是脑卒中最重要的独立危险因素，该时段脑卒中的发病率明显升高；③清晨高血压患者颈动脉硬化发生率明显增加，还可能加重慢性肾脏病患者肾功能

损害。

五、清晨高血压怎么治疗

首先应通过24小时动态血压监测了解患者全天血压的真实情况，明确是否为清晨高血压。清晨高血压的治疗方案应遵循以下原则：根据全天血压变化选择适宜的降压药物及合理的服药时间。对于单纯清晨高血压的患者，合理调整用药的时间；应使用半衰期大于24小时的真正安全长效可长期坚持使用的降压药，这类药物每日服药一次能够控制24小时的血压；提高患者的治疗依从性。

六、老年人高血压有什么特点

老年人高血压特点：老年人容易合并多种临床疾病，并发症较多，其高血压的特点是收缩压增高，舒张压下降，收缩压与舒张压差值增大，血压波动性大，容易出现直立性低血压（指突然站立时血压的下降）及餐后低血压，血压昼夜节律异常、“白大衣高血压”（患者仅在诊室测量血压时血压升高）、假性高血压（由于仪器误差导致的高血压）。

七、哪些情况需要由社区转诊至上级医院治疗

高血压患者的转诊指南：

1. 初次发现高血压，并且同时存在下列情况之一的应转诊到上级医院诊治　①经多次测量血压显著升高≥180/110mmHg，需要进一步评估治疗；②合并严重的临床情况或靶器官损伤需要进一步评估治疗，如出现意识改变、剧烈头痛或头晕、恶心呕吐、视力模糊、眼痛、心悸、胸闷、喘憋不能平卧等，或尿常规检查出现蛋白尿或血尿；③高血压急症；④怀疑继发性高血压，如未服用利尿剂出现的低钾血症，或阵发性血压升高，伴头痛、心慌、多汗，或双上肢收缩压差>20mmHg，或发病年龄<30岁等；⑤妊娠或哺乳期妇女。

2. 在社区随诊的高血压患者出现以下情况之一的需要转诊　①≥2种降压药物足量使用，按治疗方案用药2~3个月，血压仍然不达标；②血压控制平稳的患者，再度出现血压升高并难以控制；③血压波动较大并难以控制，临床处理有困难；④随访过程中出现新的严重临床疾病或原有疾病加重；⑤患者服用降压药物后出现不能解释或难以处理的不良反应；⑥高血压伴有严重危险因素或靶器官损伤而处理困难。

3. 高血压患者如果出现下列任何一种情况，社区医生急救的同时，应立即

呼叫急救车紧急转诊 ①意识丧失或模糊；②血压≥180/110mmHg 伴剧烈头痛、呕吐或突发言语障碍和 / 或肢体瘫痪（怀疑急性卒中）；③血压显著升高伴持续性胸背部剧烈疼痛（怀疑主动脉夹层）；④血压升高伴下肢水肿、呼吸困难或不能平卧（怀疑急性左心衰竭）；⑤胸闷、胸痛持续≥10 分钟，伴大汗，心电图≥2 个导联 ST 段抬高（怀疑 ST 段抬高型心肌梗死），应以最快速度转诊，考虑溶栓或行急诊经皮冠状动脉介入治疗；⑥其他影响生命体征的严重情况，如意识淡漠伴血压过低或测不出、心率过慢或过快，突发全身性严重过敏反应等。

误区解读

误区一：血压高就是高血压病

原发性高血压，又称高血压病即指。影响血压测量值的因素很多，如运动、情绪紧张或激动等，在这些外界因素影响下所测量的血压高并不是高血压病。同时，明确的血压高也不一定就是高血压病，首先要排除继发性高血压才能诊断为高血压病。常见的继发性高血压有：①肾实质性高血压；②肾血管性高血压；③原发性醛固酮增多症；④嗜铬细胞瘤；⑤皮质醇增多症；⑥主动脉缩窄等。

误区二：高血压病患者血压控制理想后就可以停药了

高血压病是一种慢性病，需要长期治疗和管理，即使血压控制理想后也不能随意停药，因为一旦擅自停药可能导致血压的再次升高，甚至出现严重并发症。当血压控制理想后应由专业医生严格评估患者情况后，在医生指导下确定进一步的治疗方案。所以高血压病患者应遵照医嘱按时规律服药并监测血压变化，定期随诊。

误区三：高血压患者一定会得心肌梗死

不一定，临床及尸检资料均表明高血压患者冠心病的发病率明显增加，60%~70% 的冠心病患者有高血压，高血压患者患冠心病概率增加 3~4 倍，但并不是所有的高血压患者都会得冠心病，确切地说，高血压是冠心病的一个重要的病因，但并不是所有的冠心病患者都有高血压。

误区四：高血压和脑梗死是“亲兄弟”

高血压的确是脑梗死的高危因素，但不是所有高血压患者都会发展成为脑梗死，且脑梗死的最常见病因是心房颤动（简称“房颤”），所以说高血压和脑梗死是“亲兄弟”的说法并不准确。

小贴士

一、高血压该如何预防

预防：其目的是降低血压、控制其他危险因素和改善临床情况。第一步要及时检出高血压，正确推广使用家庭血压测量技术，实现高血压的早期发现，通过提高患者的防病知识和自我保健意识，进一步实现高血压患者的早期诊断与早期治疗。第二步全面提倡健康的生活方式，生活方式干预对降低血压和心血管危险都有重要作用。第三步对于有降压药物治疗适应证的患者，要在医生指导下及时开始规范的降压药物治疗。

二、生活方式改善主要指什么

1. 减轻体重　增加中等强度运动，每周 4~7 次，每次持续 30~60 分钟。BMI 尽可能控制在小于 $24kg/m^2$［BMI= 体重（kg）÷ 身高 $(m)^2$］；腰围：男性 <90cm，女性 <85cm。

2. 提倡健康饮食，合理膳食，平衡膳食　包括①减少钠盐摄入：每人每日食盐摄入量逐步降至 <6g 为宜；②补充钾盐：每日吃适量新鲜蔬菜和水果增加钾摄入；③减少脂肪摄入：少吃肥肉及动物内脏，总脂肪占总热量的比例小于 30%，饱和脂肪小于 10%，每日食油小于 25g；④戒烟限酒：落实控烟措施，不吸烟，彻底戒烟，避免被动吸烟，不饮酒或限制过量饮酒。

3. 减轻精神压力，保持心态平衡，必要时补充叶酸制剂。

（刘可征）

第二节

您真的了解冠心病吗

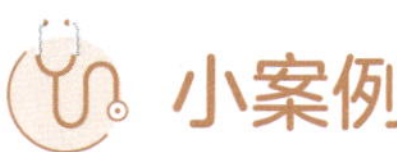

小案例

李先生：我今年58岁，从去年开始总是会出现胸口疼痛，干活累的时候会更明显，以前稍微休息一下就好了，最近这几天感觉胸口疼痛加重了，而且还会出很多汗，不好喘气，家人说我有可能心梗了，我现在特别害怕，我该怎么办呢？

全科医生：先生您现在不用过度担忧，接下来我需要问您几个问题，然后需要做一些初步的检查，您就诊来得很及时，我们会尽力帮助您解决问题。

冠心病一直以来是威胁人类健康的重要疾病之一，冠心病的发病率逐年升高，其发病年龄也趋于年轻化，为了提高人们对冠心病的认知和防治效果，下面我们一起来了解相关知识。

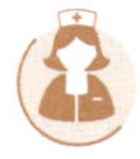

小课堂

一、什么是冠心病

冠状动脉粥样硬化性心脏病（coronary atherosclerotic heart disease）指冠状动脉（冠脉）发生粥样硬化引起管腔狭窄或闭塞，导致心肌缺血缺氧或坏死而引起的心脏病，简称冠心病（coronary heart disease，CHD），也称缺血性心脏病

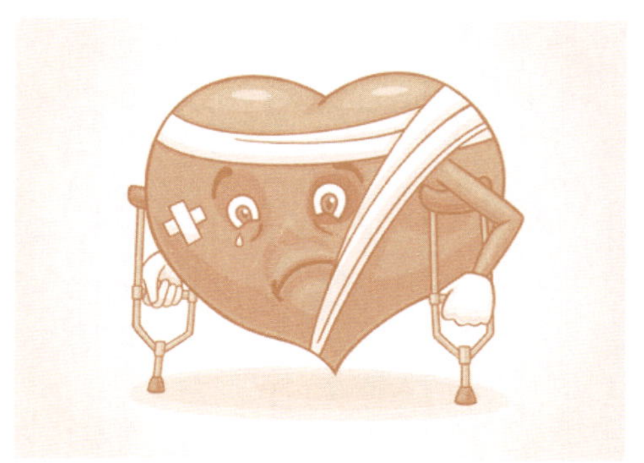

(ischemic heart disease)。

二、冠心病爱找哪些人

冠心病的危险因素:①性别,男性比女性多发;②年龄,男性大于45岁,女性大于55岁;③早发冠心病家族史,直系亲属中男性小于55岁,女性小于65岁出现冠心病;④吸烟;⑤高血压,血压大于等于140/90mmHg或服用降压药物者;⑥高脂血症;⑦高血糖;⑧胰岛素抵抗;⑨糖尿病;⑩有明确的脑血管或周围血管阻塞的疾病史;⑪重度肥胖、缺乏运动、社会心理因素等。

除性别、年龄、家族史外,其他危险因素都可以治疗或预防。

三、冠心病的症状有哪些

冠心病最多见的类型是稳定型心绞痛,其主要症状就是胸痛。①疼痛部位:前胸和左胸部,有手掌大小范围,也可横贯前胸,界限不清。左肩、左臂内侧达无名指和小指,甚至颈、咽、下颌部也可连带疼痛。②诱因:发作常由体力劳动或情绪激动所诱发,饱食、寒冷、吸烟、休克等也可诱发,疼痛多发生在劳动或情绪激动的当时,而不是在劳累之后。③性质:胸痛多为压迫、发闷、紧缩感,也可有烧灼感,有些患者仅觉胸闷不适而非胸痛。④持续时间:心绞痛一般持续数分钟至十余分钟,多为3~5分钟,一般不超过半小时。⑤缓解方式:一般在停止原来诱发症状的活动后即可缓解;舌下含用硝酸甘油等硝酸酯类药物也能在几分钟内使之缓解。

四、冠心病是如何诊断的

冠心病的诊断:根据典型的心绞痛发作特点,存在的冠心病危险因素,除外其他病因所致的心绞痛,一般即可诊断。心绞痛发作时心电图检查可见ST-T改变,症状消失后心电图ST-T改变亦逐渐恢复,支持心绞痛诊断。未捕捉到发作时心电图表现者可行心电图负荷试验。冠状动脉CT血管成像(CTA)有助于无创性评价冠脉管腔狭窄程度及管壁病变性质和分布。冠状动脉造影可以明确冠状动脉病变的严重程度,有助于明确诊断和决定进一步治疗。

知识拓展

一、如何判断患者是否适合跑“运动平板”

运动平板是一种运动负荷试验(就是一边在健身器上运动,一边记录您的心电图，将静息状态的心电图与达到一定运动量时的心电图进行比较），主要用于冠心病的诊断。在做运动平板前首先要评估患者的全身情况，一般处于心肌梗死急性期、伴有不稳定型心绞痛、明显心力衰竭、严重心律失常或急性疾病的患者禁做运动试验；如果患者运动过程中出现心绞痛、步态不稳、室性心动过速（接连 3 个以上室性期前收缩）或血压下降时，应立即停止运动，采取相应急救措施。

二、冠心病患者需要长期服用他汀类药物吗

冠心病患者需要长期服用他汀类药物，他汀类药物能有效降低总胆固醇（TC）和低密度脂蛋白胆固醇（LDL-C），还具有能延缓斑块进展、稳定斑块和抗感染等调节血脂以外的作用，所以冠心病患者，无论其血脂水平如何，均应给予他汀类药物，并根据 LDL-C 的目标水平调整剂量。

三、医生给冠心病患者开具他汀类药物的处方为何有不同

患者的个人体质不同，基础疾病也不相同，而且血脂的高低也不尽相同，所以要根据上诉情况综合分析患者适于用哪一种他汀类药物，患者所用他汀类药物的具体剂量也要根据所测的血脂的高低及肝功能进行调节，要做到个体化的治疗，所以医生开具的他汀类处方不都相同。

四、长期服用他汀类药物该注意什么

他汀类的不良反应，如头痛，倦怠，胃肠道反应（腹胀、便秘、腹泻、腹痛、恶心、消化不良等），皮疹等；偶有白细胞、血小板减少，肝功能异常等；可有肌痛、磷酸肌酸激酶增加。所以在服用他汀类药物时要定期检测肝功能和心肌酶，如出现肌肉酸痛等不良反应时应到医院就诊，在医生指导下调整治疗方案。

五、哪些情况要由社区治疗转诊至上级医院治疗

冠心病的转诊指征：①首次发生心绞痛；②首次发现的陈旧性心肌梗死；③发作较前频繁、持续时间延长、活动耐量下降的稳定型心绞痛患者；④需要调整药物治疗方案或需要进一步检查的稳定型心绞痛患者；⑤无典型胸痛发作，但心电图有 ST-T 动态改变；⑥确诊、高度怀疑或不能排除急性冠脉综合征的患者；⑦考虑血运重建的患者；⑧新近发生的心力衰竭或正在恶化的慢性心力衰竭。

六、冠心病支架术后该如何复查

冠心病支架术后复查：一般建议患者支架置入术后1个月、3个月、6个月、1年各复查一次，主要了解患者自觉症状，测量血压，做心电图，监测血脂、血糖（若有糖尿病，需监测血糖），必要时监测肝、肾功能和心脏彩色多普勒超声（简称“彩超”）等，评估患者生活方式改善效果，评估心理状态，如果病情有变化（如胸痛再发或加剧等）需要复查冠状动脉CTA或冠状动脉造影。

七、冠心病支架术后仍然有胸痛是怎么回事

冠心病支架术后出现胸痛，主要考虑问题为：一方面考虑支架术血管选择本身出了问题，支架可以解决一个血管狭窄的问题，但是并不能解决其他血管或者其他部位的狭窄，更不能防止血栓的形成，如果其他部位产生狭窄或者有血栓形成，就容易再次出现胸闷、胸痛的症状。另一方面还要考虑其他因素，比如神经痛、慢性胃炎、反流性的食管炎，肺、胸膜及胸壁病变等也可引起胸痛。

八、心电图报告“T波异常”或者“ST-T”异常就是心肌缺血吗

不一定，因为心内膜下心肌缺血的ST段压低（大于等于0.1mV），发作缓解后恢复，有时也可以出现T波倒置，在平时T波持续倒置的患者，发作时可变成直立，T波改变虽然对反应心肌缺血的特异性不如ST段压低，但如与平时心电图比较有明显差别，也有助于诊断。如果患者仅有轻度的ST段压低，小于0.1mV，则不能诊断心肌缺血。

误区解读

误区一：胸痛都是冠心病

胸痛并不一定是冠心病，还可见于下列疾病。

①胸壁疾病：急性皮炎、带状疱疹、肋间神经炎、多发性骨髓瘤、急性白血病等；②心血管疾病：高血压心脏病、心肌病、急性心肌炎、心脏瓣膜病、胸主动脉瘤、肺栓塞、肺动脉高压等；③呼吸系统疾病：胸膜炎、胸膜肿瘤、自发性气胸、血胸、支气管炎、支气管肺癌等；④纵隔疾病：纵隔炎、纵隔气肿、纵隔肿瘤等；⑤其他：过度通气综合征、痛风、食管炎、食管癌等。

误区二：出现心绞痛就是冠心病

不对。当各种原因如中、重度主动脉瓣膜狭窄时，冠状动脉的血液灌注减少，会导致心肌代谢量异常，不能维持心脏原本的活动状态而发生心肌缺血，引发心绞痛，但冠状动脉本身并没有病变，不是冠心病。

误区三：得过心肌梗死后就再也上不了班了

不是。我们现在提倡心肌梗死恢复后进行康复治疗，逐步做适当的体育锻炼，有利于体力和工作能力的增进，经过 2~4 个月的体力活动锻炼后，酌情恢复部分或轻体力工作，以后部分患者可恢复全部工作，但应避免过重体力劳动或精神过度紧张。所以并不是得了心肌梗死后就不能再上班了。

小贴士

一、冠心病该怎么预防

积极控制与本病有关的一些危险因素，包括高血压、糖尿病、血脂异常、肥胖症等；合理的膳食：控制膳食总热量以维持体重为度，超重或肥胖症应减少胆固醇的摄入，并限制酒和含糖食物的摄入，合并高血压或心力衰竭应同时限制食盐。本病的预防措施应从儿童期开始，即儿童期不宜进食高胆固醇、高动物脂肪的食物，应避免摄食过量，防止肥胖；适当的体力劳动和体力活动：根据自身情况选择适宜的个体化运动方式，每周 5 次，每次 30 分钟以上；合理安排工作与生活：生活要有规律，保持乐观、愉快的情绪；提倡戒烟限酒。

二、得了冠心病我该怎么就诊

当您出现典型的冠心病症状的时候，要去医院就诊，医生会结合您的年龄和存在冠心病危险因素，排查引起类似症状的其他疾病，结合心电图、心脏超声、血脂、肝功能、肾功能等，必要时完善冠状动脉 CTA 或冠状动脉造影等相关检查，进一步评估您的病情，从而决定药物治疗方案及非药物治疗方案。

三、得了冠心病怎么保养心脏

得了冠心病后一方面要控制多重危险因素，即高血压、糖尿病、高脂血症、BMI，强调达到靶目标，加强体力劳动，戒烟、限酒，避免过劳，调整社会和环境因素等；另一方面要长期给予抗血小板药物或抗凝药物，β 受体阻滞剂和血管紧张素转化酶抑制剂（ACEI）或血管紧张素Ⅱ受体阻滞剂（ARB），抗心肌缺血治疗，具体用药须遵医嘱。接受经皮冠状动脉介入（PCI）治疗的患者，术后应给予至少 1 年的双抗血小板治疗。

（刘可征）

第三节

什么是心律失常

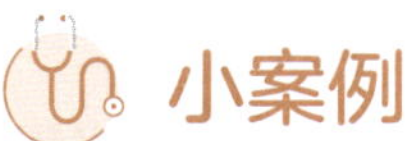

郑先生：我今年45岁，自己开了个小公司，最近公司事情很多，这半个多月里经常加班，晚上也睡得很晚，这几天总是会出现心跳突然加快的现象。昨天下午又出现了，我自己数了一下脉搏，最高都到180次/min，不过休息一会儿也就过去了。最近每次都是突然发作，又突然缓解。平时我偶尔也有心慌，胸部憋闷，一开始我觉得没事，就没有去看医生，现在我觉得发病越来越频繁了，对我的工作和生活都有很大的影响，所以来看看。医生，您说我到底怎么了？会不会心脏有什么大问题呀？

全科医生：我看您现在的情绪和精神状态都不太好，昨天您也没好好休息吧？现在已经不难受了吧？您先不用太担心，接下来我会问您几个问题，然后需要做一些相关的检查，放轻松一点儿。

心律失常的发生非常普遍，尤其是老年人易患。最近几年，心律失常有年轻化的趋势。出现心律失常时有的可能没有明显症状，有的可能会感到心悸，严重的心律失常，尤其是恶性心律失常会导致胸闷、头晕、晕厥等，甚至发生猝死。因此，我们应该重视。接下来我们一起学习一下吧！

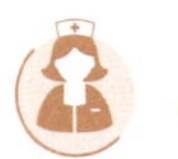

一、心律失常是怎么回事

安静状态下，正常人的心脏以一定的频率（正常成年人60~100次/min）进行着有规律的搏动，这种正常搏动是由位于右心房的窦房结发放的冲动，

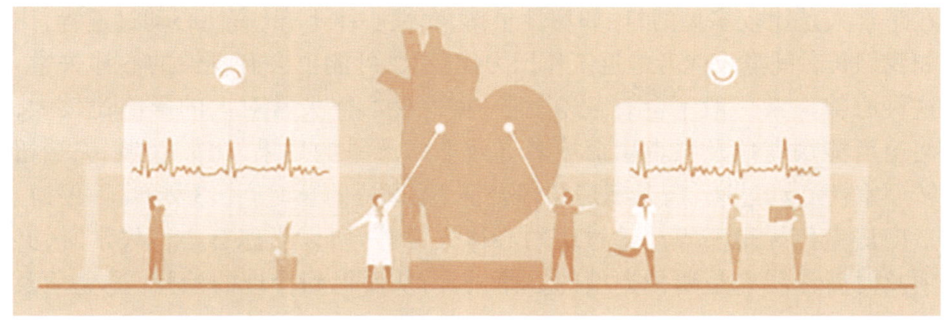

按照一定的顺序和频率传导到心房和心室而产生的。心律失常是指心脏冲动的频率、节律、起源部位、传导速度或激动次序发生异常，从而使整个心脏或其一部分的活动变为过快、过慢或不规则，或者部分活动的顺序发生紊乱。按其发生原理，可分为冲动起源异常和冲动传导异常两大类；按照心律失常发生时心率的快慢，可分为快速性心律失常与缓慢性心律失常两大类。其中比较常见的心律失常有：窦性心动过速，窦性心动过缓，窦性心律不齐，窦性停搏，房性或室性逸搏，房性或室性早搏，室性心动过速和室上性心动过速，房扑和房颤，室扑和室颤，房室传导阻滞，左、右分支阻滞，预激综合征等。心电图是诊断心律失常最重要的无创检查方法。

二、心律失常都有哪些症状

心律失常的常见表现是心悸，一些患者有胸闷、乏力、心前区疼痛、出汗、头晕等症状，可有自觉停跳感，或心跳加快感，但有些患者可无任何症状。严重的患者会出现黑曚、短暂意识障碍、晕厥或抽搐，甚至猝死，多数往往合并器质性心脏病、心肌缺血或肺水肿等严重疾病。上述症状的发作可呈短暂、间歇或持续发生。

三、诱发心律失常发作的因素有哪些

心律失常发作常见的诱因有：吸烟、饮酒、喝咖啡或浓茶、运动、精神刺激、妊娠等，患某些疾病如发热、甲亢、贫血、心力衰竭、心肌缺血等时常引发心律失常。

四、心律失常危险吗

心律失常主要分两个方面，一方面是良性的心律失常，一方面是伴发器质性心脏病的或者对血流动力学影响比较大的心律失常。良性的心律失常在正常人是比较多见的，比如房性早搏、窦性心律不齐、窦性心动过速等，比如我们长时间熬夜或者最近工作压力比较大，可能也会有良性的心律失常，这种心律失常一般不会有危险；但一些恶性心律失常对人的影响比较大，甚至可能快速危及患者生命或者导致非常严重的后果，比如室颤、尖端扭转型室性心动过速、病态窦房结综合征、无逸搏的长时间(>3 秒)窦性停搏、三度房室传导阻滞等严重过缓的心律失常等，所以当您有心律失常时，必须及时就诊明确是哪种类型的心律失常，从而得到合理的治疗，避免危及生命。

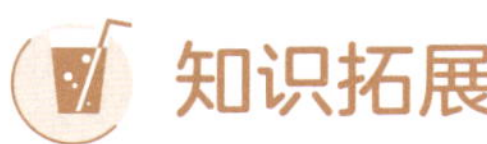

知识拓展

一、早搏是什么意思

早搏即心脏过早搏动，是指起源于窦房结以外的异位起搏点提前发出的激动，又称期前收缩，是临床上最常见的心律失常。根据异位搏动发生的部位，可将早搏分为房性早搏、交界性早搏、室性早搏，其中以室性早搏最为常见，房性早搏次之，交界性早搏比较少见。

二、房性早搏和室性早搏有什么区别

房性早搏和室性早搏不一样。房性早搏是指起源于心房除窦房结以外任何部位的心房激动，多为功能性的(即不存在心脏组织结构损害)，主要表现为心悸，部分患者有胸闷、乏力，自觉停跳感，有些患者可能无任何症状。正常成人做 24 小时心电监测时大约 60% 有房性早搏发生，如无明显症状一般无须治疗；冠心病、肺心病、心肌病等器质性心脏病患者中，房性早搏的发生率明显增加；房性早搏触发室上性心动过速时应给予治疗。室性早搏主要表现为心悸或心跳或“停跳”感，类似电梯快速升降的失重感或代偿间歇后的心脏搏动增强，也可伴有头晕、乏力、胸闷等，长时间频发的室性早搏可引发心绞痛、低血压或心力衰竭。要对患者室性早搏的类型、症状及其原有心脏病变做全面的了解，再根据患者具体的临床状况决定是否给予治疗，采取何种方法治疗并确定治疗的终点。

三、什么是室上性心动过速

室上性心动过速是阵发性室上性心动过速的简称，广义的室上性心动过速包括所有起源部位和传导途径不局限于心室内的心动过速(除了房内折返

引起的房扑)，主要包括：窦性心动过速、房性心动过速、房室结内折返性心动过速、房室折返性心动过速、自律性交界性心动过速和非阵发性房室交界性心动过速。

室上性心动过速在不同年龄和性别均可发生，大多没有器质性心脏病，多数患者发作有“突发突止”的特点，持续时间长短不一，主要表现为心悸、胸闷、焦虑不安、头晕，少数可有晕厥、心绞痛、心力衰竭与休克。发作时心室率加快的程度及持续时间决定了患者症状的轻重，也与原有疾病的严重程度有关。发作的心室率过快时，会导致心脏输出量和脑血流量快速下降，或当室上性心动过速猝然停止，但窦房结还未及时恢复自律性时，会导致心脏搏动停顿而发生晕厥。一般发作时的心率在 150~250 次 /min，节律规则。

误区解读

误区一：出现心律失常就是有心脏病

出现心律失常可以见于生理情况，也可以见于病理状态，包括心脏本身的疾病和非心脏疾病。生理情况下，如运动、情绪变化可以使交感神经兴奋出现快速型心律失常，睡眠时迷走神经兴奋致缓慢型心律失常；病理状态下，除心脏疾病以外，某些全身性因素或其他器官的问题也可以引起心律失常。如洋地黄、奎尼丁、三环类抗抑郁药等的药物毒性作用；缺血、缺氧、酸碱平衡和电解质紊乱、麻醉、手术等原因可使心肌受到化学、电、机械等刺激发生神经和体液调节功能失调；其他器官的问题如甲亢、贫血、重度感染、脑卒中等均可以引起心律失常。所以出现心律失常不一定都患有心脏器质性疾病。

误区二：心律失常一定要服用抗心律失常药物

心律失常并非都要应用抗心律失常药物，有的心律失常可见于身体正常的健康人，可没有任何症状，或偶有心悸等不适，不会对人体造成危害，如偶发的房性早搏和 / 或交界性早搏、不完全性右束支阻滞、窦性心律不齐等，一般不需要药物治疗；当心律失常有明显症状时应给予药物治疗；有的心律失常如房颤等即使症状不明显，由于可能造成严重的并发症，也需要药物治疗；还有的心律失常如室性心动过速、室上性心动过速等，会影响人体血流动力学，造成血压下降，必须积极药物治疗。

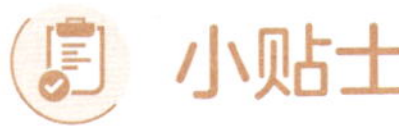

一、身体出现什么样的信号提示可能有心律失常

当心跳过快时，心脏舒张时间变短，心室不能充分地充盈，心脏收缩心室内的压力快速发生改变；而心跳过慢时，心室舒张时间延长，心室过度充盈致心肌收缩力随之加强，均会引起身体的异常反应。心律失常的信号有以下症状。

①心悸：心跳异常明显时，我们会感觉心脏“怦怦地”跳动，或者有“空落落”的感觉；②胸闷：胸部有说不出来不舒服的感觉；③气短：心脏泵出的动脉血需要充足的氧气，情绪紧张或剧烈运动后原有呼吸节奏不能保证供氧，发生心律失常时，往往会出现吸不上气的感觉；④眩晕：大脑是人体的“司令部”，对血液的供应非常敏感，如果心律失常导致脑部供血不足，有可能会出现眩晕；⑤虚弱或疲劳：无论是肌肉，还是支配肌肉的神经，都需要血液的供养，如果心律失常导致外周供血不足，就感觉身上没劲，易疲惫；⑥晕厥：不管什么原因，如果您晕倒过，一定要检查心脏跳动是否正常，甚至要考虑转诊到上级医院做心腔内电生理检查。知道了心律失常的早期信号有哪些，为避免心律失常影响健康甚至危及生命，出现上述信号后我们应尽早就医明确诊断。

二、出现室上性心动过速该怎么处理

室上性心动过速急性发作时，要根据患者心脏基础的状况，既往每次发作的特点及患者对其耐受程度做适当处理。当患者心功能与血压正常时，可先尝试刺激迷走神经的方法。如刺激咽部诱发恶心、屏气后将面部浸没于冰水内、深吸气后屏住气去做用力呼气的动作（Valsalva 动作）、单侧颈动脉窦按摩 5~10 秒（绝对不能双侧同时进行，非受训的专业人员不建议采取这种方法）。如多次尝试失败，应选择药物治疗或直流电复律。首选腺苷，起效迅速。对于反复发作的患者，为预防复发，可考虑实施导管消融术。

三、什么样的心律失常需要转诊

疑似器质性心脏病或原发心脏疾病突发心律失常的；有猝死家族史的突发心律失常；需要进一步行电生理检查的心律失常；需要植入心脏起搏器

的缓慢型心律失常；已植入植入型心律转复除颤器（implantable cardioverter defibrillator，ICD）或进行过导管消融术的心律失常；存在心力衰竭或血流动力学障碍的心律失常。

（刘可征）

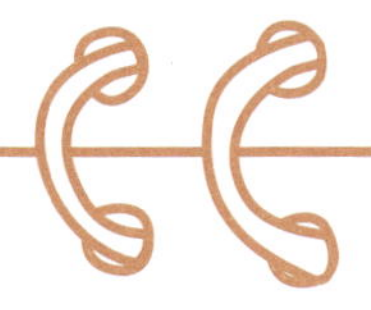

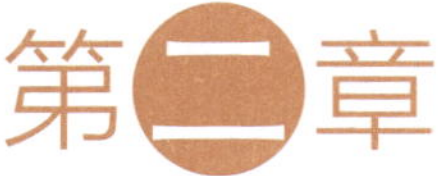

第二章

呼吸系统疾病

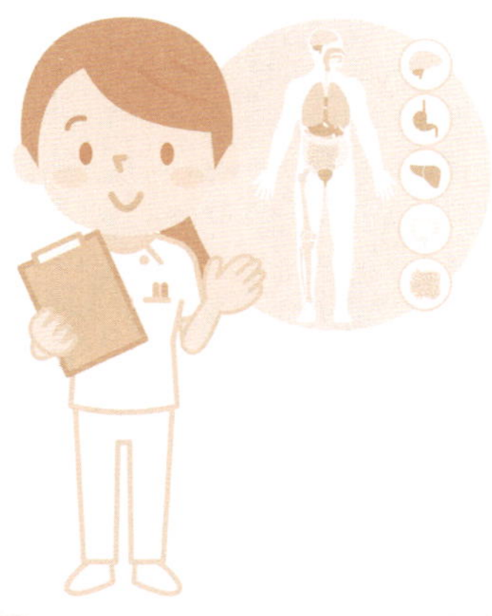

第一节

什么是上呼吸道感染

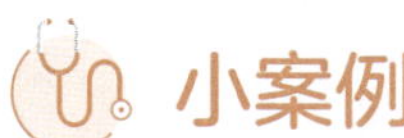

小王：医生，您好，这两天我出现了咽痛不适，听邻居讲我这是上呼吸道感染，但是上呼吸道感染不就是感冒吗？感冒不是鼻塞流涕、咳嗽咳痰吗？我这不是咽炎吗？需要做什么检查吗？

全科医生：现在互联网发达，很多人都上网查资料后觉得上呼吸道感染就是感冒，下面就让我们来了解一下。

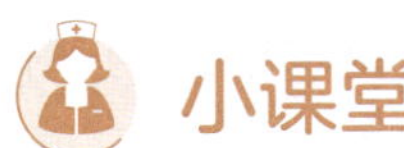

一、上呼吸道感染就是“感冒”吗

急性上呼吸道感染是包括自鼻腔至喉部之间的急性炎症的总称，不是一个疾病诊断，而是一组疾病，包括普通感冒、病毒性咽炎和喉炎、急性疱疹性咽峡炎、咽结膜炎、细菌性咽 - 扁桃体炎，是最常见的感染性疾病。70%~80% 由病毒引起，细菌感染常继发于病毒感染之后。

感冒分为狭义和广义之分，狭义上指普通感冒，是一种轻微的上呼吸道（鼻、咽及喉部）病毒性感染。广义上还包括流行性感冒，一般比普通感冒更严重，症状包括发热、寒战及肌肉酸痛，全身性症状较明显。

二、引起上呼吸道感染的病原体有哪些

大约有 200 多种病毒可以引起上呼吸道感染，急性上呼吸道感染有 70%~80% 由病毒引起，另有 20%~30% 的上呼吸道感染由细菌引起。细菌感

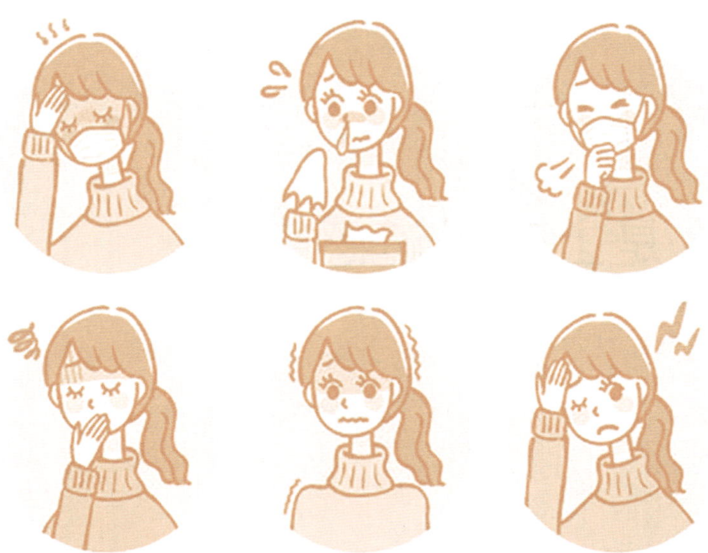

染可直接感染或继发于病毒感染之后。

三、为什么冬春季节易患上呼吸道感染

冬春季之所以容易患上呼吸道感染，原因在于病原体在冬春季节易繁殖传播；此外，由于寒冷空气的影响，人体全身或呼吸道局部防御功能减弱，对病原体抵抗力下降，病原体易趁机入侵人体。

1. 冬春季气温较低，呼吸道传染病的病原体多数怕光、怕热、怕干燥　因此，在阳光充足、气温较高的夏秋季，它们多数难以生存，而冬春季节适宜病原体生存繁殖。呼吸道病原体主要通过飞沫传播。冬春季节气候寒冷，开窗通风较少，空气不流通，人在室内活动机会多，人们密切接触增加了呼吸道传染病的传播机会。

2. 呼吸道黏膜抵抗力降低　冬春季节天气寒冷，气候干燥，冷空气和干燥空气被吸入呼吸道，刺激呼吸道黏膜，使黏膜血管收缩，造成局部血供减少和营养障碍；另外，室内通风换气较差，一些有害病原体繁殖后，也能刺激呼吸道黏膜，使黏膜上皮的纤毛运动减弱，防御功能降低。

3. 呼吸道黏膜易损，其局部免疫力降低　由于冬春季呼吸道感染发生较多，易使上呼吸道黏膜受损，上皮细胞发生变性、坏死、脱落等病理改变，因而呼吸道黏膜的免疫力降低，各种病原微生物易于乘虚而入，以致呼吸道感染。

四、为什么吹空调容易“感冒”

在空调房里由于室内外温差较大，室内通风又不好，病原体易于滋生和传播，所以很容易引发感冒。因人体呼吸道相对较脆弱，空调房内温度及湿度太低，对人们眼、鼻的黏膜都不利，冷气一旦攻破了呼吸道的脆弱“防线”，易出现咳嗽、打喷嚏、流涕等感冒的症状；同时，空调房内的空气流通不足，室内粉尘浓度较高，尘螨易生长繁殖，有过敏体质的人还很容易出现过敏反应，如出现变应性鼻炎（又称过敏性鼻炎），症状类似“感冒”。

五、为什么“感冒”经常找上孩子

鼻是人呼吸道的起始部。儿童的鼻腔较短，无鼻毛，鼻黏膜柔嫩，血管丰富，感冒时容易充血肿胀，造成鼻塞，使孩子张口呼吸，不易挡住病菌入侵。儿童气管黏膜腺体分泌不足，纤毛运动较差，不易排出病菌和空气中的尘埃；且气管管壁血管丰富，软骨柔软富有弹性，容易感染并致管腔阻塞。儿童胸廓较成人更接近桶状，呼吸肌不发达，亦使呼吸时不能充分通气。另外，免疫器官发育不成熟也是儿童易患呼吸道疾病的重要原因之一。儿童咽部的淋巴组织发育不完全，呼吸道黏膜分泌抗体不足。6 个月内的婴儿有母亲输送给他的抗体（IgG），可抵抗多种疾病。6 个月后，母体的抗体消失，婴儿自身抗体水平较低，抵御病原体能力较弱，同时婴儿接触外部环境的机会逐步增加，环境中存在的病原种类很多，引起上呼吸道感染的病原体 70%~80% 是病毒，大多通过呼吸道飞沫传播，随着婴儿接触病原菌机会增多，易受病原体感染而患病概率也随之增加。有些病毒感染后机体获得终生免疫，有些只能短期免疫。综合上述原因，儿童更易出现反复的上呼吸道感染。

知识拓展

一、上呼吸道感染主要有哪些类型

根据临床表现，可分以下几个类型：普通感冒、急性病毒性咽炎和喉炎、急性疱疹性咽峡炎、急性咽结膜炎、急性扁桃体炎。

二、“普通感冒”需要使用抗生素吗

普通感冒无须应用抗生素。上呼吸道感染大多数是由于病毒感染引起，抗菌药物不能杀灭病毒，故不建议用抗菌药物治疗，且不能作为预防细菌感

染用药，以免耐药及药物滥用。有白细胞升高、咽部脓苔、咳黄痰和流黄涕等细菌感染表现，可根据当地流行病学史和经验选用口服青霉素、第一代头孢菌素、大环内酯类药物或喹诺酮类药物，极少情况下需要根据病原菌选用敏感抗生素。具体服用哪类药物需遵医嘱。

三、上呼吸道感染常见并发症有哪些

少数患者可并发急性鼻窦炎、中耳炎、气管 - 支气管炎。以咽炎为表现的上呼吸道感染，部分患者可继发溶血性链球菌引起的风湿热、肾小球肾炎等，少数患者可并发病毒性心肌炎、病毒性脑炎，应予以警惕。

误区解读

为什么有些人平时很注意“少吃多动”，还是易患呼吸道感染

有些人对“少吃多动”存在较大误区，认为锻炼才能增强体质、抵抗病毒，所以非常注重每日运动量，却忽略了营养的补充。一些人认为，自己吃得饱睡得着，并且经常锻炼，抵抗力一定不会差。其实不然，适量的锻炼固然对促进人体健康有重要作用，但是对于常年营养不良的人而言，缺乏人体必需的营养素，免疫系统受损，会使其在面对外界刺激时不能做出有效的免疫反应。所以，适度运动，循序渐进，均衡膳食营养才能有效提高机体免疫力，减少上呼吸道感染机会。

小贴士

急性上呼吸道感染预后良好，为自限性疾病。确诊上呼吸道感染后应注意休息，多饮水，饮食清淡易消化，多食含维生素 C、维生素 E 的蔬菜水果；培养良好的个人卫生习惯；室内开窗通风，注意隔离防交叉传染。忌油腻荤腥及甘甜食品，如大鱼大肉、糯米甜食、油炸糕等不宜服食；不宜食辣椒、狗肉、羊肉等辛热食物；忌饮酒和饮浓茶。

（滕一鸣）

第二节 什么是慢性阻塞性肺疾病

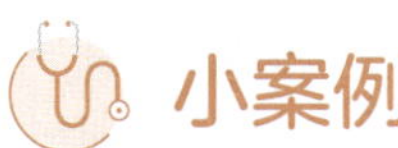

小案例

老王：医生，您好，前几天我咳嗽又加重了，去医院拍了一个肺部CT，我看报告上写着慢性支气管炎、肺气肿改变。当时急忙去问了医生，说是慢性阻塞性肺疾病急性发作，让我马上住院，请问什么是慢性阻塞性肺疾病呢？

全科医生：许多老年朋友都患有慢性阻塞性肺疾病，但很多人对此病都不甚了解，耽误治疗。

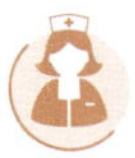

小课堂

一、什么是慢性阻塞性肺疾病

慢性阻塞性肺疾病简称“慢阻肺”，是以持续的逐步加重的气流通过气道受阻为特征的疾病，这种疾病可以预防和治疗，与气道、肺组织对烟草烟雾等有害气体或有害颗粒的异常慢性炎症反应有关。它的病理改变主要表现为慢性支气管炎及肺气肿的病理变化。慢阻肺可发生阻塞性肺气肿。肺功能检查对确定气流受限有重要意义。在吸入支气管舒张剂后，第一秒用力呼气容积/用力肺活量（FEV_1/FVC）<0.70，表明存在持续气流受限。

二、什么样的人群容易得慢阻肺

已经发现的危险因素大致可以分为外因（即环境因素）与内因（即个体易

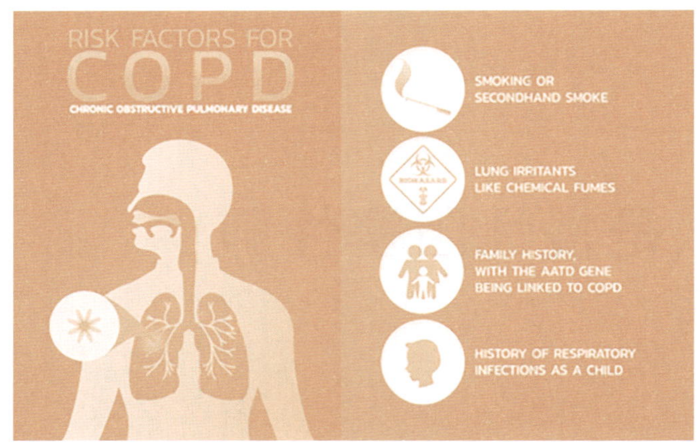

患因素）两类。外因包括香烟烟雾、粉尘和化学物质的吸入，空气污染，呼吸道感染及社会经济地位较低的人群（可能与室内和室外空气污染、居室拥挤、营养较差及其他与社会经济地位较低相关联的因素有关）。内因包括遗传因素，气道反应性增高，在胎儿期、新生儿期、婴儿期或儿童期由各种原因导致肺发育或生长不良的个体。

值得注意的是，慢阻肺有一定的职业相关性，当职业性粉尘及化学物质（烟雾、过敏原、粉尘、工业废气等）的浓度过大或接触时间过久，均可导致慢阻肺的发生。接触某些特殊物质、刺激性物质、粉尘及过敏原也可使气道反应性增加。执业过程中，工人应做好防护工作。

三、慢阻肺会遗传吗

某些遗传因素可增加慢阻肺发病的危险，慢阻肺具有复杂的、多基因遗传倾向，已知的遗传因素为 α_1- 抗胰蛋白酶缺乏。α_1- 抗胰蛋白酶是一种蛋白酶抑制剂，重度 α_1- 抗胰蛋白酶缺乏症与非吸烟者的肺气肿形成有关。

四、慢阻肺有哪些常见表现

多于中年发病，好发于秋冬寒冷季节。症状为慢性咳嗽、咳痰，痰为白色泡沫或黏液性，合并感染时痰量增多，转为脓痰。典型症状为气促或呼吸困难，早期仅于剧烈活动时出现，后逐渐加重，甚至发生于日常活动和休息时。重度症状为喘息和胸闷：部分患者特别是重度患者或急性加重时出现喘息，晚期常有体重下降、食欲减退、精神抑郁和 / 或焦虑等。后期出现呼吸衰竭，可并发慢性肺源性心脏病和右心衰竭。

五、为什么慢阻肺患者会感到胸闷和喘息

慢阻肺的发病初期患者常无明显不适，许多患者常常等到呼吸困难严重时才求医，而这时病情已经进展到中度以上，胸闷和喘息主要原因是气流受限、肺气肿导致肺功能下降，且症状随着肺功能的加速下降而逐渐加重，慢阻肺引起严重肺动脉高压、肺心病也会引起胸闷等症状；另外慢阻肺患者常常合并多种疾病，主要包括心脑血管疾病、焦虑与抑郁、反流性食管炎、支气管扩张、阻塞型睡眠呼吸暂停综合征等。焦虑和抑郁、反流性食管炎和阻塞型睡眠呼吸暂停综合征等都可能会加重慢阻肺患者咳嗽、胸闷等症状。

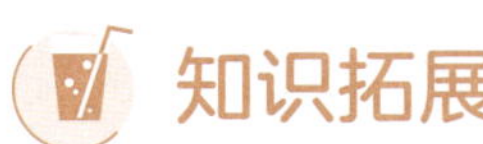

知识拓展

一、慢阻肺是如何界定的

具有以下特点的患者应该考虑慢阻肺诊断：慢性咳嗽、咳痰、进行性加重的呼吸困难及有慢阻肺危险因素的接触史（即使无呼吸困难症状）。确诊需要肺功能检查，即使用支气管扩张剂后 $FEV_1/FVC<70\%$ 可以确认存在不可逆的气流受阻，根据 FEV_1 占预计值的百分比进行功能分级（表 1-2-1）。

表 1-2-1 慢阻肺的肺功能分级（建立在吸入支气管扩张剂后 FEV_1 的基础上）

分级	FEV_1/FVC	FEV_1
GOLD 1 级 轻度	$FEV_1/FVC<70\%$	$FEV_1\geqslant 80\%$
GOLD 2 级 中度	$FEV_1/FVC<70\%$	FEV_1 50%~79%
GOLD 3 级 重度	$FEV_1/FVC<70\%$	FEV_1 30%~49%
GOLD 4 级 极重度	$FEV_1/FVC<70\%$	$FEV_1<30\%$

注：GOLD 为《慢性阻塞性肺疾病全球倡议》的英文缩写；FEV_1 为第一秒用力呼气容积；FVC 为肺活量

二、为什么得了慢阻肺需要行肺功能检查

肺通气功能检查是判断气流受限的客观指标，重复性较好，对慢阻肺的诊断、严重程度评价、疾病进展、预后及治疗反应等均有重要意义。慢阻肺高危人群建议每年进行一次肺通气功能检测。气流受限是以 FEV_1/FVC 和 FEV_1 占预计值百分比降低来确定的。

FEV_1/FVC 是慢阻肺的一项敏感指标，可检出轻度气流受限。FEV_1 占预计值百分比是评价中、重度气流受限的良好指标，因其变异性较小、易于操作，应作为慢阻肺的肺功能检查基本项目。患者吸入支气管扩张剂后的 $FEV_1/FVC<0.7$，可以确定为持续存在气流受限。单次支气管扩张剂后 FEV_1/FVC 在 0.6~0.8 时，应重复肺功能检查以确诊。因为在某些情况下，间隔一段时间后，由于个体差异，比值可能会发生改变。但对于支气管扩张剂后 $FEV_1/FVC<0.6$ 的慢阻肺患者，比值升至 0.7 以上的可能性不大。

支气管舒张试验作为辅助检查，与基础 FEV_1 值及是否处于急性加重期和以往的治疗状态等有关，在不同时期检查结果可能不尽一致，因此要结合临床全面分析。需要指出的是，气流受限的可逆程度不能作为区分慢阻肺与哮喘的唯一指标，也不能预测对支气管扩张剂或糖皮质激素长期治疗的反应性。

三、吸入激素对全身有无不良反应

吸入激素会通过呼吸道局部起作用，相对于口服激素或者静脉使用激素来说，吸入激素剂量是比较小的，而且全身的不良反应也比较小；尽管吸入激素的全身性不良反应比口服激素明显较少，但仍然存在一些不可忽视的不良反应，特别是使用高剂量时尤须注意。

医学家和药学家通过对糖皮质激素的结构和剂型进行改良提高糖皮质激素的脂溶性、改良雾化技术和改进糖皮质激素的吸入方法等，已经使得吸入性糖皮质激素的不良反应大为降低。在较高浓度吸入糖皮质激素或吸入方法不当时（如不利用 spacer 进行吸入、吸入后不及时漱口或将漱口水吞咽等）仍然可发生某些轻微的全身不良反应。

吸入性糖皮质激素对全身的不良反应和影响主要与是否能抑制下丘脑 - 脑垂体 - 肾上腺皮质轴的功能有关。吸入性糖皮质激素也可引起与剂量相关的骨密度下降和骨质丢失。降低和预防吸入糖皮质激素引发的骨质疏松最好的方法是让患者摄入足够量的钙和维生素 D 以及进行负重锻炼。

四、慢阻肺患者急性发作期该如何治疗

1. 保持气道通畅　其措施包括祛痰、舒张支气管、合理应用激素，在重症患者并发呼吸衰竭，需要气管插管和人工吸痰，以畅通气道。

2. 祛除诱因　努力消除各种可能引起的感染性和非感染性诱因。消除和治疗感染性诱因的基本措施是合理使用抗生素。

3. 防治并发症　防治呼吸衰竭、心力衰竭和其他器官功能损害，以及代

谢紊乱等。预防的关键是及早治疗。

4. 改善缺氧和二氧化碳潴留 氧疗、无创或有创机械通气。

五、慢阻肺患者出现什么情况需要转诊

当患者出现以下情况，建议向综合医院呼吸专科转诊。

1. 紧急转诊指征 当慢阻肺患者出现中重度急性加重，经过紧急处理后症状无明显缓解，需要住院或行机械通气治疗，应考虑紧急转诊。

(1) 普通病房住院指征：症状显著加剧，如突然出现的静息状况下呼吸困难；重度慢阻肺；出现新的体征或原有体征加重（如发绀、神志改变、外周水肿）；有严重的并发症（如心力衰竭或新出现的心律失常）；初始药物治疗急性加重失败；高龄患者；诊断不明确；院外治疗无效或医疗条件差。

(2) 入住监护病房指征：对初始急诊治疗反应差的严重呼吸困难；意识状态改变，包括意识模糊、昏睡、昏迷；持续性低氧血症（PaO_2<40mmHg）和 / 或严重进行性加重的呼吸性酸中毒（pH<7.25），氧疗或无创通气治疗无效；需要有创机械通气治疗；血流动力学不稳定、需要使用升压药。

2. 普通转诊指征

(1) 因确诊或随访需求或条件所限，需要做肺功能等检查。

(2) 经过规范化治疗症状控制不理想，仍有频繁急性加重。

(3) 为评价慢阻肺并发症，需要做进一步检查或治疗。

六、为什么有些慢阻肺患者会出现双下肢水肿而有些则没有

慢阻肺疾病发展导致慢性肺心病失代偿，右心功能不全会出现双下肢水肿；而慢阻肺没有合并肺心病，或肺心病代偿期，双下肢则没有水肿。

七、得了慢阻肺还能治愈吗

慢阻肺是不能被治愈的，但可以进行预防和控制治疗。慢阻肺早发现、早干预十分重要。避免接触疾病的高危因素，通过药物及氧疗等通气治疗，改善患者临床症状，减少急性加重，减缓病情发展速度，疾病稳定期可采用非药物治疗、戒烟、运动或肺康复训练，从而降低病死率，改善生活质量。

治疗会有助于减缓慢阻肺病情发展，慢阻肺预防比治疗更重要。避免吸烟是最有效的预防和治疗措施。治疗可舒缓气喘、减少咳嗽、减慢肺功能的退化、减少急性加重和住院，使患者的活动和生活比以前轻松愉快。诊断越早，治疗效果越好。

慢阻肺患者必须采取综合治疗措施：戒烟、减少危险因素暴露；加强营

养、康复训练、教育和自我管理；预防感冒，增强身体免疫力，坚持稳定期的氧疗、药物、无创通气治疗。药物有支气管扩张剂，如采取口服或吸入β受体激动剂和抗胆碱药，或茶碱类口服药和β受体激动剂与糖皮质激素的联合吸入治疗。

八、吸烟与慢阻肺的关系

吸烟是慢阻肺公认的主要危险因素，大量的科学证据已详细阐述了吸烟引起慢阻肺的发病机制。在美国80%~90%慢阻肺患者死亡可归因于吸烟。2021年5月26日发布的《中国吸烟危害健康报告2020》数据显示，吸烟是慢阻肺发生的主要危险因素，且吸烟者的吸烟量越大、吸烟年限越长、开始吸烟年龄越小，慢阻肺发病风险越高。欧美的研究也证实吸烟指数（吸烟的年限乘以每日吸烟的支数）越大，慢阻肺患者肺功能越差，且正在吸烟的慢阻肺患者肺功能下降速度更快。权威调查数据显示，因吸烟导致慢阻肺占所有慢阻肺患者比例为91.2%。引起慢阻肺的危险因素包括个体易感因素及环境因素两个方面，两者相互影响，因个体易感性不同，不是所有吸烟的人都一定会得慢阻肺。

误区解读

误区一：所有慢阻肺患者都会不停地咳嗽

并不是所有慢阻肺患者都会不停咳嗽。少数患者仅咳嗽不伴咳痰，甚至有明显气流受限但无咳嗽症状。

误区二：胸片或者胸部CT可以确诊慢阻肺

胸片（即“胸部X线”）或者胸部CT可以给临床提示慢阻肺，而不能确诊慢阻肺，目前肺功能检查确定持续气流受限是慢阻肺诊断必要条件。

误区三：慢阻肺患者戒烟后肺功能会恢复

一旦患上慢阻肺，患者肺功能下降是不可逆的，戒烟能明显降低肺功能下降速率和受损程度。戒烟1年后，肺功能受损速度开始显著减慢，以后逐年降低，即使是那些戒烟几次未成功者，其肺功能受损速度也能明显减慢、程度减轻，所以，不管吸烟时间多久、吸烟量多大，只要从现在开始戒烟，就能受益。

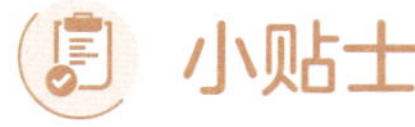

慢阻肺患者如何进行呼吸锻炼

1. 缩唇呼吸　其方法是患者闭嘴经鼻吸气，然后缩唇（“吹口哨”样口形）缓慢呼气4~6秒，其缩唇大小程度由患者自行选择调整，不要过大或过小，以呼出气流能使距口唇15~20cm处的蜡烛火焰倾斜而不熄灭为适度。呼气时可伴有或不伴有腹肌收缩。慢阻肺患者因活动导致呼吸困难时采用缩唇呼气可很快缓解，并解除其紧张、惊恐的情绪。

2. 头低位或前倾位呼吸　临床上很多患者病情发展到一定程度时，会不自觉采用头低位或前倾位来缓解呼吸困难。与缩唇呼气联合应用效果更好。头低位时让患者仰卧于斜床或平板床上垫高床脚。前倾位是患者坐位时保持躯体往前倾斜20°~45°，为保持平衡患者可用手或肘支撑于自己的膝关节或桌上。立位或散步时也可采用前倾位呼吸。

3. 慢而深呼吸　患者不容易做到且易导致呼吸肌疲劳。但在患者紧张或焦虑时，可通过此办法纠正患者的快速呼吸。

4. 腹式呼吸　腹式呼吸又称膈式呼吸锻炼，能增加膈肌的收缩能力和收缩效率，增加潮气量，缓解呼吸困难。与缩唇呼气、前倾位呼吸等合用，能使呼吸困难得到最大改善。开始此项锻炼时应由医护人员示范并指导，每日训练2次，每次10~15分钟，掌握方法后增加锻炼次数和时间，力求成为患者习惯性的呼吸形式。

（滕一鸣）

第三节

喘息、胸闷、气短怎么办

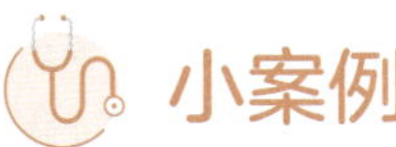

小王：医生，我养了一只宠物猫，每次和它玩耍后我都会感觉胸口闷，喘息、气短，我是不是得了哮喘？

全科医生：您可能是猫毛过敏引起的哮喘。现在的生活条件改善，很多家庭都有宠物，可能很多人都有这样的困扰，下面就让我们来了解一下哮喘。

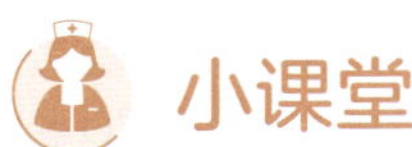

一、哮喘是怎么回事

支气管哮喘（简称“哮喘”）是由多种细胞和细胞组分参与的气道慢性炎症性疾病，主要特征包括气道慢性炎症、气道对多种刺激因素呈现过于敏感的状态，影响气道通气，长此以往，气道的结构会发生病理改变。临床上表现为反复发作的喘息、气短、胸闷、咳嗽等症状，常在夜间和/或清晨发作、加剧，多数患者可自行缓解或经治疗后缓解。

二、哪些因素容易诱发哮喘

支气管哮喘诱发因素较多，分为变应原性因素（即有过敏原）和非变应原性因素（即没有过敏原）。变应原性因素，如室内变应原（尘螨、家养宠物、蟑螂），室外变应原（花粉、草粉），职业性变应原（油漆、饲料、活性染料），食物（鱼、虾、蛋类、牛奶），药物（阿司匹林、抗生素）；非变应原因素，如空气污染、吸烟、妊娠、运动、肥胖、气候转变等，此外，精神心理因素亦可诱发哮喘。

三、哮喘有哪些表现

哮喘患者的常见症状是发作性的喘息、气短、胸闷或咳嗽等，少数患者还可能以胸痛为主要表现，这些症状经常在患者接触烟雾、香水、油漆、灰尘、宠物、花粉等刺激性气体或变应原之后发作，夜间和/或清晨症状更容易发生或加剧。很多患者在哮喘发作时自己可闻及喘鸣音。症状通常是发作性的，多数患者可自行缓解或经治疗缓解。

四、哪些季节容易引起哮喘发作

哮喘发作常有季节性，好发于冬春季和季节转换时期。冬季支气管哮喘易发作是因为气候变化带来的干冷空气刺激等因素的影响，春季好发是因为患者易接触到花粉等变应原。

五、哮喘有哪些危害

哮喘患者若出现严重急性发作，救治不及时可能致命。哮喘控制不佳对日常工作及日常生活都会发生影响，可导致误工、误学，导致活动、运动受限，使生命质量下降，并带来经济上的负担及对家人的生活产生负面影响。

哮喘反复发作可导致慢阻肺、肺气肿、肺心病、心力衰竭、呼吸衰竭等并发症。

六、哮喘会遗传吗

哮喘是一种复杂的、具有多基因遗传倾向的疾病，哮喘发病具有家族集聚现象。哮喘患者的家庭成员患过敏性疾病如哮喘、过敏性鼻炎、荨麻疹等概率高于一般人群，并且亲缘关系越近，患病率越高；患者病情越严重，其亲属患病率也越高。

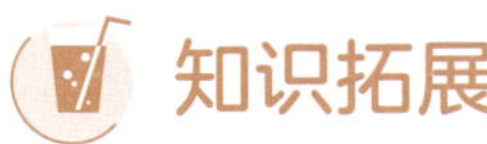

一、哮喘和慢阻肺表现有何异同

支气管哮喘和慢阻肺，这两种慢性气道疾病有很多相似的地方，比如均表现为咳嗽、气喘、呼吸困难等，但是支气管哮喘是过敏性疾病，一般青少年容易发病，而慢阻肺与吸烟以及有害的气体、颗粒吸入有密切关系，往往都是中老年人发病。支气管哮喘和慢阻肺是两种不同的疾病，但在临床实践中要明确区分哮喘和慢阻肺有时并非易事。而更为复杂的是哮喘与慢阻肺的并存问题,即哮喘 - 慢阻肺重叠综合征。慢阻肺特征为气流受限不完全可逆(不同于哮喘,哮喘是可逆性气流受限),呈进行性发展。慢阻肺确诊需要行肺功能检查。

二、哮喘和过敏性鼻炎的关系

过敏性鼻炎 - 哮喘综合征指过敏原引起的鼻部的变态反应性炎症,因过敏性哮喘和过敏性鼻炎有着相同的发病诱因,相似的临床表现和治疗方法,临床上一般将他们称为过敏性鼻炎 - 哮喘综合征,患者一般表现为打喷嚏、流鼻涕、鼻痒、眼睛痒、流眼泪等症状。过敏性鼻炎,是指特应性个体接触过敏原后引起的鼻黏膜慢性炎症反应性疾病,以鼻痒、打喷嚏、鼻黏膜肿胀为主要特点,患者仰卧位时容易鼻塞,迫使患者以鼻呼吸转化为以口呼吸,很多过敏性鼻炎的患者常合并过敏性哮喘,它们是同一种疾病在不同部位的表现,三分之一的过敏性鼻炎患者会发展为过敏性支气管哮喘。

三、精神因素会引起哮喘发作吗

简单来说,精神因素可以通过大脑皮质作用,经神经反射和内分泌机制,诱发哮喘发作。但是由于个体的神经类型不同,对外界刺激的反应不同,精神因素对哮喘所产生的效应也因人而异,有很大的个体差异性。总的来说,不良的精神因素和心理状态是支气管哮喘发作的重要因素。所以,保持良好的精神心理状态,对防治哮喘发作可发挥积极的作用。

四、哮喘和哪些过敏因素有关

可通过自我体会每次哮喘发作诱因提供变应原(即过敏原)线索,行变应原检查;可通过变应原皮试或血清特异性 IgE 测定证实哮喘患者的变态反应状态,以帮助了解导致个体哮喘发生和加重的危险因素,也可帮助确定特异性免疫治疗方案。

五、除了吸入激素,还有哪些治疗哮喘的药物

治疗哮喘的药物可以分为控制药物和缓解药物。

1. 控制药物　是指需要长期每天使用的药物。这些药物主要通过抗炎作用使哮喘维持临床控制,其中包括吸入糖皮质激素或全身用激素、白三烯调节剂、长效 β_2- 受体激动剂(长效 β_2- 受体激动剂,须与吸入激素联合应用)、缓释茶碱、抗 IgE 抗体及其他有助于减少全身激素剂量的药物等。

2. 缓解药物　是指按需使用的药物。这些药物通过迅速解除支气管痉挛从而缓解哮喘症状，其中包括速效吸入 β_2- 受体激动剂、全身用激素、吸入性抗胆碱能药物、短效茶碱及短效口服 β_2- 受体激动剂等。

误区解读

误区一：我得了哮喘，更换职业或居住环境（或者脱离了过敏因素），哮喘会自愈

不会。支气管哮喘不能根治，但通过一段时间的适当治疗是可以控制的。我们只要避免接触过敏原和诱因，如更换职业或居住环境（或者脱离了过敏因素），是可以明显降低发病率和急性发作次数的。

误区二：我在网上看到很多“偏方”，听说疗效很好，可以试一试治愈哮喘

不建议。某些偏方对于治疗部分支气管哮喘患者有一定疗效，但往往缺少科学研究方法和临床验证。哮喘病因繁多，发病机制复杂，无法根治，是一场“持久战”，患者不能轻信广告宣传所谓可根治哮喘的“祖传秘方”“特效药”，追求立竿见影的效果，不可轻信偏方，切勿让所谓的“特效药”变成了“致命药”。

哮喘虽然不能治愈，通过长期规范化治疗，儿童患者临床控制率可达95%，成人患者 80% 以上能够得到临床控制。

误区三：为什么我得了哮喘要用激素治疗？有什么药物可以替代激素治疗哮喘

支气管哮喘本质是气道慢性炎症，此种炎症是由多种炎性细胞参与的，糖皮质激素可作用于炎症发生发展的各个环节，有效抑制炎症反应。规律吸入糖皮质激素，可达到抑制气道炎症、维持患者正常或大致正常的肺功能、预防哮喘发作、保证患者生活质量的目的。所以哮喘要用糖皮质激素治疗，目前没有药物可以完全替代激素治疗哮喘。

误区四：哮喘长期吸入激素安全吗？会不会有什么不良反应

哮喘患者的治疗主要就是长期吸入激素，吸入的激素会通过呼吸道局部起作用，相对于口服激素或者静脉使用激素来说，这种办法剂量是比较小的，

而且全身的不良反应也比较小。吸入激素的主要不良反应是可能会引起口腔真菌的感染和声音嘶哑，所以建议患者在用药以后要立即漱口。

误区五：为什么我不犯哮喘，医生也建议我规律吸入激素治疗

气道慢性炎症是哮喘基本病理特征，即使哮喘不发作，这种慢性炎症也始终存在，如不规律规范治疗，时间久了也会导致气道结构破坏。所以，无论有无症状，患者均需持续规范吸入激素治疗。

误区六：我患哮喘多年，一直吸入激素治疗，为什么医生说我合并慢阻肺了

患哮喘多年，如治疗不规范，哮喘未得到有效控制，气道慢性炎症持续发展，导致气道结构破坏，气流受限不可逆，可出现哮喘和慢阻肺重叠。

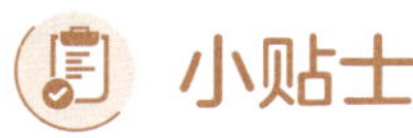

小贴士

哮喘如何防治

1. 避免接触变应原（即过敏原）。

2. 饮食宜给予营养丰富、易消化的流质或软食，宜多饮开水。平时应注意勿食刺激性食物和冷饮，并尽量避免巧克力等过甜食品，以免诱发哮喘。

3. 长期规律规范使用药物，积极控制哮喘的发作，可以降低急性发作次数。

4. 解除思想负担、树立治疗疾病的信心。平时除采取积极措施，防止哮喘发作外，还可适当进行户外活动，进行锻炼，不断增强体质、提高机体的抗病能力。

5. 早期确定职业性致敏因素，并防止患者进一步接触，是职业性哮喘管理的重要组成部分。

（滕一鸣）

第四节

睡觉爱打呼噜是病吗

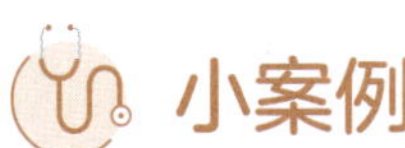

小案例

老王：我每天晚上睡觉都打呼噜，特别响，经常影响家人休息，早晨醒来感觉人昏昏沉沉的，这是不是一种疾病？我要怎么检查一下？可以治疗吗？

全科医生：对于很多男性，打呼噜如同家常便饭，也从未重视，殊不知这的确是一种疾病，下面就让我们一起来了解“打呼噜”到底是一种什么样的疾病。

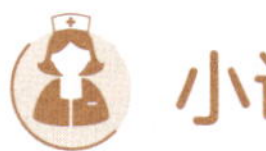

小课堂

一、“打呼噜”的医学定义

打呼噜也叫打鼾，医学上称为阻塞型睡眠呼吸暂停综合征，是一种慢性睡眠呼吸疾病，其特征是睡眠中反复上气道塌陷导致呼吸暂停和/或低通气引起间歇性低氧，表现为血氧饱和度下降和睡眠异常。

二、打呼噜是大病，不治会要命

目前普遍认为打呼噜是一种全身性疾病，全球每天大约有 3 000 人死于睡眠疾病，几乎所有的患者都有睡眠时打呼噜的经历，大约 5 个打呼噜的人中有 1 个患有睡眠呼吸障碍。目前此病是一种有潜在危险性的疾病，最严重者可导致夜间猝死。

三、什么样的人容易打呼噜

具有以下特征的人容易打呼噜：肥胖，年龄大于70岁，上气道解剖异常，包括鼻腔阻塞（鼻中隔偏曲、鼻甲肥大、鼻息肉及鼻部肿瘤等），Ⅱ度以上扁桃体肥大，软腭松弛，悬雍垂过长或过粗，咽腔狭窄，咽部肿瘤，咽腔黏膜肥厚，舌体肥大，舌根后坠，下颌后缩及小颌畸形等；具有阻塞型睡眠呼吸暂停综合征家族史；长期大量饮酒，服用镇静、催眠或肌肉松弛类药物；长期吸烟等。

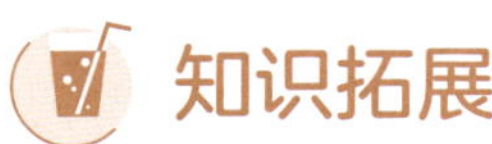

一、长期打呼噜对身体有什么影响

打呼噜不是一个病，而是多种疾病的症状表现，长期打呼噜可能导致以下问题：引起或加重高血压（夜间及晨起高血压）；冠心病、夜间心绞痛及心肌梗死；夜间发生严重心律失常、室性早搏、心动过速、窦性停搏、窦房传导阻滞及房室传导阻滞；2型糖尿病及胰岛素抵抗；夜间反复发作左心衰竭；脑血栓、脑出血；癫痫发作；痴呆症；精神异常；焦虑、抑郁、语言混乱、行为怪异、性格变化、幻视及幻听；肺动脉高压、慢性阻塞性肺疾病和睡眠呼吸暂停综合征及肺源性心脏病；呼吸衰竭；夜间发作的支气管哮喘；继发性红细胞增多及血液粘滞度增高；遗尿；性功能障碍；阳痿及性欲减退；胃食管反流；神经衰弱；妊娠期高血压疾病或先兆子痫；肾功能损害；肝功能损害；肥胖加重。

二、打呼噜什么情况下需要转诊

以下情况建议向上级医院转诊以确诊或治疗。

1. 怀疑为阻塞型睡眠呼吸暂停低通气综合征而不能确诊。
2. 清醒状态下合并肺泡低通气或者可疑睡眠低通气。
3. 慢性心力衰竭。
4. 脑卒中、癫痫、阿尔茨海默病及认知功能障碍。
5. 可疑神经肌肉疾病。
6. 长期服用阿片类药物。
7. 严重失眠或其他睡眠疾病。
8. 需要进行无创通气治疗、佩戴口腔矫治器、外科手术而本单位不具备专业条件。

误区解读

误区:打呼噜说明睡得香

不是。过去人们认为打呼噜是睡得香,但现在研究表明,打呼噜却是气道不通畅的征象,打呼噜的原理好比吹口哨,当高速气流通过狭窄的通道时就会发出声音。

小贴士

睡觉爱打呼噜的朋友应注意些什么

1. 采取侧卧位睡眠,可以减轻或防止咽腔部软组织松弛和舌根后坠堵塞气道,减轻颈部和胸部脂肪组织对气道的压力,从而有助减轻鼾声,甚至防止呼吸暂停。

2. 减轻体重和坚持体育锻炼。通过控制饮食、体育锻炼,从而达到减轻体重的目的,这点对因肥胖引起的睡眠呼吸暂停患者来讲是最重要的。

3. 保持鼻部通畅,及时治疗鼻、鼻窦部位的疾患。如果患者是吸烟者,应戒烟,因为吸烟会刺激鼻、咽腔黏膜,产生慢性炎症,使已经不通畅的呼吸道变得更加狭窄。

(滕一鸣)

第五节

长期咳嗽，小心肺癌

小案例

王先生，32 岁，平时一向身体状况良好。1 年前他开始有点咳嗽，起初以为是感冒，没放心上，咳嗽一直没停止，虽不是很严重，但每天总有几次咳嗽，痰很少，没有发热，对日常生活也无大碍，所以他并不在意。这样的咳嗽持续半年以后，王先生情况开始变化，但他心想自己年轻力壮的，休息一段时间会好的，没必要去看医生，如此又拖了一段时间，发展到连平时行走平坦道路也会上气不接下气，经常胸部隐隐作痛。在他家人的关心和催促下，他才肯去医院做个全面的检查。拍了胸片显示右肺多发大小不等的结节，进一步给予肺部 CT、支气管镜、经皮穿刺肺活检等检查，最终确诊为小细胞肺癌。王先生疑惑，为什么有人吸烟吸了几十年甚至一辈子都没有肺癌，而他只吸烟 10 年，就患上肺癌？王先生百思不得其解。

下面，就让我们一起了解一下肺癌的相关知识。

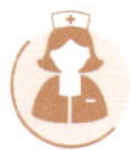

小课堂

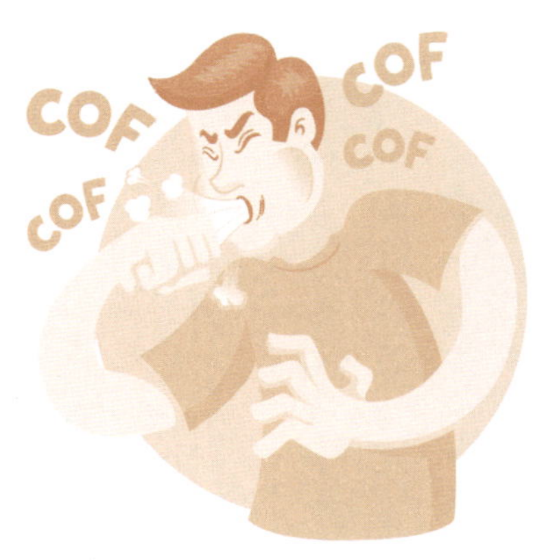

一、什么是肺癌

癌症中的“头号杀手”就是肺癌，肺癌是原发性支气管肺癌的简称，为起源于支气管黏膜或腺体的恶性肿瘤，是最常见的肺部原发性恶性肿瘤，也是目前世界上发病率和死亡率排第一的恶性肿瘤。

二、哪些人容易得肺癌

究竟哪些人容易患肺癌呢？肺癌高危人群通常包括三类：

1. 40岁以上、每日吸烟20支以上或吸烟指数（每日吸烟支数 × 吸烟年限）大于400。

2. 有肺癌家族史或恶性肿瘤家族史、慢性肺部疾病（如慢性支气管炎、肺结核等）。

3. 有职业暴露史，如长时间接触煤烟、油烟等，体内外接受过量放射线照射等。

三、肺癌发病与年龄和性别有关系吗

肺癌发病与患者性别、年龄有关。

近几年，调查研究结果显示，男性总体肺癌发病率超过女性，甚至是女性的6倍。有一项调查研究发现，45~64岁肺癌患者中男性是女性的4.6倍，在年龄较大的患者中该差异更明显，年龄越高，男性患者越多。男性多见肺鳞状细胞癌，女性多见肺腺癌。

四、肺癌有什么常见表现

肺癌的临床表现与肿瘤大小、类型、发展阶段、所在部位、有无并发症、有无转移有密切关系。5%~15%的患者无症状。肺癌常见的表现有：

1. 咳嗽　为早期症状，常为无痰或少痰的刺激性咳嗽。

2. 痰血或咯血　多见于中央型肺癌，可有间歇或持续性痰中带血。

3. 气短或喘鸣　肿瘤阻塞或压迫气道，可引起呼吸困难、气短、喘息，偶尔表现为喘鸣。

4. 发热　肿瘤坏死或阻塞性肺炎引起发热，抗生素治疗效果不佳。

5. 体重下降　消瘦为肺癌常见表现之一。

6. 肺癌肺外胸内扩展可引起胸痛、声音嘶哑、胸腔积液、上腔静脉阻塞综合征、Horner综合征。还可见到一系列肺癌胸外转移的表现和副肿瘤综合征。

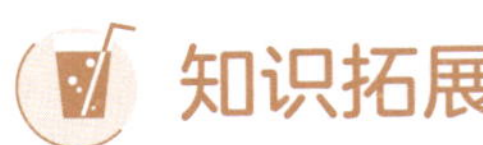

一、哪些情况下需特别注重肺癌的排查

有高危因素的人群或有以下可疑征象者，应及时进行排查检查：无明显

诱因的刺激性咳嗽持续2~3周，常规治疗无效；原有慢性呼吸道疾病，咳嗽性质发生改变；短期内持续或反复痰中带血或咯血且无其他原因可解释；反复发作的同一部位肺炎，特别是肺段肺炎；原因不明的肺脓肿，无中毒症状，无大量脓痰，无异物吸入史，抗炎治疗效果不显著；原因不明的四肢关节疼痛及杵状指（趾）；影像学提示局限性肺气肿或局部肺不张；孤立性圆形病灶和单侧肺门阴影增大；原有肺结核病灶已稳定而形态或性质发生改变；无中毒症状的胸腔积液，尤其是呈血性、进行性增加者。值得注意的是肺癌胸外表现，可早于呼吸道症状出现。

有上述表现之一，即值得怀疑，需要进行必要的辅助检查。

二、得了肺癌怎么治

临床上采取多种治疗手段相结合原则。目前肺癌的治疗手段有手术治疗、放射治疗、化疗、靶向治疗、免疫治疗等。医生根据每个患者不同情况，制定个体化、精准化的治疗方案，达到肺癌治愈、带瘤生存，或者延缓肿瘤进展、减轻病痛、提高生活质量等目的。

三、肺部恶性肿瘤与良性肿瘤对人体健康的影响有什么不同

不同的肺部恶性肿瘤，其恶性程度可以相差很大，由于肿瘤的恶性程度或分化程度以及各人的身体条件不同，有的患者仅几个月就全身扩散，病情危重；而少数患者可能几年变化不大。

肺部良性肿瘤的所谓“良性”是指无浸润、转移能力的肿瘤。肿瘤常具有包膜或边界清楚，呈膨胀性生长，生长缓慢，肿瘤细胞分化成熟，对机体危害较小。良性肿瘤一般不转移扩散。但是也要看良性肿瘤长在什么部位，如果一个良性肿瘤长在呼吸道的主要通气部位，可威胁生命，某些良性肿瘤久而久之也可能转变为恶性肿瘤。因此，肺部良性肿瘤对人体健康的影响虽然相对来说小得多，但仍应引起重视。

四、烟草中含有哪些有害物质

根据科学研究分析，烟草中有害物质有几百种，我们比较熟悉的有以下几种。

1. 尼古丁（烟碱） 是一种剧毒的神经毒素物质。一支卷烟大约含有1mg尼古丁。

2. 烟焦油 它含有多种致癌、促癌物质和致癌引发剂，能在它所接触到的组织中致癌。

3. 一氧化碳　烟草烟雾中包含的一氧化碳，对红细胞有强烈的亲和作用，它与血红蛋白的亲和力比氧气高 260 倍，阻止血红蛋白运输氧气和二氧化碳。

4. 放射性物质　烟草中放射性核素中钋 -210 是最具危险性的一种，它的不良反应只有被人体吸入或摄取后才能感觉到。它是肺癌发病的主要诱因之一。

5. 其他有害物质　烟草中还含有氰化钾、甲醛、丙烯醛、砷、汞、镉、镍、氨、三氧化二砷（砒霜）和拟除虫菊酯（杀虫剂）等致命成分。

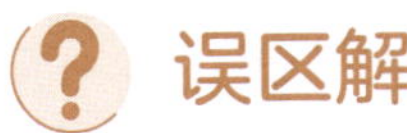

误区解读

误区一：戒了烟就不会得肺癌了

有充分证据说明，戒烟可以明显降低肺癌发生的风险。已戒烟者罹患肺癌的危险性比那些持续吸烟者低，但与从未吸烟者相比危险性仍较高。随着戒烟时间延长，发生肺癌危险性逐步降低。

误区二：肺部肿瘤就是肺癌

简而言之，肺部肿瘤不一定就是肺癌，但在肺部肿瘤中，肺癌所占的百分比是很高的，应予高度警惕。肺癌是指肺泡和各级支气管内的上皮细胞所形成的恶性肿瘤，肺部其他组织的肿瘤就不属于肺癌了。肺部恶性肿瘤除肺癌以外，还有恶性淋巴瘤、肉瘤、恶性间皮瘤、恶性畸胎瘤等。肺部肿瘤还包括良性肿瘤和名称里有“瘤”样字眼但属于良性病变的疾病（如炎性假瘤、结核瘤等），以及外形像瘤的结节病、支气管肺囊肿和其他肉芽肿病。

误区三：肺癌有传染性

肺癌是不传染的。所谓传染病是由各种病原体引起的能在人与人、动物与动物或人与动物之间相互传播的一类疾病。传染必须具备三个条件：传染源、传播途径及易感人群，三者缺一不可。肺癌并不会传染，但是肺癌之前的某些疾病有传染性，如肺结核是一种传染性疾病，肺结核患者患肺癌的危险性是正常人的 10 倍。

误区四：咯血一定是肺癌

咯血不一定就是肺癌。咯血原因很多，较常见原因有：肺结核、支气管扩张、支气管肺癌、肺部肿瘤、支气管及肺感染、肺栓塞、支气管内膜的结石，其他还有二尖瓣狭窄和闭锁、急性左心衰竭、全身性出血性疾病等。

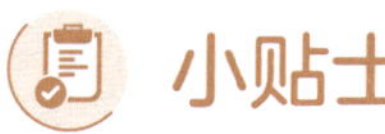

小贴士

一、肺癌治疗后如何随访

对于新发肺癌患者应建立完整病案和相关资料档案，治疗后定期随访和进行相应检查。治疗后前 2 年每 3 个月进行 1 次随访，2 年后每 6 个月 1 次，直到 5 年以后每年 1 次。

二、肺癌患者如何做好日常护理

1. 保持居住环境空气清新，避免烟尘等刺激性气味，禁止吸烟。
2. 保持呼吸道通畅，学会正确有效的咳痰方法。
3. 掌握服药注意事项，遵医嘱用药，不可随意增减药量或停药。
4. 适当活动，不宜过劳，以不感到乏力为主，可选择慢走、太极拳、气功、呼吸操等，避免到人多空气不洁处。
5. 定期复诊，如出现咳嗽、胸痛加重、大量咯血情况时应及时就医。

三、肺癌能够预防吗

肺癌的发病病因至今尚不完全明确，但是肺癌的发生一般都有一定的诱因，我们如果做好预防和保健就可以在一定程度上远离肺癌。该如何预防肺癌，可以做好以下几个方面。

1. 一级预防　主要针对病因，避免接触与肺癌发病有关的因素，如吸烟和大气污染，加强职业接触中的劳动保护，主要是控制吸烟、改善环境、保障劳动卫生、降低职业性致癌事件的发生率，通过饮食（如适当增加 β 胡萝卜素和水果摄入）预防和疾病（如肺结核等）预防。

2. 二级预防　主要是通过肺癌筛查，肺癌高危人群每半年至 1 年检查 1 次，做到早发现、早诊断、早治疗。

3. 三级预防　着重于临床治疗方面，就是患病后，经过综合治疗（如手术、放疗、化疗、靶向治疗、免疫治疗），获得比较好的效果，需要定期复查，以降低复发和转移的概率。

在预防肺癌的同时也应该对肺癌的早期症状多增加些了解，以便早发现、早诊断、早治疗。

（滕一鸣）

第六节

什么是尘肺

小案例

陕西一小镇某村是“尘肺病”村，截至 2016 年 1 月，被查出的 100 多个尘肺患者中，已有 30 多人去世。

起因是 20 世纪 90 年代后，部分村民前往矿区务工，长期接触粉尘却没有采取有效的防护措施。医疗专家组在普查和义诊中发现，当地农民对于尘肺病的危害及防治知识一无所知，得了病后认为“无法治疗”，很多患者只是苦熬，失去了最佳治疗时机。

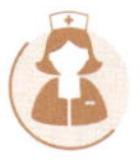

小课堂

一、什么是尘肺

尘肺的全称是“肺尘埃沉着病”，该病是由于在职业活动中长期吸入生产性粉尘，并在肺内潴留而引起的以肺组织弥漫性纤维化为主的全身性疾病。尘肺按其吸入粉尘的种类不同，可分为无机尘肺和有机尘肺。在生产劳动中吸入无机粉尘所致的尘肺，称为无机尘肺，尘肺大部分为无机尘肺。吸入有机粉尘所致的尘肺称为有机尘肺，如棉尘肺、农民肺等。

二、哪些职业或环境容易发生尘肺

易患尘肺的行业有：

1. 各种金属矿山的开采，煤矿的掘进和采煤以及其他金属矿山的开采，是产生尘肺的主要作业环境，主要作业工种是凿岩、爆破、支柱、运输等。

2. 金属冶炼中矿石的粉碎、筛分和运输。

3. 制造业中铸造的配砂、造型，铸件的清砂、喷砂以及电焊作业。

4. 建筑材料行业，如耐火材料，玻璃，水泥，石料生产等过程中的开采、破碎、碾磨、筛选、拌料等；石棉的开采、运输和纺织。

5. 公路、铁路及水利建设中的开凿隧道、爆破等。

我国已将12种尘肺如：矽、煤、石墨、炭黑、石棉、水泥、滑石、云母、陶工、铝、电焊工、铸工尘肺列为职业病范畴。尘肺病又以煤工尘肺、硅肺最为多见，尘肺病患者中有半数以上为煤工尘肺。

三、尘肺有哪些常见表现

尘肺的典型症状主要有咳嗽、咳痰，早期多不明显，随病情进展，咳嗽、咳痰会明显加重，尘肺患者多合并慢性支气管炎。如合并肺部感染，咳嗽加剧，咳痰量会明显增多，痰黄稠。尘肺患者常常感觉胸痛，胸痛和尘肺临床表现多无相关或平行关系，部位不一，且常有变化，多为局限性。一般为隐痛，也可胀痛、针刺样痛等。病情严重尘肺患者会出现进行性呼吸困难，若发生并发症，可明显加重呼吸困难的程度。其他症状可见少量咯血，除上述呼吸系统症状外，可有程度不同的全身症状，如胃主受纳减退等消化道症状。

四、如何早期识别尘肺病

有明确的粉尘接触史，并有相应的临床表现的患者，需警惕发生尘肺。尘肺患者早期症状轻微，随着病情的逐步发展，可出现咳嗽、咳痰、咯血、气短、胸闷、胸痛、乏力、食欲减退、消瘦等表现。由于这些症状均缺乏特异性，因此易与其他呼吸系统疾病混淆。

建议上述易发生尘肺的人群定期做胸部X线检查。建议从事与粉尘密切接触的工种者，应定期（1~2年）到职业病门诊检查，可通过胸部X线片、CT和肺功能等，评定患者的病情和呼吸功能受损程度，并排查是否合并肺大疱、气胸、慢阻肺等并发症。尤其是胸部CT更有助于早期发现肺部细微改变，有利于引起重视、加强劳动保护和进一步处理。

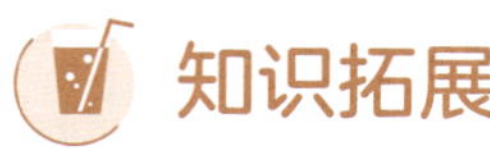

室外空气污染物都有哪些

室外空气污染物主要包括：粉尘、可吸入颗粒物、二氧化硫、氮氧化合物、一氧化碳等。根据室外空气污染物存在状态，可分气溶胶态污染物和气态污染物。空气污染物主要可以分为两类，即天然污染物和人为污染物，引起公害的往往是人为污染物，它们主要来源于燃料燃烧和大规模的工矿企业。颗粒物指大气中液体、固体状物质，又称尘。硫氧化物是硫的氧化物的总称，包括二氧化硫、三氧化硫、三氧化二硫、一氧化硫等。碳的氧化物主要是一氧化碳（二氧化碳不属于空气污染物）。氮氧化物是氮的氧化物的总称，包括氧化亚氮、一氧化氮、二氧化氮、三氧化氮等。碳氢化合物是以碳元素和氢元素形成的化合物，如甲烷、乙烷等烃类气体。其他有害物质如重金属类、含氟气体、含氯气体等等。

误区解读

误区：棉纱口罩能起到预防尘肺的作用

不能，一般的棉纱口罩只能挡住部分粉尘，其阻尘原理是机械式过滤，微细粉尘，尤其是小于 5 微米的粉尘，就会从纱布的网眼中穿过去，进入呼吸系统，直接入肺泡，对人体健康造成的影响最大，多戴几层也不会增强防护效果。因此，棉纱口罩只能起到部分防尘作用。

小贴士

如何预防尘肺

1. 改革工艺、革新生产设备　是消除粉尘危害的主要途径。

2. 湿式作业　采用湿式碾磨石英、耐火材料，矿山湿式凿岩，井下运输喷雾洒水等，可降低作业场所的粉尘浓度。

3. 密闭、抽风、除尘　对不能采取湿式作业的场所，应采用密闭抽风除尘办法，产生粉尘的岗位必须有机械化通风除尘设施，密闭尘源，防止粉尘飞扬。

4. 接触粉尘的职业人群定期进行健康检查　包括就业前和定期健康检查，脱离粉尘作业时还应做脱尘作业检查。

5. 个人防护　佩戴防尘护具，如防尘口罩、防尘安全帽、送风头盔、防尘衣等。

（滕一鸣）

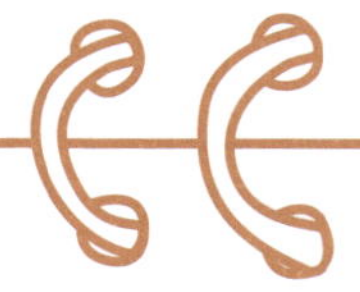

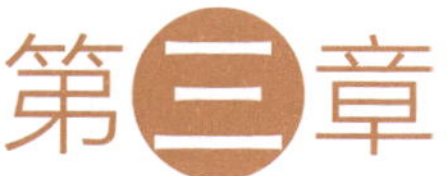

第二章

消化系统疾病

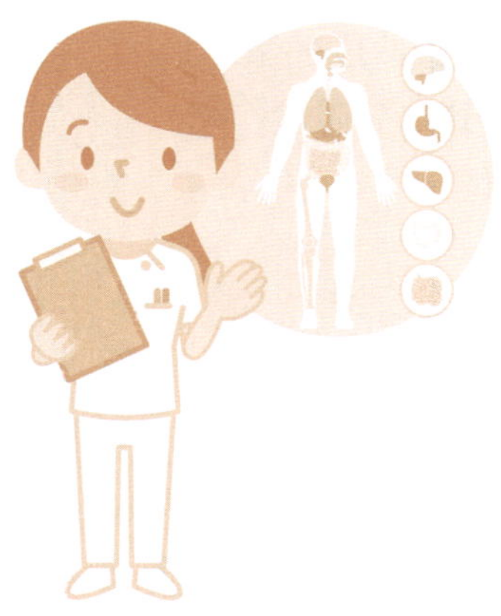

第一节

反酸、胃灼热怎么办

小案例

李女士：医生，您好，我总是在饭后1小时左右感到反酸、胃灼热，尤其是躺下、趴着，或晚上睡觉的时候症状更明显，有时候还有胸痛。我去做了胃镜检查，医生说可能是胃食管反流病，开了点药吃后，感觉好多了，但还是会反复出现反酸。医生，您说我该怎么办呢？

胃食管反流反复发作，苦恼不堪，让患者朋友们如何是好？接下来，我们一起来学习一下胃食管反流病的相关知识吧。

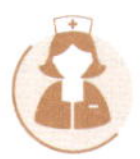

小课堂

一、什么是胃食管反流病

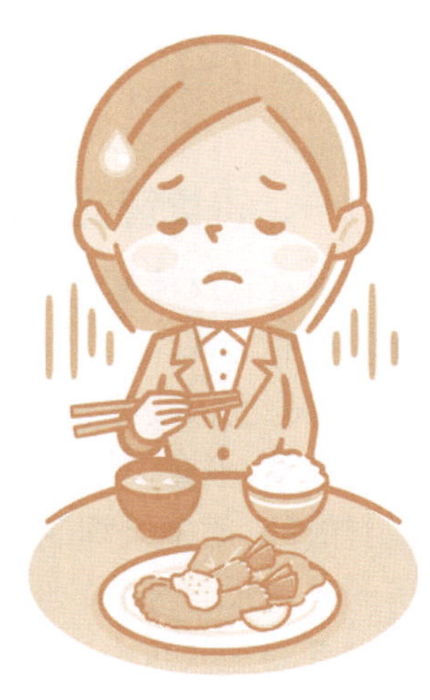

食管具有两个重要功能，一是通过蠕动将食物送至胃内，二是防止胃内容物反流。食管是连接咽喉和胃的管道，食管与胃交界处存在一个名为“食管下括约肌”的结构，其作用就像一圈可以收紧的橡皮筋，防止胃内的食物和胃酸等消化液反流入食管。除此之外，食管黏膜具有一定的抗胃酸消化液腐蚀的能力，对食管起保护作用。

胃食管反流病，就是在食管蠕动减弱、食管括约肌功能障碍等情况下，出现胃和十二指肠内消化液等反流入食管，引起胃灼热等相关症状，甚至损伤食管黏膜。

二、哪些原因会引起胃食管反流

各种原因造成的胃食管运动障碍，都有可能引起胃食管反流，其直接损害因素是胃酸等反流物。

1. 食管下括约肌结构与功能异常　包括食管裂孔疝、肥胖、妊娠等各种原因引起的胃肠压力增加；某些食物（如高脂肪、高热量的巧克力）和药物（如钙通道阻滞剂、地西泮）等，可对食管括约肌功能造成影响。

2. 食管的廓清功能降低　正常情况下，食管依靠吞咽性蠕动、唾液中和、食物的重力作用来清除反流物，如果食管蠕动功能减慢、唾液分泌异常则会降低食管对反流物的清除作用。

3. 食管黏膜屏障功能降低　如长期吸烟、饮酒、服用刺激性食物或药物等各种情况会造成食管黏膜防御功能下降，不能抵御胃酸等反流物的损害。

三、胃食管反流会引起哪些不适表现

胃食管反流患者最常见和典型的表现是反酸、胃灼热，常在进食后 1 小时出现，在弯腰、卧位、腹腔压力增加（如妊娠、肥胖、腹水、呕吐、负重劳动等）时症状会加重。有部分患者会出现胸痛，也有少数患者会出现咽喉炎、慢性咳嗽、哮喘等食管外症状。严重的胃食管反流病患者会出现上消化道出血、食管狭窄、巴雷特食管(即食管下段黏膜出现变性）等并发症。值得注意的是，巴雷特食管是食管腺癌的癌前病变，出现巴雷特食管的患者需接受密切随访，定期检查，以防癌变。

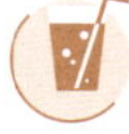

知识拓展

一、胃食管反流病的临床处理办法

胃食管反流病的治疗目标是治愈食管炎，缓解症状，改善生活质量，防止并发症的出现。

首先要改变生活方式，养成良好的饮食作息习惯，如避免高脂等不健康饮食，饭后不直接躺下，睡前 2~3 小时避免进食等。其次，药物治疗是非常关键有效的，质子泵抑制剂目前已经得到广泛的认可，是目前治疗胃食管反流病的首选推荐药物，如奥美拉唑、泮托拉唑、雷贝拉唑等都是常用药物，大部分患者的症状可以通过药物治疗得到有效控制。但由于胃食管反流病是一种慢性疾病，多数患者在服药后症状能够减轻，停药后会复发，所以通常需要药物维持治疗一段时间。对于较为严重的胃食管反流病患者，如需要长期大量服用质子泵抑制剂维持治疗，出现食管狭窄、巴雷特食管等，因反流引起严重呼吸道疾病，可能还需要内镜下治疗或者手术干预。

二、胃食管反流病患者什么情况下需要转至上级医院

胃食管反流病患者，在社区无法明确诊断，需要进一步了解是否存在食管狭窄、巴雷特食管、消化道出血等并发症，合并其他需要转上级医院治疗疾病的，或者已经明确诊断，经改善生活方式、规律治疗 2~3 个月，症状仍不能缓解，或者症状缓解后再次复发、加重，病情难以控制的，随访过程中出现消化道出血、食管狭窄、吸入反流物引起反复肺部疾病等基层无法处理的并发症，怀疑有癌变或其他严重临床疾病的，均需要转至上级医院进一步治疗。

小贴士

胃食管反流病患者应该注意些什么

胃食管反流病患者首先需要养成良好的生活习惯，如避免吸烟、饮酒，肥胖患者需要控制体重，便秘患者需要保持大便通畅，避免食用高脂肪食物、浓茶、浓咖啡、巧克力等，进餐后不宜立即躺下，不宜做倒立、弯腰等动作，睡前 2~3 小时不宜进食，睡前可将床头抬高 15~20cm。对于需要长期服用药物治疗的患者，需严格遵医嘱执行，并定期接受随访、胃镜等检查，明确食管及胃内情况。

（史飞涛）

第二节
反复胃痛、胃胀怎么办

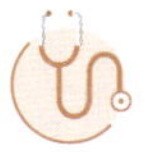

小案例

李女士：医生，您好，我总是胃痛、没食欲，饭后饱胀、反酸、恶心，吃了医生配的药后感觉舒服点了，但总是反反复复。去医院做了胃镜等检查，医生说是慢性胃炎。慢性胃炎能不能彻底治好呀？

全科医生：您好，李女士，慢性胃炎是能治好的，除了吃药，养成良好的饮食、生活习惯也至关重要。

慢性胃炎是一种常见的疾病，但若是不能正确认识它，会反复发病，影响我们的生活。下面我们来进一步认识一下这一疾病。

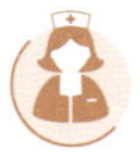

小课堂

一、慢性胃炎是什么原因引起的

慢性胃炎是由多种因素引起的胃黏膜慢性炎症，淋巴细胞浸润是其病理学特点，随病情进展部分患者可出现胃黏膜固有腺体萎缩和化生，继而出现上皮内瘤变，与胃癌发生关系密切，其中幽门螺杆菌感染是造成慢性胃炎最主要的原因。长期饮烈性酒、浓茶、浓咖啡等刺激性物质，可破坏胃黏膜保护屏障进而发生胃炎。某些药物如水杨酸类、洋地黄类等可引起慢性胃黏膜损害。口腔、咽部的慢性感染也会引发慢性胃炎。胆汁反流，因胆汁中含有的胆盐可破坏胃黏膜屏障，从而引起炎症。长期精神紧张、生活不规律、环境变化、年龄因素等都是造成慢性胃炎的原因。

Symptoms of Gastritis

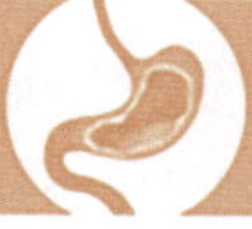

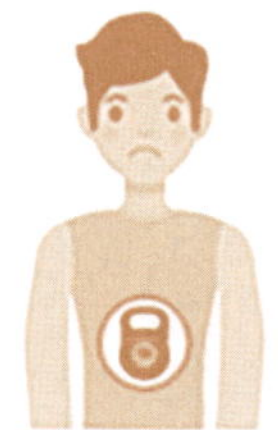
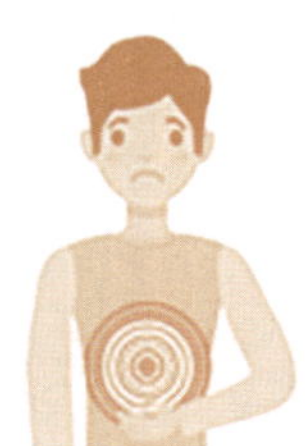
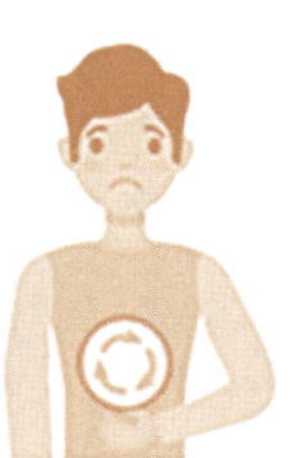
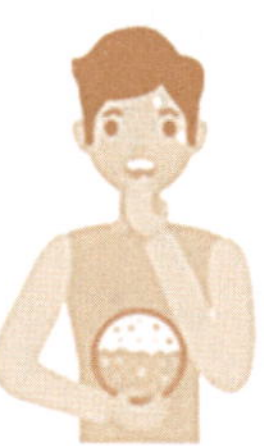
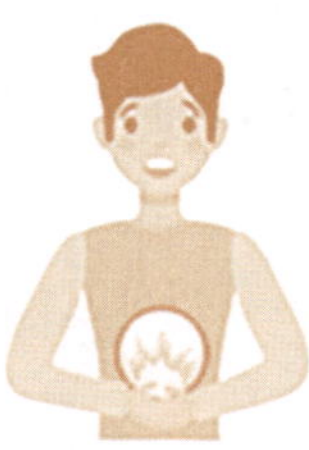

二、慢性胃炎有哪些表现

慢性胃炎缺乏特征性的症状，且症状的轻重与胃黏膜的病变程度并不一致。大多数患者常无症状或有不同程度的消化不良症状如上腹隐隐作痛、食欲减退、餐后饱胀、反酸、恶心等，症状常反复发作，腹痛症状常出现于进食过程中或餐后，多数位于上腹部，部分患者部位不固定，轻者呈时有时无的隐隐作痛、钝痛、烧灼痛，严重者为剧烈绞痛；慢性萎缩性胃炎患者可有贫血、消瘦、舌炎、腹泻等症状；胃炎伴胃黏膜糜烂、出血患者，可有贫血、呕血、大便黑色等症状。

知识拓展

一、慢性胃炎的临床处理方法

慢性胃炎的治疗目的主要是减轻胃部炎症，缓解消化不良的症状。幽门螺杆菌检测阴性且没有症状的患者，不需要药物治疗。有症状者需要正规药物治疗。

1. 抗幽门螺杆菌治疗　选用质子泵抑制剂（如奥美拉唑、埃索美拉唑、雷贝拉唑、兰索拉唑等）与阿莫西林、克拉霉素、甲硝唑（或替硝唑）、四环素、左氧氟沙星中的 2 种抗生素和 / 或铋剂（胶体果胶铋、枸橼酸铋钾等）合用，疗程 7~14 天。

2. 对症治疗　服用抑酸药物、胃黏膜保护剂、胃肠动力药、解痉止痛以及补充维生素等药物。

3. 对药物治疗效果不好的重度不典型增生者，需要内镜下黏膜剥离或外科手术治疗。

二、慢性胃炎的预后

未出现黏膜萎缩的慢性胃炎患者预后良好，部分出现黏膜萎缩的慢性胃炎患者，黏膜萎缩可以减轻或逆转，但出现了严重黏膜变性（重度不典型增生）的患者，需警惕癌变的可能性。

误区解读

误区一：慢性胃炎是小病，无须注意

多数慢性胃炎患者对该病的认识并不够，始终认为慢性胃炎只是小病，根本就不用去医院检查治疗，错误地认为只要自己吃点药，平时饮食上注意点就会自愈。正是人们这种想法，让慢性胃炎症状不仅得不到有效控制，还因长期单纯服用药物，导致不良反应超过了正效应，甚至会因延误诊治而病情恶化。

误区二：慢性胃炎必须一直吃奥美拉唑等药物

这种说法是不正确的。奥美拉唑等质子泵抑制剂是治疗慢性胃炎的最常用药物，最主要作用是能够抑制胃酸的生成，但对于幽门螺杆菌相关性胃炎，单纯服用这类药物并不能有效根除幽门螺杆菌，需采用三联或四联疗法（即 1 种质子泵抑制剂 +2 种抗生素，或 1 种质子泵抑制剂 + 铋剂 +2 种抗生素，疗程 7~14 天）。质子泵抑制剂通常服用 4~8 周，但不建议长期口服，一方面会过度抑制胃酸而引起或加重食欲减退、消化不良症状；另一方面，对于服用一段时间药物但效果不佳的患者，需前往医院，在医生指导下调整用药，且需要定期行胃镜检查。对于经过一段时间的正规治疗，但症状仍不见好转，或出现新的症状，如疼痛节律改变或症状加重的患者，需警惕胃癌的发生。

误区三：幽门螺杆菌检测可确诊慢性胃炎

目前认为幽门螺杆菌是慢性胃炎的主要病因，但幽门螺杆菌并不是引起慢性胃炎的唯一原因，除幽门螺杆菌外还有其他因素可以引起慢性胃炎，如自身免疫、遗传、饮酒、药物和其他内环境因素等。胃镜检查及病理诊断是慢性胃炎诊断的关键，对慢性胃炎患者需检测是否存在幽门螺杆菌感染。

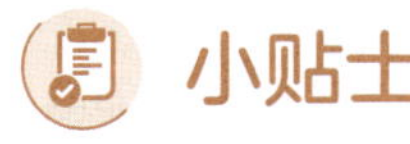

小贴士

一、慢性胃炎患者特别注意事项

有胃癌家族史、喜食腌制食物的患者，尤其是伴有胃黏膜变性（肠化生、不典型增生的萎缩性胃炎）的患者，要警惕向胃癌转变的可能，需定期随访复查胃镜及病理检查。

二、慢性胃炎如何预防

预防慢性胃炎应做到下面几点：

1. 保持精神愉快　精神抑郁、过度紧张、疲劳，容易造成幽门括约肌功能障碍、胆汁反流而引发慢性胃炎。

2. 戒烟忌酒　烟草中的有害成分能促使胃酸分泌增加，对胃黏膜产生有害的刺激作用，过量饮酒或长期饮用烈性酒会使胃黏膜充血、水肿甚至糜烂，使慢性胃炎发病率明显增高。

3. 合理膳食　避免食用过酸、过辣的刺激性食物及生冷不易消化的食物，饮食要细嚼慢咽，让食物充分与唾液混合，有利于消化和减少食物对胃的刺激。饮食宜三餐规律，且不宜过饱饮食，避免暴饮暴食，多吃富含维生素的蔬菜水果。忌饮浓茶、浓咖啡等刺激性饮料。

4. 慎用、忌用对胃黏膜有损伤的药物　长期滥用此类药物会使胃黏膜受到损伤，从而引起慢性胃炎甚至消化性溃疡。

5. 积极治疗口咽感染灶　不要将痰液、鼻涕等带菌分泌物吞入胃内，防止引发慢性胃炎。

（史飞涛）

第三节

反复“胃痛”怎么办

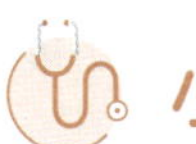

小案例

李先生：医生，您好，我“胃疼”（捂着上腹部），有3年了，饥饿时疼痛发作，饭后减轻，有时候还有反酸、胃灼热、恶心，有时候半夜会疼醒，喝点水或吃点东西会好点，吃点“胃药”就好了，但过一段时间就又犯了，这不这两天工作一忙，又开始发作了，我还发现这两天大便有点黑。我这是什么病？能不能治好呀？

全科医生：您好，李先生，根据您的描述，我初步推测您是得了消化性溃疡。消化性溃疡是非常常见的消化系统疾病，我们来进一步了解一下。

小课堂

一、消化性溃疡是什么原因引起的

消化性溃疡主要包括胃溃疡和十二指肠溃疡，研究表明，幽门螺杆菌感染是消化性溃疡的主要病因，根除幽门螺杆菌能够促进溃疡的愈合，显著降低溃疡的复发。此外，胃酸分泌过多、胃排空延迟、胆汁反流、遗传因素、药物因素、环境因素和精神因素等都和消化性溃疡的发生有关。各种因素使胃酸、胃内消化液的侵袭作用与胃黏膜自身的防御作用失去平衡，造成消化性溃疡。

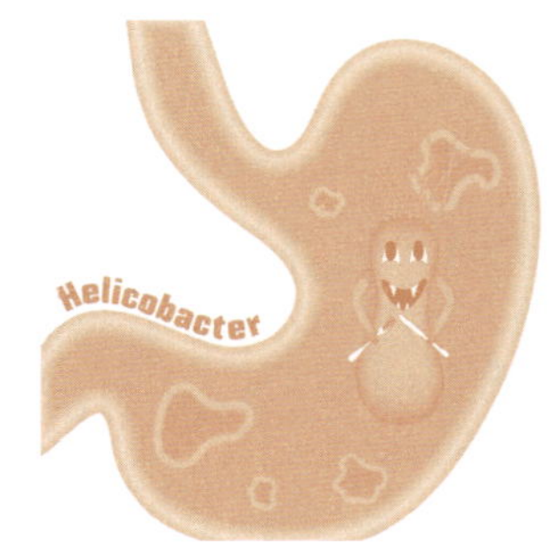

二、消化性溃疡有什么典型表现

消化性溃疡最常见的症状之一是上腹部疼痛，具有节律性、周期性的特点，疼痛的性质可表现为隐痛、烧灼痛、胀痛、饥饿痛或剧痛。胃溃疡的疼痛部位位于上腹部正中或偏左，十二指肠溃疡则偏右，有时疼痛可延及背部。每次疼痛发作的持续时间大多为 1~2 小时，可持续数日。疼痛的发作有季节性，一般秋末冬初季节交替时最易发病。胃溃疡疼痛发生于餐后半小时到 2 小时，经 1~2 小时后可缓解。十二指肠溃疡疼痛常于饭后 2~4 小时发作，持续至下次进食后才缓解，常在夜间痛醒。

消化性溃疡的发作可伴有嗳气、反酸、恶心、呕吐等症状，10%~25% 的患者，尤其是老年人常无上腹部疼痛等典型症状，常在体检或者因其他疾病做胃镜检查时，出现上消化道出血或急性穿孔时被发现。

知识拓展

一、幽门螺杆菌会传染吗

幽门螺杆菌主要在人体的胃内存活，可以通过口 - 口途径、粪 - 口途径传播，例如公用餐具、口对口接吻、口对口喂食、个人卫生差、餐具消毒不合格等，均有可能引起幽门螺杆菌在人群中传播。

二、幽门螺杆菌能被彻底杀死吗

大多数情况下，幽门螺杆菌是可以根除的。目前最常用的抗幽门螺杆菌方法是三联或四联疗法，即 1 种质子泵抑制剂 +2 种抗生素，或 1 种质子泵抑制剂 +2 种抗生素 + 铋剂，疗程 14 天。但如果不能完全切断上述传播途径，有可能会再次感染。反复被感染或者出现幽门螺杆菌耐药时，患者的治疗效果不佳。所以做好个人卫生、室内卫生以及分餐很重要。

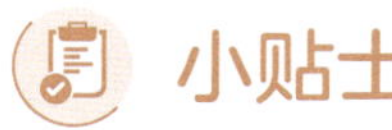

小贴士

消化性溃疡患者生活习惯注意事项

消化性溃疡除药物治疗外，应注意适当休息、合理饮食、戒除不良习惯。

1. 适当休息　对于精神紧张、顾虑较多患者，需放松身心，解除精神负担，避免熬夜、劳累，保持充足的睡眠。

2. 合理饮食　规律饮食，饮食均衡，不吃或少吃油炸、煎炸、烟熏及腌制食品，忌暴饮暴食，避免过烫过凉、粗糙坚硬、过酸的食物。

3. 戒除不良习惯　戒烟、戒酒、不饮浓茶和咖啡，避免应用或慎用非甾体抗炎药如阿司匹林、吲哚美辛、保泰松等，必须服用此类药物的患者，应在医生指导下与护胃药物联合使用。

4. 其他　做好个人卫生、室内卫生以及分餐，避免幽门螺杆菌的相互传染。

（史飞涛）

第四节

总是便秘怎么办

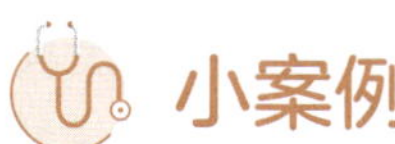

小案例

李阿姨：医生，您好。我总是三四天才解一次大便，还干结，很费劲，有时候还有排便排不干净的感觉，这怎么治呀？

全科医生：李阿姨，您好，您这是便秘，我还需要详细地问您一些其他的情况，找到原因，才能对症下药。

很多朋友，尤其是老年朋友，都遇到过便秘的烦恼，那么，便秘如何预防呢？遇上便秘时，我们应做哪些处理呢？

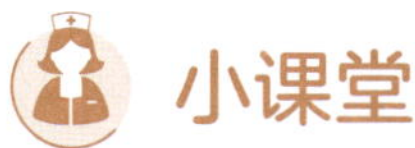

小课堂

一、哪些原因会导致便秘

便秘通常分为器质性（即机体某种器官或组织存在永久性损害）和功能性（即机体的某种器官或组织不存在永久性损害）两大类。

1. 器质性便秘常见原因

(1) 直肠肛门因素：如痔疮、脱肛、盆底病等。

(2) 动力障碍性疾病：如肠道神经 / 肌肉病变、先天性巨结肠等。

(3) 肠道自身疾病：如肿瘤、炎症等各种原因引起的肠腔狭窄、梗阻等。

(4) 系统性疾病：如甲状腺功能减退、糖尿病、硬皮病、结缔组织病等。

(5) 神经性疾病：如脑卒中、脊髓损伤、周围神经病、帕金森病等。

(6) 药物因素：如服用铁剂、抗精神病药物、抗胆碱能药物等。

(7) 精神心理疾病。

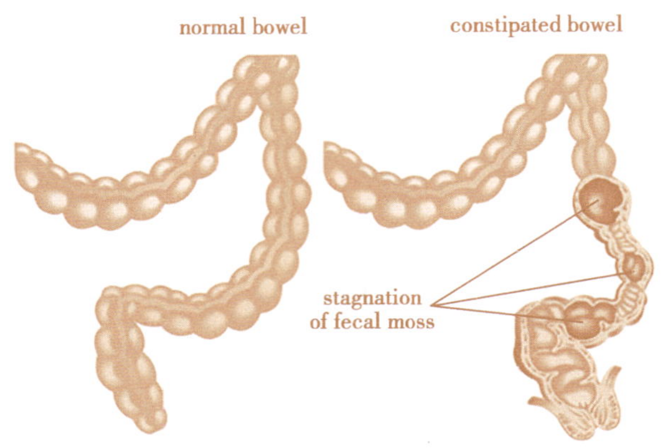

2. 功能性便秘常见原因

（1）不良的饮食习惯：如饮食不规律，食物过于精细或摄入量过少，饮水量过少，纤维素摄入不足（如进食水果、蔬菜、粗粮较少）。

（2）不良的生活习惯：如工作学习紧张、生活节奏过快、持续高度紧张状态、睡眠不足、经常熬夜、精神抑郁等影响了正常的排便习惯，造成直肠反射敏感性下降，难以产生便意。

（3）长期服用某些刺激性泻药：如酚酞片、番泻叶等形成药物依赖，甚至引起结肠黑变病而造成器质性便秘。

（4）腹肌及盆底肌肌力不足：排便动力不足，不易将粪便排出。

（5）结肠蠕动时间延长：粪便中水分被过度吸收后，导致粪便干硬，不易排出。

（6）年老体弱，长期卧床：活动量少，肠蠕动慢，易发生便秘。

二、便秘有什么表现

便秘的表现主要有排便费力、每次排便时间长，大便干结、量少，排便后有排不净感，排便次数减少，便意少，通常大便次数少于 3 次 / 周。部分患者因用力排出干结粪便而出现肛裂、痔疮等。另外，有部分患者可出现食欲减退、烦躁、失眠等全身症状。

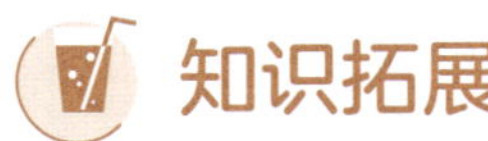

知识拓展

一、功能性便秘需要与哪些疾病相鉴别

首先需要排除器质性便秘的各种情况，如果患者有便血、贫血、低热、消

瘦、腹泻与便秘交替等表现，或者有结肠癌家族史，要警惕结肠癌的可能，首选结肠镜检查排除诊断，其他的包括腹部CT、彩超也可辅助诊断。此外，还要注意与肠易激综合征便秘型鉴别，两者都有便秘，而且两者的诊断标准中均要求在诊断前便秘的持续时间至少6个月，且近3个月有排便频率及粪便性状的改变。不同的是前者无腹痛、腹部不适的症状，这是两者最主要的区别。

二、什么是结肠黑便病

结肠黑便病，也叫大肠黑变病，多见于老年人，尤其是长期服用蒽醌类泻药(番泻叶、芦荟、大黄、丹蒽醌等)者，确切的病因尚不明确，主要表现为腹胀、便秘，可能会加重便秘患者的排便困难，结肠镜检查时可见结肠出现不同程度的变黑。此病需要警惕的是，它容易并发肠息肉、腺瘤甚至癌变。所以，便秘患者在服用泻药时要遵医嘱、规范使用。

三、便秘的时候可以用些什么药

常用的药物包括泻药和促动力药两大类。常用的促动力药有莫沙必利片，能够促进胃肠平滑肌蠕动，可长期间歇使用。慢性便秘推荐使用聚乙二醇、乳果糖等，仅在必要时使用刺激性泻药，不推荐长期使用酚酞片、番泻叶、蓖麻油等，因长期服用容易出现大肠黑变病。

小贴士

便秘在生活习惯上有哪些注意事项

便秘患者需要养成良好的生活习惯，做到以下几点：

1. 多喝水，每天至少要喝1 500ml水。

2. 避免进食过少或食物过于精细，多食水果、蔬菜、粗粮，增加膳食纤维的摄入量。

3. 养成定时排便的习惯，早起或饭后排便，每天2次。

4. 进行适当的、规律的活动，每天多顺时针揉肚子，促进胃肠蠕动。

（史飞涛）

第五节

什么是药物性肝损伤

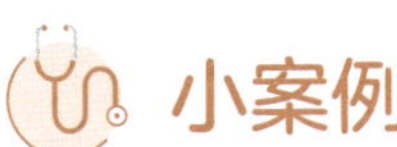

小案例

李阿姨：医生，您好。两个月前，我听说一种保健药吃了对身体好，就跟着买了来吃，结果越吃越没劲儿，总是感觉累，想睡觉，没食欲，讨厌油腻食物，恶心、呕吐，皮肤变得粗糙，刷牙时牙龈出血，家人说我面色黄，身上皮肤黄，尿颜色也黄。我这是生什么病了呀？

全科医生：您好，李阿姨，我怀疑您服用的药品对您的肝脏造成了损伤。您别担心，再做些相关检查，然后一起决定下一步怎么办。

生活中，常常可以遇到类似情况，尤其是老年人，盲目吃一些“保健药品”而出现药物性肝损伤，应对药物性肝损伤，我们能做些什么呢？

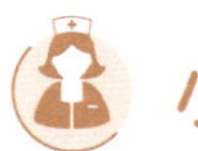

小课堂

药物性肝损伤时会有哪些表现

如果生活中出现食欲减退，厌油，恶心、呕吐，乏力、易倦、嗜睡，皮肤、眼白发黄，皮肤粗糙，骨质疏松，牙龈出血、鼻出血、皮肤出血，面部、颈部、上胸部、肩部及上肢部可见“蜘蛛状”的痣，手掌的掌心两侧皮肤出现片状充血或是红色斑点、斑块，脸色晦暗等症

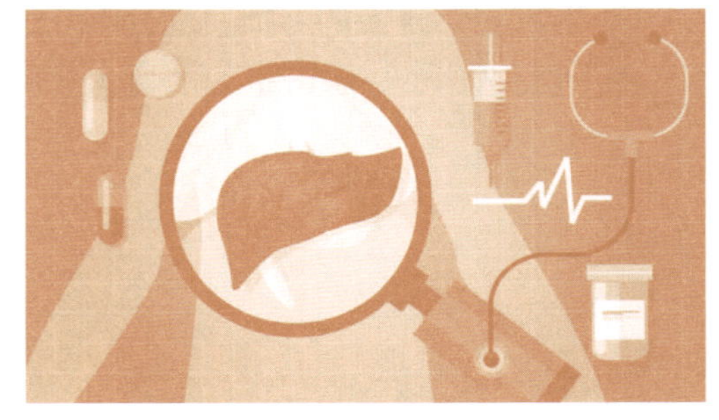

状，可以前往正规医院行肝功能化验，明确自己是否存在肝功能异常。

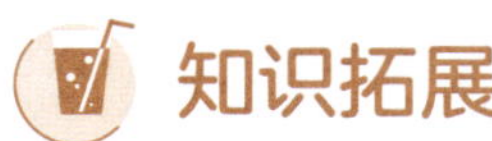

知识拓展

一、药物性肝损伤分为哪几种类型

药物性肝损伤根据肝功能检查指标（谷丙转氨酶、碱性磷酸酶）一般分为肝细胞性、胆汁淤积性和混合性。丙氨酸转氨酶（ALT）升高≥2 倍正常上限值，或 ALT 与碱性磷酸酶（ALP）的升高倍数比值≥5，为肝细胞损伤；ALP 升高≥2 倍正常上限值，或 ALT/ALP 升高倍数比值≤2，为胆汁淤积性肝损伤；混合性肝功能则 ALT、ALP 同时升高，其升高倍数比值在 2~5 之间，但 ALT 升高必须≥2 倍正常上限值。

二、药物性肝损伤需要与什么病相鉴别

诊断药物性肝损伤，除了明确的相关服药史以外，还需要排除其他引起肝损伤的疾病，比如最常见的肝炎，尤其是乙型病毒性肝炎，长期饮酒，胆囊结石或胆管结石病史，脂肪肝，细菌感染或寄生虫感染引起的急性肝功能异常，心脏病引起的肝淤血，还有自身免疫性肝炎、胆管炎等。

三、如何治疗药物性肝损伤

药物性肝损伤重在预防，应严格把握药物的适应证和禁忌证，不可乱用。及时停用和避免再使用可疑引起肝损伤的药物或同类药物是最主要的措施，部分患者停药后肝功能可逐渐恢复。而在原发病必须用药治疗且没有其他替代的药物或治疗方法时，可酌情减量使用。其次患者应该注意休息，对于重症患者，即胆红素超过正常上限的 2 倍以上，并出现下列情况之一的：①凝血功能检查国际标准化比值≥1.5；②出现腹水和 / 或脑病，病程 <26 周，同时排除了肝硬化；③由本病导致的其他脏器功能衰竭，如肾衰竭、呼吸衰竭等。应绝对卧床休息，饮食需提供高热量、适量的蛋白质、高维生素、低脂肪食物。根据患者情况可给予保肝药物的应用，通常建议使用一种或两种保肝药物，不推荐多种保肝药物联用。对于重症患者需要住院治疗，给予护肝降酶、营养支持等药物治疗，甚至需要进行人工肝治疗清除毒素。

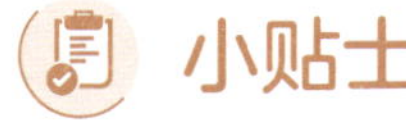

小贴士

怎样预防药物性肝损伤

预防药物性肝损伤需注意以下几点：

1. 有药物过敏史或过敏体质的人、有肝肾功能障碍的人、新生儿及有营养障碍的人在服用药物时需仔细阅读药物说明书，并咨询医生建议，尽量避免应用有肝损伤的药物，如必须使用，应在医生指导下，从小剂量开始，并需密切监测肝功能。

2. 应避免超剂量服药、疗程过长、频繁用药和多种药物混合应用，需高度重视未经医嘱过量食用中草药引起的肝损伤。

3. 避免随意服用保健品，尽量避免长期反复染发（尤其是染色泽鲜艳的头发），避免接触有毒有害物品。

4. 避免不规律服药，避免在饮酒后服药。

5. 服药后出现不良反应，需及时监测肝功能并告知医生。

6. 加强对新药治疗时不良反应的监测。

（史飞涛）

第六节

乙肝多年，如何防治肝硬化

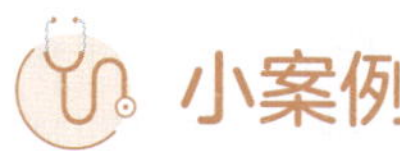

张先生：医生，您好，我患有乙肝病多年，最近感觉有点没劲儿，食欲不好，消化不良，家人说我脸色有点晦暗，像没洗干净脸一样。去医院查了个彩超，结果提示可能是肝硬化。医生，什么是肝硬化呀？严重吗？能治好吗？

那么，接下来我们就一起来认识一下肝硬化吧。

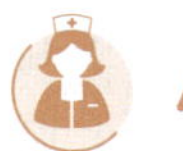

小课堂

一、什么样的人容易得肝硬化

肝硬化是各种原因所致的肝脏慢性、进行性、弥漫性纤维化改变。以下人群易患肝硬化：

1. 慢性肝炎病毒感染者　常见乙型肝炎病毒、丙型肝炎病毒感染者。

2. 长期酗酒人群　长期大量饮酒导致肝脏及肝细胞损伤，并最终发展为肝硬化。

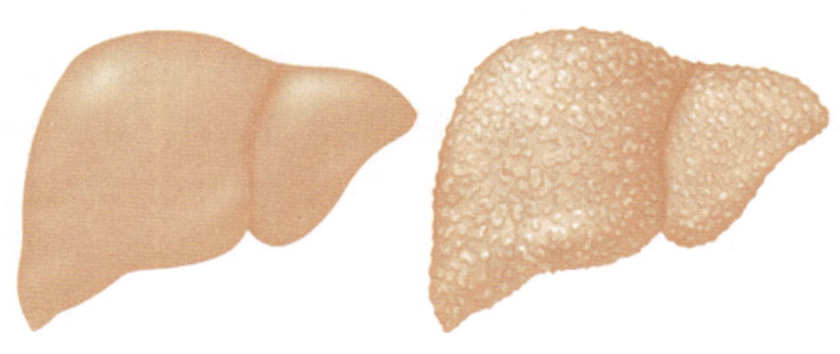

3. 慢性胆汁淤积患者 长期胆汁淤积会导致肝细胞炎症及胆小管反应，甚至出现坏死形成胆汁性肝硬化。

4. 肝淤血者 慢性心功能不全、缩窄性心包炎及肝静脉阻塞等疾病引起肝脏淤血使肝细胞缺氧坏死，最终导致肝硬化。

5. 长期服药和接触化学毒物者，血吸虫等寄生虫感染者。

6. 先天梅毒患者。

7. 代谢紊乱人群、血友病等遗传代谢缺陷人群也有可能发生肝硬化。

二、患有肝硬化会有哪些表现

肝硬化的临床表现不典型，临床上将肝硬化分为代偿期和失代偿期。代偿期，大部分患者无症状或症状较轻，常在影像学、组织学检查时发现。可有食欲减退、腹部不适、消化不良和腹泻等症状，多为间歇性，常在劳累、精神紧张或伴随其他疾病时出现，休息及服用助消化药物即可缓解。失代偿期的症状包括肝功能异常和门静脉高压表现。①消化吸收不良：患者可出现食欲减退、恶心、厌食、腹胀、腹泻等症状。②营养不良：患者一般状况较差，可有消瘦、乏力、水肿、皮肤干枯、精神不振等症状，甚至因衰弱而卧床不起。③黄疸：因肝细胞进行性或广泛坏死，患者出现皮肤及巩膜黄染、尿色加深。④出血倾向和贫血：因肝脏合成的凝血因子减少，脾功能亢进和毛细血管脆性增加，患者常出现鼻腔、牙龈出血及皮肤黏膜淤点、淤斑和消化道出血等。⑤内分泌失调：主要表现为雌激素增多，雄激素减少。男性患者常有性欲减退、睾丸萎缩、毛发脱落及乳房发育等；女性可有月经失调、闭经、不孕等。查体可见面部、颈部、上胸部、肩部等处出现形似蜘蛛的红痣；手掌大拇指、小指的根部皮肤出现充血、变红，加压时会变成苍白色。

门静脉高压主要症状有以下三点：①腹水形成：腹腔内出现积水，腹围及体重明显增加，是肝硬化失代偿期最突出的临床表现；②门 - 腔侧支循环建立：最常见的症状为上消化道大量出血，死亡率较高；③脾大及脾功能亢进：抽血检查血常规可见血小板、白细胞、红细胞减少。

三、哪些人需进行肝硬化筛查

男性超过 40 岁或女性超过 50 岁的慢性乙型肝炎患者以及有肝病家族史的慢性乙型肝炎患者，是需要进行筛查的高危人群。对于长期慢性乙肝病毒感染者，肝功能正常且乙肝病毒脱氧核糖核酸（DNA）定量检测阴性者，建议至少每 6 个月进行乙型肝炎病毒 DNA（HBV-DNA）含量测定、肝功能、甲胎蛋白（AFP）和肝脏超声检查。对于肝功能正常但 HBV-DNA 阳性者，建议每3个月进行HBV-DNA含量测定和肝功能检查,每6个月进行AFP和肝脏超声检查。必要时应进行腹部CT/MRI、肝脏瞬时弹性成像或肝组织学检查。

知识拓展

肝硬化治疗原则:现有的治疗方法尚不能逆转已发生的肝硬化,对于代偿期患者,治疗主要为减缓肝功能失代偿、预防肝癌;对于失代偿期患者,主要治疗目标为改善肝功能、治疗并发症、减少或延缓对肝移植的需求。在肝硬化终末期行肝移植手术治疗。

小贴士

一、肝硬化患者生活中的注意事项

1. 注意休息,不宜进行重体力活动及高强度体育锻炼,保持情绪稳定,减轻心理压力。
2. 严格戒酒。
3. 不宜服用不必要且疗效不明确的药物,如各种解热镇痛的复方感冒药、不正规的中药偏方及保健品;失眠者需在医生指导下慎重使用镇静、催眠药物。
4. 进食不宜过快、过多,避免辛辣刺激、粗糙坚硬的食物,适当进食荤食,常吃蔬菜水果,保持大便通畅。
5. 对有肝硬化腹水的患者,应低盐饮食,限制水的摄入量。
6. 不宜与他人共用剃须刀等生活用品。
7. 避免感染,注意饮食卫生及预防感冒。
8. 有轻微性格改变、智力下降、嗜睡、抽筋等症状者不宜驾车及高空作业。
9. 定期复查,病情稳定者,每3个月至半年随访1次。

二、如何预防肝硬化

引起肝硬化的原因众多,其中病毒性肝炎是最常见的病因。而在我国乙型病毒性肝炎的发病率仍较高,因此防治乙肝是预防肝硬化的关键。要预防乙肝需注意从以下几个方面进行防护:新生儿和高危人群应注射乙肝疫苗,乙肝患者进行积极的抗病毒治疗；限制饮酒；合理的膳食；加强劳动保护；遵医嘱用药，避免滥用可引起肝损伤的药物；避免接触工农业生产中的各种慢性化学品，以防中毒；定期体检。

（史飞涛）

第七节

大便黑色怎么办

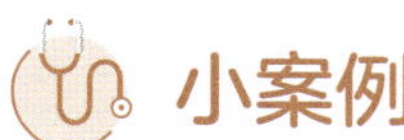

张先生：医生，您好。我最近几天大便都是黑色的，每天2~3次，有时候大便像“黑柏油”，偶尔有点恶心，不过没有吐，今天感觉头晕、没劲儿，我有多年胃病，和这次的症状有关系吗？

全科医生：您好，张先生，我怀疑您出现了消化道出血，您可能需要住院治疗。

生活中，遇到类似情况，我们该如何处理呢？那么，接下来我们一起来学习消化道出血的相关知识吧。

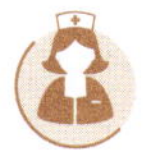

小课堂

一、什么原因会引起消化道出血

消化道是上起自口腔下至肛门的管道，除了口腔出血以外的其他部位出血，称为消化道出血。引起消化道出血的原因很多，大多数是由于消化道本身的疾病导致的，只有少数是全身性疾病引起的。消化道以十二指肠悬韧带为界，十二指肠悬韧带以上的消化道出血为上消化道出血，其下的消化道出血为下消化道出血。上消化道出血最常见的原因包括消化性溃疡、急性糜烂性出血性胃炎、食管-胃底静脉曲张破裂、胃癌等，其他原因还包括剧烈呕吐引起的食管-贲门黏膜撕裂综合征、食管癌、食管炎、门静脉高压性胃病、肝癌、肝脓肿或肝血管瘤破入胆道、胰腺癌等。下消化道出血以痔、肛裂为最常见的原因，其他原因还包括各种肿瘤、溃疡性结肠炎、克罗恩病、肠道血管畸形、缺血性肠炎、肠系膜动脉栓塞等。

二、怎样初步判断是上消化道出血，还是下消化道出血

上消化道出血以呕血和黑便为主要表现；而下消化道出血则主要表现为血便，需在病情稳定后完善急诊胃镜、肠镜检查以鉴别。

三、怎样根据症状初步判断消化道出血量的多少

出现黑便时，提示每日出血量大于 50ml；有呕血时表明胃内出血积存量达到了 250ml；没有出现头晕、乏力、心慌等症状，出血量通常不超过 400ml；出现上述症状，表明出血量大于 400ml；若出现躁动不安、神志不清、昏迷、面色苍白、出冷汗、口唇发紫、呼吸加快、血压下降等情况，提示失血性休克，出血量达 1 000ml 以上，且出血迅速，情况较危急，须立即救治。

四、消化道出血为什么要禁食

急性消化道出血患者进食或饮水后，胃肠道的蠕动会加快，出血部位活动增加，而且与食物摩擦，不利于愈合，甚至可使刚刚愈合的血痂掉落引起再次出血。此外，饮水后胃液分泌增多，胃酸越多，胃内 pH 越低，自身血小板聚集和血浆凝血功能的止血作用需要在 pH>6 时才能发挥作用，故进食后会加重出血。消化道出血患者禁食、水后，胃肠道的蠕动减少，使其得到充分休息，以促进出血部位组织的修复、再生及愈合。通常建议出血停止 48 小时后才能逐渐进水、进无渣流食。对考虑肝硬化所致的食管 - 胃底静脉曲张破裂出血患者，需禁食 3 天甚至更长时间，以免造成再次大出血情况。

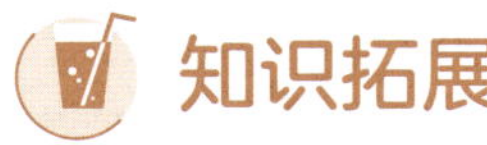

一、哪些情况下需警惕存在消化道出血的可能性

1. 45 岁以上。
2. 持续便常规潜血阳性。
3. 实验室检查提示缺铁性贫血。
4. 上腹部的持续疼痛。
5. 短期内明显的体重下降。

二、哪些情况说明消化道仍在出血

1. 反复呕血，黑便次数增多，听诊肠鸣音亢进。

2. 头晕、心慌、出冷汗、低血压等失血性周围循环衰竭的表现经积极输血补液后无明显好转，或者虽然有好转但是又恶化。

3. 抽血查血常规提示红细胞数目、血红蛋白和血细胞比容进行性下降，网织红细胞计数持续升高。

4. 在补液和尿量足够的情况下，血尿素氮再次上升。

小贴士

根据不同的出血原因，怎样预防消化道出血

疾病的预防有三级预防，一级预防即病因预防或初级预防，二级预防要做到早发现、早诊断、早治疗，三级预防主要指对症治疗，预防并发症，减少不良反应，提高生活质量。

针对常见的消化道出血的三级预防总结如下：

1. 一级预防　①饮食规律，避免进食生冷、辛辣、过酸、过甜食物，避免暴饮暴食；②生活作息规律，避免熬夜，保持情绪稳定；③戒烟忌酒，避免饮浓茶、咖啡；④肝炎患者要避免进食粗糙坚硬的食物。

2. 二级预防　①筛查消化道出血的高危人群：既往有消化道出血或消化性溃疡病史者、幽门螺杆菌感染者、有消化道肿瘤家族史者、有肝硬化病史者、因心脑血管疾病需长期服用抗凝及抗血小板药物者、长期服用非甾体抗炎药者等；②如果出现呕血、黑便、便血等情况，迅速到医院就诊，明确诊断，早期治疗，避免病情继续恶化，尤其是只有黑便的情况下，一定不能忽视，可能是消化道慢性出血，或者急性出血的早期。需要注意的是，如果患者近期有食用猪血、鸭血等食物，或者口服铁剂时，即使没有消化道出血，也可能出现大便颜色发黑，一般停止食用上述食物或药物，大便会转为正常黄色。

3. 三级预防　①在医院积极治疗的同时，积极预防再次出血，治疗原发病，如消化性溃疡的患者，大多数需要根除幽门螺旋杆菌治疗；②胃癌患者进行手术或者化疗；③肝硬化食管 - 胃底静脉曲张破裂出血者，需降低门静脉压力，必要时可行胃镜下曲张静脉套扎或注射硬化剂、经颈静脉门 - 体分流术、气囊压迫止血等；④食管、肠道憩室反复出血者，需手术治疗。

（史飞涛）

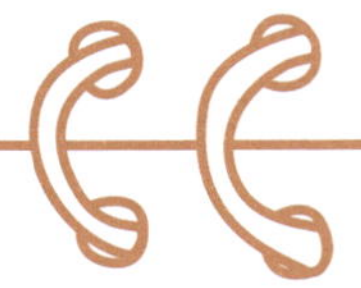

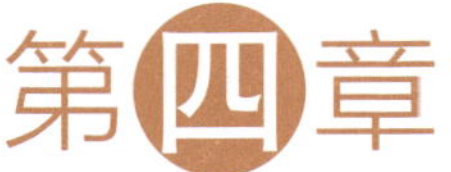

第四章

内分泌系统和代谢性疾病

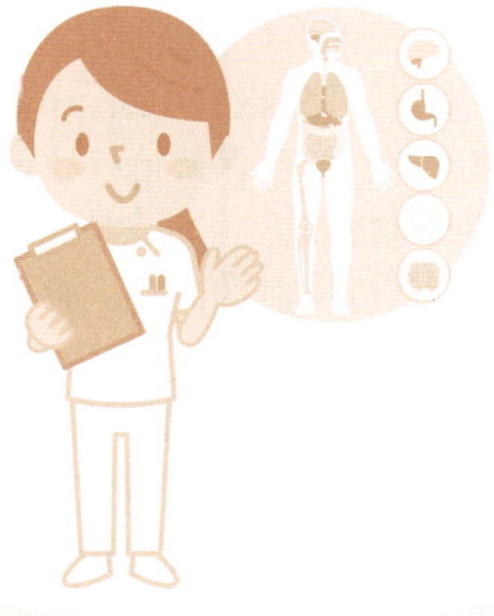

第一节

得了糖尿病怎么办

小案例

小王：我妈妈今年58岁，到社区医院做了个体检，体检报告查出空腹血糖6.68mmol/L，比正常值要高，这数字代表什么意思？我妈是不是有糖尿病？糖尿病有哪些危害？还需要做哪些检查？得了糖尿病要注意哪些事情？

全科医生：每年有很多居民朋友在体检后都会有和小王一样的疑问，产生很多不必要的焦虑，下面我们就来介绍一下糖尿病的相关知识。

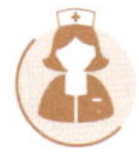

小课堂

一、什么是糖尿病

糖尿病是由于胰岛素分泌和/或利用缺陷所引起的，以慢性高血糖为特征的常见病和多发病，也是严重危害人类健康的世界性公共卫生难题。

二、为什么会得糖尿病

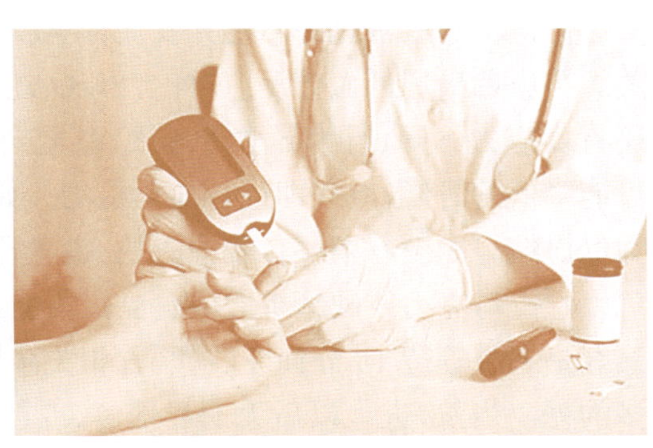

糖尿病是由遗传和环境等多种因素引起的临床症状，其病因和发病机制极为复杂，至今全球的科学家们仍未完全研究清楚。各种不利的环境因素，以及不良的生活习惯等，都是引起糖尿病的重要原因，而有糖尿病家

族史的人，往往比常人更易患上糖尿病。

三、哪些人容易得糖尿病

1. 有糖尿病家族史，同卵双生子中同病率达 30%~40%。
2. 年龄大于 40 岁，或合并有高血压的患者，糖尿病的患病率增加。
3. 日常体力活动较少，超重或者肥胖以及缺少体育运动锻炼的人群。
4. 日常饮食油脂摄入量过多，或血脂异常人群。
5. 有多囊卵巢综合征的女性，妊娠糖尿病或有过巨大儿生产史的妇女。
6. 长期接受抗抑郁症药物或者糖皮质激素治疗人群。
7. 既往有风疹病毒、腮腺炎病毒、肠道病毒、柯萨奇病毒等感染史人群。

四、出现哪些表现时需要警惕糖尿病的发生

糖尿病患者会有典型“三多一少”临床表现，即多饮、多尿、多食和体重减轻。很多患者会感到非常口渴，需要不停地大量喝水（多饮）；同时因为高血糖的渗透性利尿作用，导致小便频次明显增加（多尿）；还有的患者会常常感到饥饿感，进食的饭量较以往明显增加（多食），但体重却反而减轻了。

也有一些患者没有这些典型的临床症状，体检的时候偶然发现血糖很高，或者以其他疾病症状，比如，出现皮肤瘙痒（或者外阴瘙痒）、视力模糊、尿路感染等问题到医院就诊，而发现了糖尿病。

五、糖尿病患者在什么情况下，应当立即就医

初发的轻症糖尿病患者，鼓励饮食和运动控制的基础上给予降糖治疗，定期监测血糖等情况。但对于重症的，病情反复的，且血糖长期控制不良的患者，可能会出现很多急性并发症，有些并发症可直接危及生命，需要立即就医治疗。

低血糖是最常见的急性并发症，主要与药物使用剂量过大或饮食失调有关。当患者出现低血糖反应时，会出现心慌、胸闷、出虚汗、面色苍白等情况，还有反应力下降、行为异常等表现，甚至会发生意识模糊等。当您感觉血糖可能降低的时候，应立即进行血糖检测。如血糖值小于 2.8mmol/L，即可诊断为低血糖。如没有条件自我检测的，也立即按低血糖处理。轻症低血糖患者可以吃点巧克力或硬糖果之类食品提高血糖。需要注意的是紧急进食以后，最好是平卧等待 15 分钟左右，既看相关病情症状有无缓解，又要避免摄入过多的糖。当然，进食以后无明显缓解，或严重的低血糖患者仍应立即送医院

急诊治疗。

此外，严重高血糖可引发酮症酸中毒或者高渗性昏迷，患者出现恶心、呕吐、多尿、口干、头痛、嗜睡、幻觉、定向障碍等精神神经症状或呼吸深快、呼气中有烂苹果味时，需要高度警惕。这些急症患者都需要立即送医院急诊科救治，千万不要在家中耽误了。

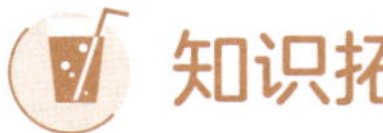

知识拓展

一、糖尿病有哪几种类型

根据发病的机制不同分成4种类型，其中发病最多的是1型和2型糖尿病。

1. 1型糖尿病　多见于儿童和青少年，是一种自身免疫性疾病，约占糖尿病患者总数的10%。此类型患者多起病急，“三多一少”症状比较明显，其血糖的水平波动较大，容易发生糖尿病酮症酸中毒，有些患者首次就诊时就表现为酮症酸中毒。这一类型糖尿病患者多数起病初期就需要胰岛素治疗，否则将会反复出现酮症酸中毒，甚至导致死亡。

2. 2型糖尿病　多发于40岁以上成年人或老年人，以往称成年发病型糖尿病，约占糖尿病患者总数的90%。此类型的患者，多有明显的家族遗传性，多数起病比较缓慢，体型较肥胖，病情较轻，有口干、口渴等症状，也有不少人甚至无症状，较少出现酮症。多数患者在饮食控制及口服降糖药治疗后可稳定控制血糖，有一些糖尿病病史较长的患者，仍需要用外源性胰岛素控制血糖。

3. 妊娠糖尿病和特殊类型糖尿病　此外还有妊娠糖尿病和特殊类型糖尿病，如青年人当中的成年发病型糖尿病、线粒体基因突变糖尿病、糖皮质激素所致糖尿病等都是属于特殊类型糖尿病。

二、糖尿病患者需要做哪些检查

1. 血糖　正常人的血糖：空腹血糖<6.1mmol/L，餐后2小时血糖<7.8mmol/L。如果发现有上述糖尿病的临床症状，再加上血液检测随机血糖≥11.1mmol/L或空腹血糖≥7.0mmol/L或餐后2小时血糖≥11.1mmol/L，就符合了糖尿病的诊断标准。

2. 口服葡萄糖耐量试验（OGTT试验）　OGTT试验是目前公认的诊断糖尿病的“金标准”，要求被检查患者在5分钟内喝完含75g无水葡萄糖的水溶液，然后分别于 0.5、1.0、1.5、2.0 小时采血，测其血糖变化，观察患者耐受葡萄糖的能力。

3. 糖化血红蛋白（HbA1c） 糖化血红蛋白控制标准定为 6.5% 以下，反映出检测前 120 天内的平均血糖水平，是国际公认的糖尿病监控“金标准”。如果空腹血糖或餐后血糖控制不好，糖化血红蛋白就不可能达标。

4. 尿常规检查 尿常规检查可筛查糖尿病及判断糖尿病治疗效果，如发现尿糖阳性即是诊断糖尿病的重要线索。糖尿病患者尿液检查还要更多关注尿蛋白和酮体等情况，有助于糖尿病酮症酸中毒早期诊断。

5. 眼底视网膜检查 糖尿病一旦诊断明确，患者就必须进行眼底检查并做好记录，为以后的随访提供对照。眼底无异常或有轻微病变的患者，最好每年检查一次眼底；已有中重度眼底病变的患者，建议 3~6 个月检查一次。

6. 颈动脉彩超检查 糖尿病患者颈动脉病变以粥样硬化斑块形成、血流减速、血管阻力增高为主要特点，糖尿病伴血脂异常的患者，建议最好每年检查一次颈动脉彩超。

三、糖尿病有哪些并发症

糖尿病是“沉默的杀手”，长期的高血糖会使人体全身的各个组织器官发生病变，并导致各类急慢性并发症的发生。

（一）糖尿病急性并发症

比较常见的糖尿病急性并发症，包括糖尿病酮症酸中毒、糖尿病高渗高血糖状态、糖尿病的乳酸酸中毒，最为常见的就是糖尿病酮症酸中毒。酮症酸中毒的诱发因素包括随便停药、感染、饮食控制不当等；高渗高血糖状态的患者血糖值特别高，最常见于老年人，表现为记忆力减退，反应迟钝，死亡率约 50%。

（二）糖尿病的慢性并发症

糖尿病慢性并发症包括大血管、微血管及神经的并发症。大血管病变包括心血管疾病、脑血管疾病、外周血管疾病等。微血管病变包括糖尿病性视网膜病变、糖尿病肾病、糖尿病心肌病等。出现神经并发症的患者手脚可感到麻木或针刺样疼痛，后期甚至影响运动。动脉粥样硬化易引起冠心病，糖尿病患者因冠心病死亡者达 50%，动脉硬化还易引起脑血管意外，其发病率比非糖尿病患者高 2~3 倍。肢体的动脉硬化，常出现于下肢，可引起闭塞性脉管炎，发病初期皮肤温度下降，肢体疼痛，严重时血管可完全阻塞而发生坏疽。

四、糖尿病如何治疗

糖尿病治疗的近期目标是控制高血糖和相关代谢紊乱以消除糖尿病症状和防止急性严重代谢紊乱;远期目标是预防和延缓糖尿病慢性并发症的发生、发展,维持良好健康、学习、劳动能力,保障儿童生长发育,提高生活质量,降低病死率和延长寿命。糖尿病的治疗管理,要重点强调以患者为中心的协同管理模式,需要糖尿病患者积极参与整个治疗过程。糖尿病患者综合管理五个要点是:糖尿病健康教育、医学营养治疗、运动治疗、监测血糖和药物治疗,我们称之为"五驾马车"。

五、糖尿病会遗传吗

糖尿病本身并不会遗传,遗传的是糖尿病的易患病体质。有糖尿病阳性家族史的人群,其糖尿病患病率要显著高于家族史阴性人群。如父母亲都是糖尿病患者,其子女约有5%会患糖尿病,若父母亲中只有一方有糖尿病,则子女得病的机会相对少。

保持健康体重、坚持体力活动、均衡健康饮食,加强对糖尿病高危人群的血糖监测等措施能够减少糖尿病的发生。另外,美国儿科学会建议,6个月以下婴儿进行纯母乳喂养,6~7个月引入固体食物,可能会降低1型糖尿病发病率。采取健康的生活方式,同样也能降低2型糖尿病患病风险。

六、糖尿病可以根治吗

糖尿病的病因和发病机制仍未完全明确,所以还没有找到根治糖尿病的特效方法。临床上有一些糖尿病的患者在规范治疗以后,可以获得比较长时间不用降糖药物,而血糖控制相对正常的状态,但这并非治愈,只能算有效缓解。"一劳永逸"根治糖尿病的特效药,在未来的几年甚至更长时间内也很难出现,请大家不要轻易相信"祖传秘方""重大科学发现"等夸大其词的宣传。任何一种有关"糖尿病被消灭了""根治糖尿病"的宣扬都没有科学根据,盲目相信反而会耽误治疗。

误区解读

误区一:糖尿病诊断的误区

(一)体检发现血糖正常,就不是糖尿病

不一定。血糖水平正常不一定就说明胰岛功能正常。有些患者空腹血糖正常，而餐后 2 小时测定血糖值≥11.1mmol/L，也可诊断为糖尿病。一般的体检只检查空腹血糖，存在漏诊的可能。

（二）我能吃能睡，全身没有任何不适，不可能得糖尿病

不一定。典型的糖尿病症状有多饮、多食、多尿及消瘦，不典型的糖尿病症状有皮肤瘙痒、疲倦、饥饿、视物模糊等，但不少糖尿病患者可以不表现任何症状。

（三）糖尿病是中老年疾病，年轻人不可能得糖尿病

错误。如今，糖尿病已有年轻化的趋势，年轻人也需要养成健康的生活方式，重视糖尿病的预防，定期体检有助于糖尿病的及早发现及采取早期措施和治疗。

（四）我现在血糖偏高，但还没达到糖尿病的诊断标准，以后会患糖尿病吗

不一定。这种情况我们称为“糖尿病前期”，尽管糖尿病前期者的血糖水平只是轻微升高，也没有明显的不适症状，但这个阶段却非常关键，如果不及时有效地加以干预，血糖继续升高，高血糖会加重胰岛负担，最终几乎都会发展为糖尿病。糖尿病前期者最终是否发展为 2 型糖尿病，与遗传因素、肥胖程度、体脂分布、生活方式、空腹胰岛素水平及年龄等因素有关。遗传因素虽然无法改变，但不合理的生活方式却是完全可以改变的。只要积极有效地加以干预，绝大部分糖尿病前期者有望恢复正常。

（五）糖尿病只是超重或肥胖的人的专利

不一定。2 型糖尿病与体重增加和肥胖有一定关系，不过，糖尿病并非超重或肥胖人群的特有疾病，约 12.5% 的 2 型糖尿病患者没有超重。1 型糖尿病患者，体型往往会较瘦。

误区二：糖尿病患者自我监测血糖的误区

（一）空腹血糖 = 饿肚子时的血糖

不一定。空腹血糖，指的是禁食 8~12 个小时的情况下测得的血糖值。超过 12 小时，或在午餐、晚餐前空腹时间并不长的情况下，都不够准确。因为如果空腹时间过长，可能测得血糖数值偏低。

（二）餐后 2 小时血糖 = 吃完饭后的 2 小时血糖

错误。餐后血糖，指的是“从第一口饭吃下去开始，过 2 小时测得的血糖值”。通常情况下，餐后半小时到 1 小时，血糖升到最高，而到 2 小时，则基本恢复到餐前水平。

（三）自我感觉良好的糖尿病患者可以不用测血糖

错误。血糖高低变化可以引起相应的临床症状，但是由于个体差异，血糖高低与自我感觉并不完全一致。有些患者血糖很高，症状却不明显，这种高血糖状态如果一直得不到发现和有效控制，则并发症发生的危险性将大大增加。

（四）我正在吃避孕药，测血糖准确吗

不准确。正在服用激素类药物、口服避孕药（指女性）等，可能会引起其血糖出现一过性增高情况，但是在停药后又会逐渐发生好转。

误区三：糖尿病患者使用胰岛素的误区

（一）胰岛素一定要等到口服药无效才能用吗

不一定。事实上随着胰岛功能下降到一定程度，注射胰岛素是必然的。早期使用胰岛素可以使血糖早期得到控制，从而延缓或减少并发症的发生。

（二）口服降糖药能完全替代胰岛素吗

不能。目前口服降糖药的作用机制决定其只能促进机体分泌胰岛素，或增强外周组织、靶组织对胰岛素作用的敏感性，而不能代替胰岛素的作用，而2型糖尿病患者，随着胰岛β细胞功能的逐渐衰竭，最终要靠补充外源性胰岛素来控制血糖。

（三）打胰岛素说明糖尿病已经很严重了吗

不是。对糖尿病的病情判定，需要根据病史长短、血糖控制的好坏、并发症的严重程度、胰岛细胞功能、合并疾病以及全身脏器的功能等多个因素综合评判。

（四）注射胰岛素会成瘾吗

不会。胰岛素是人体内必需的且唯一的降血糖物质，糖尿病患者注射胰岛素不会成瘾。需不需要用胰岛素，用了后是否能撤掉，取决于病情。

（五）打了胰岛素会抑制自身的胰岛细胞功能吗

不会。打进去的胰岛素不仅不会抑制自身的胰岛细胞功能，还能够让自身的胰岛细胞得到休息。

误区四：糖尿病患者饮食治疗的误区

（一）糖尿病饮食治疗就是饥饿或者全素食疗法

错误。糖尿病患者应维持标准体重，摄入与自身的标准体重及活动强度相一致的食量。全素食疗法通过减少热量的摄入，可以使血糖、尿糖暂时下降，但若长期如此，则会导致患者营养结构失调，免疫力下降等风险，故不建议通过饥饿、全素食疗法降血糖。

（二）糖尿病饮食治疗只需要控制主食就可以了

错误。糖尿病营养治疗的首要原则是控制总热量的摄入，这表明不仅主食的量要控制，副食的量同样也需要控制，副食中如肉、蛋、奶等虽然含糖量不高，却富含蛋白质和脂肪，在体内可转变成葡萄糖，此过程对于糖尿病患者尤为活跃，因此多食也会升高血糖。

（三）饭吃越少，血糖就能控制得越好

不一定。糖尿病患者需要定时定量吃饭，而不是少吃。米饭、馒头属于含糖类食物，另外面条、面包、玉米、马铃薯、地瓜、芋头、山药、南瓜、豌豆仁、水果也是属于糖类食物。所以患者如果饭吃得少，但其他淀粉类仍吃过量，糖分摄取量超标时，血糖是无法控制好的；另外糖类食物若摄取过少，会造成身体不良反应，血糖更难控制。

（四）“糖尿病食品”和“无糖食品”可以随便吃

不可以。“糖尿病食品”常常指高膳食纤维食物，如荞麦、燕麦，尽管这些食物消化吸收的时间较长，但最终还是会变成葡萄糖。而“无糖食品”实质上只是未加蔗糖的食品，某些食品是用甜味剂代替蔗糖。

（五）糖尿病患者不甜的食物可以多吃

不一定。有些患者认为只有甜的食物，吃了才会引起血糖升高，不甜的食物就不会影响血糖，可以放开吃。其实不然，有些食物虽然没有甜味，消化之后仍会分解成葡萄糖，同样会导致血糖升高，所以不甜的食物也不一定可以多吃。另外，水果属于含糖类食物，无论是甜的水果或是不甜的水果，摄取时需列入一天的饮食计划中。即使是不甜的水果，也不能多吃。

（六）多吃南瓜、苦瓜能治糖尿病

错误。民间流传苦瓜能刺激胰岛细胞反应，促进胰岛素的产生，实际上没有任何实验证实苦瓜可刺激胰岛细胞反应，使胰岛素分泌增加，苦瓜有一定的调脂作用，但不能降糖。

误区五：糖尿病患者运动治疗的误区

（一）糖尿病患者一定不能旅行

错误。血糖稳定的患者可以旅行，建议结伴旅行、随身携带药物及注射工具、注意保护足部。血糖不稳定者可待血糖稳定后再旅行。

（二）空腹运动效果好

错误。空腹运动易诱发低血糖，加上清晨血液黏度较高，血栓形成的危险性增加，所以糖尿病患者尽量不要空腹运动，应在饭后 1 小时左右开始运动，注射胰岛素与运动间隔时间至少为 1 小时，如少于 1 小时，应避免将胰岛素注射在经常活动的部位。

（三）做家务就是运动，不必再另外运动

不一定。只有达到一定时间和强度的运动才是有效运动。人们常说的运动，如做家务、散步等，常常属于无效运动。

误区六、糖尿病患者预后的误区

（一）糖尿病患者一定寿命不长

不正确。由于目前糖尿病尚无根治办法，晚期并发症较多，所以许多人患了糖尿病便心灰意冷，担心自己短寿。得了糖尿病并不可怕，现在治疗糖尿病的方法越来越多，新药不断涌现，只要认真治疗，特别是控制好饮食，坚持适宜的运动，保持稳定、愉快的情绪，就能把血糖控制在“平安”水平，和健康人一样享有高寿。

（二）经常发生低血糖是不是提示糖尿病已经好了

不是。部分糖尿病患者在吃药或打胰岛素以后，可能经常会出现低血糖现象。低血糖主要与药物使用剂量过大或饮食失调有关，并不是意味着糖尿病已经得到控制或改善。部分患者可能本来血糖经药物控制得挺好的，突然开始锻炼，或突然一顿吃得很少，或药物过量，血糖会降得过低。遇见这种情况就要在医生指导下进行药物调整，同时注意保持规律地吃饭和运动。

小贴士

一、糖尿病患者运动的原则

运动在 2 型糖尿病患者的综合管理中占重要地位。规律运动有助于控制血糖，减少心血管危险因素，减轻体重，提升幸福感，而且对糖尿病高危人群一级预防效果显著。

1. 运动治疗应在医生指导下进行。运动前要进行必要的评估，特别是心肺功能和运动功能的医学评估。如空腹血糖 >16.7mmol/L，反复低血糖或血糖波动较大或合并急性感染、严重肾病、严重心脑血管疾病等情况下禁忌运

动，待病情控制稳定后方可逐步恢复运动。

2. 运动项目要与患者的年龄、病情及身体承受能力相适应，并定期评估，适时调整运动计划。糖尿病患者要养成健康的生活习惯，减少静坐时间，培养活跃的生活方式，将有益的体育运动融入日常生活中。可以采用记录运动日记的方式，运动前后要加强血糖监测，运动量大或激烈运动时应临时调整饮食及药物治疗方案，以免发生低血糖。

3. 2型糖尿病患者应坚持每周至少150分钟（如每周5天，每次30分钟）中等强度的有氧运动，中等强度的体育运动包括：快走、太极拳、骑车、乒乓球、羽毛球和高尔夫球。运动时要以感觉有点用力，周身发热、微微出汗，但不是大汗淋漓，以心跳和呼吸加快但不急促为宜。

二、糖尿病的饮食治疗原则

科学饮食是糖尿病治疗的基础，可以协助维持血糖在理想水平，可以控制血脂、血压，降低心血管疾病发生风险，可以减轻胰岛β细胞负担，维持合理体重。糖尿病患者的饮食要遵循平衡膳食的原则，在控制总能量的前提下调整饮食结构，满足机体对各种营养素的需求，并达到平稳控糖、降低血糖波动、预防糖尿病并发症的目的。

《国家基层糖尿病防治管理指南（2018）》指出：供给营养均衡的膳食，要满足患者对微量营养素的需求。膳食中碳水化合物所提供的能量应占总能量的50%~65%；由脂肪提供的能量应占总能量的20%~30%；肾功能正常的糖尿病患者，蛋白质的摄入量可占供能比的15%~20%，保证优质蛋白质比例超过三分之一。

三、糖尿病患者的体重管理

现有研究表明，对于糖尿病或有糖尿病患病风险的肥胖或超重者，减重是非常有效的预防或者治疗手段。但是需要减到什么程度呢？

在安全可行的情况下，2型糖尿病患者的体重减少以15%作为最终目标；对于糖尿病前期患者，体重减轻7%~10%，可以预防发展为2型糖尿病。需要特别强调的是，针对超重、肥胖的糖尿病患者，坚决要求减重！如果有条件，最好能测量一下体成分，评估身体肌肉和脂肪情况，因为临床上经常遇到“隐形肥胖”或者“健康的胖子”。“隐形肥胖”指的是称体重在正常范围，但是测量体成分发现身体肌肉很少，脂肪是超标的，也就是真正的“肥胖症”，多见于不运动只节食的人。而“健康的胖子”指的是体重超标准，但是测量体成分发现身体肌肉多，脂肪是正常的，并不能诊断为“肥胖症”，多见于经常运动的人。

四、如何检查足背动脉

足背动脉的位置很好找,位于足背中部大脚趾和第二脚趾之间,老年糖尿病患者应每隔一段时间,用手摸摸两侧足背动脉。顺便观察足部的健康状态。当用手找到足背动脉后,可用双手示指施加相同压力,劲儿不要太大,自己感觉一下脉搏跳动的强弱,是否有力,评估两侧足背动脉搏动是否一致。如果出现搏动比原来弱或摸不到,或一侧搏动有力而另一侧无力,或者其搏动明显减弱,还伴有麻木或疼痛时,发生足部病变的可能性比较大,就要及时去医院就诊。

五、如何在家自我测量血糖

糖尿病患者通常需要在三餐前、餐后2小时、睡前进行自我血糖监测,如发生以下情况,建议还需增加监测的频次:

1. 平时出现低血糖症状或怀疑低血糖时。
2. 剧烈运动前后或突然的情绪激动。
3. 尝试新的饮食或不能规律进餐时。
4. 漏服药物或者在注射胰岛素时错误用药。
5. 患有感染、酮症、腹泻等其他急性疾病。

六、自我监测血糖有哪些注意事项

1. 打开血糖仪,准备采血针、试纸、棉签、酒精等相关物品,洗手消毒,待手指干透之后再进行血糖仪的操作。

2. 取出试纸插入血糖仪,将采血针刺入手指侧前部,血滴轻触试纸顶端,一次性吸足血量,过程中不要移动试纸和血糖仪。

3. 记录测定时间、血糖值、进餐时间及进餐量、运动时间及运动量、用药量及一些特殊事件的记录。

七、使用胰岛素的注意事项有哪些

1. 胰岛素的存放 胰岛素制剂不能经受高温,建议4~8℃范围内,放到冰箱里时,特别要注意不能选择冷冻。

2. 使用前是否需摇晃 有些胰岛素是需要摇晃以后使用的,而有些胰岛素是不能够摇晃的,摇晃得太剧烈会影响药效,比如说速效胰岛素。

3. 选择注射部位 每天更换注射部位,可选择在腹部、上臂、大腿外侧这几个区域之间进行轮换，也可在每个部位进行小范围轮换。

4. 减轻注射疼痛 选择长度适宜的针头是关键，腹部脂肪层较厚的糖尿病患者应选择相对较长的针头；而体型较消瘦的患者则应选择相对较短的针头。进行胰岛素注射时，适当捏起皮肤组织再注射也是有效防止硬结核、减轻痛感的诀窍。而胰岛素针头一次性的使用也是保证安全注射的关键。

5. 防止出现低血糖 患者注射胰岛素后，应注意观察有无低血糖反应，如有强烈的饥饿感、心慌、手抖、冷汗、头晕等不适，应怀疑低血糖，立即测血糖，视情况喝糖水或进食高糖食物。另外，平时三餐需定时定量，口袋里应备些糖果或饮料，以防低血糖。

八、糖尿病患者运动时要注意哪些事项

1. 培养规律运动习惯 不规律的运动只对运动之前一餐的餐后血糖有控制，而对其他时间段的血糖无作用，而规律的运动可以增加胰岛素敏感性，改善胰岛素抵抗，有助于降低血糖、糖化血红蛋白的水平。

2. 掌握运动的量和度 过度、过量运动会增加低血糖的发生风险，还会导致其他运动伤害。一般说，患者病情较稳定的，体质较好的，可以采取运动强度较小的运动方式，如散步、打拳、跳舞等，每天 1 次，每次半小时至 1 小时即可。

3. 密切观察留意身体状况 糖尿病患者要避免单独外出运动，不要在饥饿或饱食时运动，在外出运动时应该随身携带糖尿病救助卡、糖果、点心等，以防发生低血糖。如有心慌、冒虚汗、全身乏力、憋气、下肢疼痛等任何不适时，应立即停止运动，必要时就近就医，以免发生意外。

九、如何预防糖尿病

随着我国人口老龄化与生活方式的变化，糖尿病从少见病变成一个流行病。糖尿病已经成为威胁人类健康的“第三大杀手”，做好三级预防很重要。

1. 一级预防目标是控制糖尿病的危险因素，预防糖尿病的发生。在家庭医生的指导下，养成良好的生活习惯，戒烟限酒，并摸索出一套适合自己的饮食、运动和服药规律，做好血糖监测，达到良好的血糖控制。

2. 二级预防的目标是早发现、早诊断和早治疗糖尿病，在已诊断的患者中预防糖尿病并发症的发生。若伴有高血压、血脂紊乱等其他相关疾病，应定期到医院就诊，在积极治疗的同时做好相关功能评估，确定是否患有糖尿

病慢性并发症或其病情发展情况。

3. 三级预防的目标是延缓已发生的糖尿病并发症的进展、降低致残率和死亡率，并改善患者的生存质量。

（张文斌）

第二节

得了甲亢怎么办

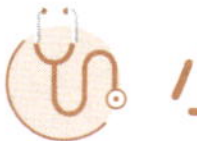

小案例

患者老王：我最近晚上总是睡不好，常常为一点点小事情与家人发生口角，很多时候两只手还会莫名其妙地发抖，体重好像也减轻了好几斤，有人说我可能是得了甲亢。

全科医生：甲亢，是甲状腺功能亢进的简称，任何年龄都可能发病，在我国临床甲亢的患病率为0.8%，其典型的症状是怕热、多汗、心悸、乏力、烦躁、失眠、易激动等。甲亢会对心血管系统、消化系统、生殖系统以及躯体运动系统造成损害，并且导致患者劳动、工作及社交的能力下降。下面，我们就来进一步认识一下甲亢。

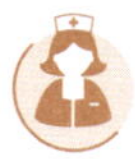

小课堂

一、什么是甲亢

甲亢，就是甲状腺功能亢进的简称，即甲状腺腺体合成和分泌的甲状腺

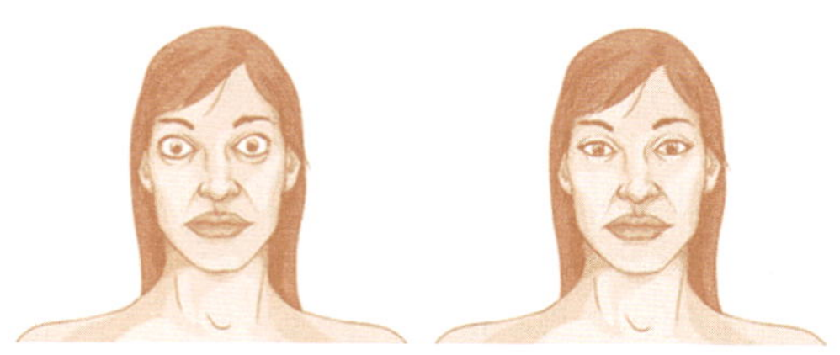

激素过多，超出正常水平，会引起以神经、循环、消化等系统兴奋性增高和代谢亢进等一系列表现。

二、为什么会得甲亢

临床上 80% 以上甲亢是由弥漫性毒性甲状腺肿引起的，是一种自身免疫性疾病，具有显著的遗传倾向。

甲亢发病的外部因素包括感染、碘过量和环境毒素等，内部因素包括遗传基因以及性别、应激、妊娠等。即甲亢通常以遗传基因为基础，在感染、药物、毒素、应激以及精神创伤等因素综合作用下，所诱发的体内内分泌功能紊乱。

三、哪些人易得甲亢

甲亢疾病“重女轻男”，女性发病率要比男性高，妇女在孕早期很有可能诱发或加重甲亢。此外，吸烟、外伤、药物、颈部辐射、过度疲劳、精神长期高度紧张或者过度忧虑等均有可能导致疾病的发生。

四、出现什么表现时要警惕甲亢的发生

典型甲亢患者通常有怕热、多汗、心悸、多食、消瘦等代谢率增高的表现；急躁、易怒、手颤、失眠等交感神经兴奋症状；在心血管方面主要表现为心动过速、胸闷气短、早搏、房颤等；在消化道方面主要表现为大便次数增多及腹泻；女性甲亢往往有月经减少甚至闭经，男性甲亢可有阳痿等。此外，甲亢患者还常伴有突眼、颈部增粗、小腿水肿、周期性麻痹等。

如果发现有上述症状，需要高度警惕甲亢疾病的发生。但有部分老年甲亢患者的症状可不典型，甚至与典型甲亢症状相反，表现为食欲减退、沉默寡言、神情忧郁等，需要引起重视。

五、什么情况下应当就医

当患者出现怕热、多汗、心悸、多食、消瘦以及急躁、易怒、手颤、失眠等典型的甲亢症状时，应主动前往医院进行检查。如甲亢患者未予治疗或治疗不充分时，在感染、创伤、手术、应激、刺激等诱因下，出现高热、大汗、烦躁、焦虑不安、恶心、呕吐、腹泻、心动过速（心率 >140 次 /min），甚至出现休克、昏迷等严重病情时，应怀疑甲亢危象的可能，并立即前往医院急诊科救治。

六、甲亢患者的家庭处理方法有哪些

甲亢患者的机体长期处于高代谢状态，身体消耗很大，所以一定要注

意休息，避免过劳，并增加营养供应。此外，长期精神高度紧张，压力过大，严重感染，吸烟，饮用刺激性较强的浓茶、咖啡、酒等均可诱发甲亢。甲亢患者一定要注意保持情绪稳定，心态平和以及良好的睡眠，按医嘱服用药物。

知识拓展

一、如何确诊是否患有甲亢

临床医生会根据病史、体格检查、化验检查结果等综合考虑，当具备以下3项情况时，则甲亢的诊断即可成立。

1. 典型症状　发现怕热、多汗、多食、消瘦、烦躁、易怒、失眠等高代谢临床症状，以及突眼、心跳加快、双手颤抖等体征。

2. 体格检查　发现甲状腺肿或甲状腺结节。

3. 血清激素　总甲状腺素（TT_4）、游离甲状腺素（FT_4）、总三碘甲状腺原氨酸（TT_3）、游离三碘甲状腺原氨酸（FT_3）增高，促甲状腺激素（TSH）降低。T_3型甲亢仅有TT_3、FT_3升高。亚临床甲亢其血清TSH水平低于正常值下限，但是TT_3、TT_4在正常范围，不伴或伴有轻微的甲亢症状。

二、甲亢需要与哪些疾病鉴别

甲亢的鉴别诊断，主要包括以下几种：

1. 单纯性甲状腺肿　单纯性甲状腺肿，除了甲状腺体积肿大之外，没有甲亢相关的临床症状和体征。

2. 单纯的神经症状　有一些神经精神疾病的患者，也可能会表现为情绪上的问题，比较类似于甲亢，但这种情况的患者本身甲状腺功能是没有问题的。

3. 自主性高功能甲状腺结节　主要的鉴别方式可以用影像学的检查，或者放射性碘的检查。

三、甲亢可为哪几类

甲亢按照病因分类，包括毒性弥漫性甲状腺肿（也称Graves病）、炎性甲亢（亚急性甲状腺炎、亚急性淋巴细胞性甲状腺炎、桥本甲状腺炎）、药物致甲亢（左甲状腺素钠和碘剂导致甲亢）、人绒毛膜促性腺激素（HCG）相关性甲亢（妊娠呕吐性暂时性甲亢）和垂体TSH瘤甲亢。第一种较常见。

四、甲亢的并发症有哪些

甲亢长期不愈，可出现一系列并发症，如甲亢性心脏病、甲亢性肢体麻痹、甲亢性高血压、甲亢性糖尿病、甲亢性精神病等，病情严重者可导致甲状腺危象，即甲亢病情急剧恶化，导致全身代谢严重紊乱，心血管系统、消化系统、神经系统等功能严重障碍，表现为高热、心慌、呕吐频繁、大汗淋漓，焦虑、烦躁、嗜睡、昏迷等，严重时常危及生命。

五、哪些甲亢患者需服用药物治疗

病情轻、中度患者；甲状腺轻、中度肿大；年龄小于 20 岁；孕妇、高龄或由于其他严重疾病不适宜手术者；手术前和碘 -131 标记物治疗前的准备；手术后复发且不适宜碘 -131 标记物治疗。

六、服用抗甲状腺药物可能会有哪些不良反应

1. 粒细胞减少　主要发生在治疗开始后的 2~3 个月内。

2. 皮疹　皮疹严重时应及时停药，以免发生剥脱性皮炎。

3. 肝功能异常　多在用药后 3 周发生，常见转氨酶升高，在用药前需要检查基础肝功能，以区别是否是药物不良反应。

4. 血管炎　多见于中年女性，临床表现为关节炎、鼻窦炎、皮肤溃疡、咯血等，多数病例停药后可以恢复。

七、甲亢患者发现哪些情况时需要手术治疗

1. 中、重度甲亢，长期服药无效，或停药复发，或不能坚持服药者。
2. 甲状腺肿大显著，有明显压迫气管、食管及喉返神经等症状。
3. 怀疑与甲状腺癌并存。
4. 结节性甲状腺肿继发甲亢或高功能腺瘤。
5. 其他方法治疗无效或有禁忌症。

八、甲亢患者发现哪些情况时不推荐手术治疗

1. 伴严重甲状腺相关性免疫眼眶病（也称 Graves 眼病）。
2. 合并较重心脏、肝、肾疾病，不能耐受手术。
3. 妊娠初 3 个月和第 6 个月以后。

九、妊娠期发现得了甲亢该怎么办

1. 抗甲状腺药物治疗　首选丙基硫氧嘧啶（PTU），需要密切监测孕妇的甲状腺激素水平，在妊娠后6个月，抗甲状腺药物的剂量可以减少。分娩以后，适当增加抗甲状腺药物用量。

2. 手术治疗　发生在妊娠初期的甲亢，经丙基硫氧嘧啶治疗控制甲亢症状后，可选择在妊娠 4~6 个月时行甲状腺次全切除术。

3. 在妊娠和哺乳期禁止放射性碘治疗。

十、甲亢患者的预后情况如何

甲亢患者主要药物治疗，平时饮食上注意不要吃海鲜和含碘的盐，生活上不要过多做剧烈运动，注意休息，一般预后较好。但在病情未控制时，或由于感染、劳累、精神紧张、术前准备不充分，放射性碘治疗等应激因素的影响，导致病情加剧，发生甲亢危象时可危及生命，死亡率较高。

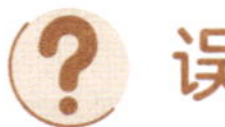

误区解读

误区一：得了甲亢一定会脖子肿大

错。少数甲亢患者的甲状腺可无肿大，此外以下疾病均可表现为甲状腺肿大：单纯性甲状腺肿、甲状腺炎（主要包括桥本甲状腺炎、急性甲状腺炎、亚急性甲状腺炎等）、甲亢、甲状腺肿瘤等。

误区二：口服抗甲状腺药物时发现白细胞减少时必须停药

不是。由于甲亢本身也可以引起白细胞减少，所以要区分是甲亢导致，还是抗甲状腺药物导致的白细胞减少。治疗前和治疗后定期检查白细胞是必须的，发现药物引起白细胞减少时，先考虑使用促进白细胞增生药。

误区三：得了甲亢就不能怀孕了

错。如果甲亢症状未得到控制，临床医生会建议暂缓怀孕，因甲亢可使流产、早产等的发生率明显增加，胎儿宫内生长迟缓和足月小样儿的危险性提高，母体的抗体还可以通过胎盘刺激胎儿的甲状腺引起胎儿或新生儿甲亢。但如果患者在接受抗甲状腺药物治疗以后，血清 TT_3 或 FT_3、TT_4 或 FT_4 达正常值范围，在停用抗甲状腺药物或者应用最小剂量时，可以怀孕。

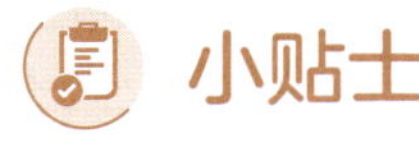

一、甲亢患者的家庭护理

1. 一般护理 临床症状显著时应以卧床休息为主;临床症状明显改善时在注意休息的同时可适当活动或进行体育锻炼,切忌过度劳累;无临床症状,各项实验室检查均正常可以不限制活动。在护理上要关心体贴患者,多与患者交谈,了解患者的思想状态,引导患者放下思想压力。

2. 饮食护理 甲亢患者饮食对治疗影响很大,应以高热量、高蛋白、高维生素、适量脂肪和钠盐摄入为原则。首先,甲亢患者需要补充足够的能量,需要摄入高蛋白、高热量的食物。其次,碘是合成甲状腺激素的原料,甲亢的发生跟碘摄入过多有较大联系,所以甲亢患者需要低碘饮食,甚至禁碘,忌用含碘药物和含碘造影剂。海洋食物的含碘量很高,如海带、紫菜、鲜带鱼、蚶干、蛤干、干贝、淡菜(贻贝)、海参、海蜇、龙虾等。陆地食品则以蛋、奶含碘量最高,其次为肉类,淡水鱼的含碘量低于肉类,植物的含碘量是最低的,特别是水果和蔬菜。

3. 病情护理 主要是观察甲状腺是否肿大,眼球是否突出,皮肤有无水肿、潮红等异样表现,特别注意观察体温及心血管系统的变化,防止甲状腺危象及甲亢性心脏病的发生。在使用药物治疗时,应注意有无药物过敏,有无药疹,应定期去医院复查肝功能和血常规。

二、妊娠期抗甲状腺药物治疗注意事项

在妊娠期间,需密切监测甲状腺功能,及时调整抗甲状腺药物的剂量,使血清 FT_3 和 FT_4 水平处于正常高限的 1/3,切不可用药过量导致甲状腺功能减退(简称“甲减”),甲减会影响胎儿大脑的发育。由于抗甲状腺药物可从乳汁分泌,影响胎儿甲状腺功能,因此,甲亢患者抗甲状腺药物治疗时,不宜哺乳。有些甲亢妇女在妊娠期间,出于对药物不良反应的担心,干脆什么药都不用,致使甲亢病情失控,对自身和胎儿均造成严重不良影响。

(张文斌)

第三节

甲状腺术后乏力、犯困、食欲差是怎么回事

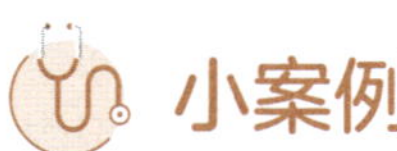

小案例

王女士：去年底去大医院做了甲状腺结节切除手术，最近3个月一直没来月经，浑身提不起劲，老想着睡觉，吃饭也没胃口，腰却长了一圈，小腿有点肿，我这是怎么了？不会又怀孕了吧？

全科医生：根据您的甲状腺手术病史，结合现有的一些临床表现，患甲状腺功能减退症（简称“甲减”）疾病的可能性较大，下面我们就来介绍下什么是甲减。

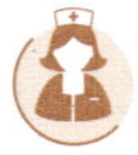

小课堂

一、什么是甲减

甲减是由于甲状腺激素合成和分泌减少或组织利用不足导致的全身代谢减低综合征，女性较男性多见，随年龄增加患病率上升。

二、为什么会发生甲减

成人甲减最常见原发于甲状腺本身的损害，主要是由自身免疫性甲状腺炎的发展所致，包括桥本甲状腺炎、萎缩性甲状腺炎等。其次因甲状腺手术或放射性核素治疗等导致甲状腺破坏引起的甲减（偶尔见于甲

状腺颈部放射性治疗后),急性甲状腺炎等。除甲状腺本身疾病外,少数可因垂体或下丘脑病变引起甲状腺激素合成分泌障碍而发生甲减。碘剂过量或使用含碘药物(如胺碘酮等)以及使用抗甲状腺药物等也可诱发或加重甲减。

三、哪些人容易发生甲减

1. 育龄期妇女,特别是 40 岁以上的女性。

2. 具有甲状腺疾病个人史和家族史者。

3. 有甲状腺肿和甲状腺手术切除、碘放射治疗等病史的患者。

4. 有自身免疫性疾病个人史和家族史者,如系统性红斑狼疮、类风湿关节炎、1 型糖尿病等。

5. 长期服用大剂量含碘药物患者(如胺碘酮诱发甲减的发病率 5%~22%),长期服用锂盐、硫脲类、咪唑类等抗甲状腺药物的患者。

6. 总体而言,女性甲减患病率高于男性,年龄越大,甲减患病率越高。

四、出现哪些表现时需要警惕甲减的发生

本病的发病比较隐匿,病程也较长,有不少患者缺乏典型临床表现。病情轻的早期患者可以没有特异症状,典型患者可出现畏寒、乏力、手足肿胀感、嗜睡、记忆力减退、少汗、关节疼痛、体重增加、便秘、女性月经紊乱或者月经过多、甚至不孕等临床表现。如果以往有甲状腺疾病或手术药物治疗史的患者,出现以上症状时,需要高度警惕甲减疾病的发生。

五、甲减患者在什么情况下应当就医

1. 婴幼儿期甲减和幼年型甲减会导致患儿身材矮小、智力低下、性发育延迟等,需要早筛查、早发现、早治疗。婴幼儿期甲减患者甲状腺激素治疗启动得越早越好,必须在产后 4~6 周之内开始。

2. 育龄期妇女甲减可以导致不孕,妊娠期甲减不但容易导致流产、早产,而且会影响胎儿的智力发育,需要按规定做好产前筛查和孕期保健,必须要及早去医院治疗。

3. 本病累及心脏可以出现心包积液和心力衰竭,重症患者还可以发生黏液性水肿昏迷。黏液性水肿昏迷是一种罕见的危及生命的重症,多见于老年患者,通常由并发疾病所诱发,具体表现为嗜睡、精神异常,木僵甚至昏迷,皮肤苍白、低体温、心动过缓、呼吸衰竭和心力衰竭等。本病预后差,病死率达到 20%,应立即就近送大医院急诊救治。

六、甲减患者的家庭处理方法

患者家属要给予心理疏导及支持，多与患者交心、谈心，交流患者感兴趣的话题，鼓励患者参加娱乐活动，安排社交活动，减轻其孤独感，合理安排饮食，鼓励患者少量多餐，协助督促完成患者的生活护理，养成正常的排便习惯。

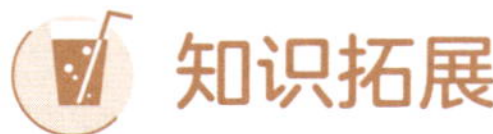

知识拓展

一、甲减的分类

1. 根据病变发生的部位　分为原发性甲减、中枢性甲减或继发性甲减、甲状腺激素抵抗综合征等三类。原发性甲减是由于甲状腺腺体本身病变引起的甲减，占全部甲减的95%以上，其中自身免疫、甲状腺手术和甲亢碘放射治疗三大原因占90%以上。

2. 根据病变的原因　分为药物性甲减、手术后或碘放射治疗后甲减、特发性甲减、垂体或下丘脑肿瘤手术后甲减等。

3. 根据甲状腺功能减退程度　分为临床甲减和亚临床甲减。

二、亚临床甲减是什么

亚临床甲减通常缺乏明显的临床症状和体征，诊断主要依赖实验室检查，是指仅有血清TSH水平升高，TT_4和FT_4水平正常。本病的主要危害是发展为临床甲减和血脂代谢异常及其导致的动脉粥样硬化，妊娠期亚临床甲减可能影响后代的神经智力发育。

三、甲减的诊断标准是什么

患者有甲状腺疾病手术或者碘放射治疗史，出现畏寒、乏力、嗜睡、记忆力减退、体重增加、便秘、女性月经紊乱等临床症状，加上血清TSH增高，FT_4减低，可以诊断为原发性甲减。

四、甲减需要与什么疾病鉴别

应与肾性水肿、怀孕、贫血等相鉴别。肾病期的全身水肿，类似于甲减水肿，且血胆固醇也可升高，但没有典型的甲减临床表现，血液中甲状腺激素监测多数正常，而甲减患者尿常规及肾功能正常，血压多正常。停经怀孕的妇女可通过尿液、超声检查等孕检明确诊断排除。此外，甲减患者有时常被诊断为贫血，可以查血液甲状腺激素水平可排除或确诊。

五、甲减的治疗原则

甲减的治疗方法要简便很多，主要就是通过口服补充甲状腺激素替代治疗，如果是由其他疾病引起的甲减，还需要注意治疗原发病。原发性临床甲减的治疗目标是甲减的症状和体征消失，TT_4、TSH、FT_4 值维持在正常范围，左甲状腺素是本病的主要替代治疗药物，一般需要终身替代。当发生黏液性水肿昏迷时，需要急诊治疗。对老年重度亚临床甲减患者推荐给予治疗，而老年轻度亚临床甲减患者，其临床获益存在不确定性，因此建议密切随访观察，治疗应谨慎选择。

误区解读

误区一：甲状腺手术以后，就是有点厌倦感，也没有不适，不可能得甲减

不一定。本病发病隐匿，不少患者缺乏特异症状和体征，病情轻的早期患者可以没有特异症状，一些老年甲减患者常被误认为是衰老现象，以致误诊率可以 40% 以上。

误区二：得了甲减不治疗好像也没关系

错。这是极其危险的，甲减会引起血脂的升高，增加全身动脉粥样硬化的风险，严重者还会引起心脑血管梗死，如果发生心脏压塞或者黏液性水肿昏迷，则会危及生命。

误区三：我怀孕后担心吃药对小孩有影响，就不吃了

错。左甲状腺素是治疗甲状腺功能减退的主要替代药物，长期应用经验证明左甲状腺素具有疗效可靠、不良反应小、肠道吸收好、治疗成本低等优点。怀孕后母体对甲状腺激素需要量增加，相反妊娠期甲减如果不及时治疗，不但容易导致流产、早产，而且会影响胎儿的智力发育。甲状腺激素对于胎儿的生长发育至关重要，所以应当继续服用左甲状腺素。

误区四：甲减患者不会发生甲亢

错。第一就是甲减的治疗过程中没有定期复查，左甲状腺素补充过量而

引起甲亢。第二就是平时慢性甲状腺炎，甲减和甲亢可能交替出现，这是疾病的一种转归。在治疗的时候要判断是临时甲减还是永久性甲减，在调节药物过程中，需定期复查甲状腺功能。

误区五：甲减患者需要额外补碘

不需要。除非高度怀疑或证实存在碘缺乏。妊娠妇女和哺乳期妇女需碘量较正常人群有所增加，可在每天正常饮食基础上再补碘 150μg，剂型最好是碘化钾。

误区六：甲减可以治愈

绝大多数的甲减患者都需要终身服药，比如自身免疫性甲状腺炎、甲状腺破坏、垂体性甲减等导致的甲减，在症状缓解期可以暂时停止服药，但需要定期监测甲状腺功能。另外，那些因缺碘、药物（抗甲状腺药物、锂盐、胺碘酮等）及亚急性甲状腺炎等原因导致的一过性甲减的患者，可随着原发疾病因素的去除，完全恢复正常，不需要终身服药。

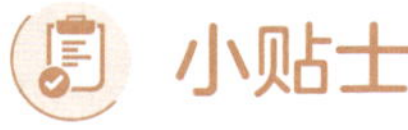

一、甲减患者化验注意事项

接受甲状腺素替代治疗的患者最初 4~6 周复查甲状腺功能，待甲状腺功能正常后，每 6~12 个月复查 1 次。单纯甲状腺功能检查不需空腹采血，但如果同时检查肝功能、血脂等项目时仍需空腹。化验前需注意按时休息，不要熬夜，保证充足睡眠；注意饮食清淡，避免辛辣刺激食物和油腻饮食；避免烟酒刺激；避免剧烈运动等。

二、服用左甲状腺素片有哪些注意事项

左甲状腺素片的治疗剂量取决于患者的病情、年龄、体重，要个体化选择给药剂量，起始的剂量和达到完全替代剂量所需时间要根据年龄、体重和心脏功能状态确定。一般从每天半片或者一片开始吃，50 岁以上的患者首次服用的时候需要常规检查心脏状态，患冠心病的人群调整和增加剂量的速度都要尽量缓慢，以避免意外发生。在治疗初期，需要每间隔 4~6 周测定血清 TSH 及 FT_4，根据 TSH 及 FT_4 水平调整左甲状腺素剂量，直至达到治疗目标。治疗达标后，至少每 6~12 个月需要复查 1 次上述指标。

三、甲减患者母乳喂养注意事项

左甲状腺素片对婴儿较安全,即使在高剂量的左甲状腺素治疗的情况下,哺乳时分泌到乳汁中的甲状腺激素的剂量也不足以导致婴儿发生甲亢。如果是孕期就患有甲减的女性,要注意分娩后身体对甲状腺激素的需求量会很快下降,需要及时复查甲状腺功能,调整药物用量。

(张文斌)

第四节

甲状腺结节是怎么回事

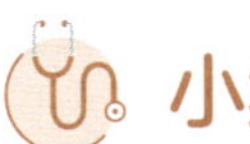

小案例

陈女士，女36岁，平时工作忙，身体一直很健康，今年参加单位组织的健康体检时，超声检查报告提示甲状腺双侧叶多发结节。陈女士很担心，这个结节会不会转变为癌肿？需要如何治疗，是开刀还是吃药？

全科医生：当前老百姓对自身健康意识越来越高，每年主动要求做健康体检的人也越来越多，在体检后经常有人会拿到“发现甲状腺结节”的诊断报告。下面我们来聊一聊关于甲状腺结节的问题，遇到此类问题我们如何去应对、治疗。

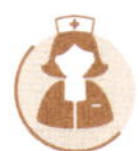

小课堂

一、什么是甲状腺结节

甲状腺结节是临床上常见的甲状腺疾病，近年来发病率呈上升趋势，健康人群在高分辨率超声下甲状腺结节检出率50%~60%。大部分甲状腺结节为良性腺瘤样结节或囊肿，但有5%~10%的结节可为恶性肿瘤。大多数的甲状腺结节并不引起明显临床症状，少数结节可以导致甲亢，或引起局部压迫症状，影响美观。

二、为什么会得甲状腺结节

甲状腺结节可由许多疾病引起，如炎症、囊肿、肿瘤等，都有可能引起甲状腺结节。良性结节如桥本甲状腺炎、单纯性或出血性甲状腺囊肿、滤泡性

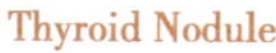

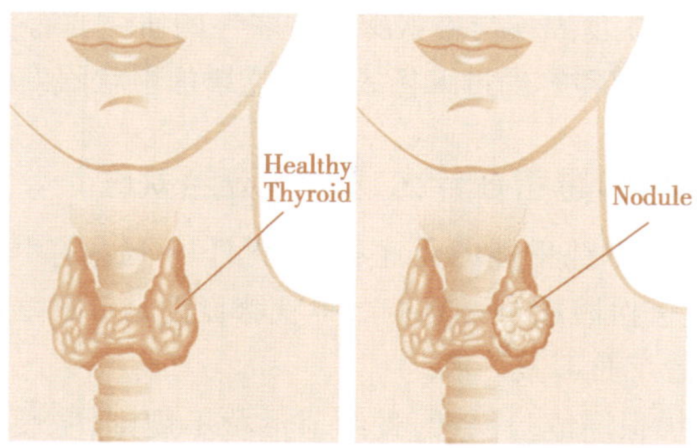

甲状腺腺瘤、亚急性甲状腺炎等；恶性结节如乳头状甲状腺癌、甲状腺髓样癌、、甲状腺嗜酸性细胞癌、转移癌。

三、哪些人易得甲状腺结节

1. 有甲状腺癌家族史。
2. 有甲状腺放射线接触史。
3. 碘盐摄入过多或过少。
4. 有自身免疫性甲状腺炎。
5. 生活环境有污染或食用食物中含有各种添加剂。
6. 生活节奏快，工作压力大。
7. 服用致甲状腺肿的药物或甲状腺激素合成酶缺陷。
8. 女性发病率高于男性。

四、甲状腺癌的危险因素

1. 家族史　甲状腺癌可见于存在某些基因缺陷者，5% 甲状腺癌患者有同种类型甲状腺癌家族史，家族性的甲状腺癌通常比散在发生的甲状腺癌预后差。

2. 放射线辐射　放射线辐射是目前唯一确定的致甲状腺癌危险因素，如日本福岛核事故等灾难性事件等。儿童期接触诊断性放射线检查与成年后甲状腺癌发病、既往头颈部放射性接触史与甲状腺癌的发病均存在关联。

3. 摄入碘过量与不足　碘过量与不足均有可能导致甲状腺癌的高发，过量的碘摄入可能与甲状腺乳头状癌的发病风险增长有关，碘缺乏可能与甲状腺滤泡性癌的高发有关。

4. 肥胖及代谢性疾病　肥胖者或代谢性疾病患者体内的胰岛素抵抗或

高胰岛素血症能够诱导甲状腺癌的发生。

5. 其他　关于饮食因素与甲状腺癌关联性的研究亦有报道，烟熏及腌制海产品、油脂、奶酪、淀粉等的过多摄入均可能增加甲状腺癌的发病风险。

五、甲状腺结节患者在什么情况下应当就医

那些体检发现，单纯良性的无症状，也无任何不适的甲状腺结节可不需要处理，但需定期去医院超声科复查。甲状腺良性结节恶变风险为0~3%，通常只是进行保守治疗而不做手术。

有明确的甲状腺癌危险因素，且结节形状不规则、坚硬、固定，或迅速增大，或伴有颈部淋巴结肿大，或伴有持续性声嘶、发音困难、吞咽困难或呼吸困难的患者，需排除恶性肿瘤的可能性，应尽早去医院做进一步检查。

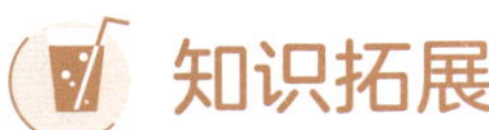

一、甲状腺结节的分类

甲状腺结节通常见于各种类型的甲状腺疾病，临床上不同分型的甲状腺疾病均可能有甲状腺结节的临床特征，如甲状腺炎、单纯甲状腺肿、甲状腺肿瘤等，结节的发病部位有单发和多发两种，性质有良性和恶性的区分，必须通过临床检查、诊断进行精确鉴别，从而不耽误患者的最佳治疗时间。

二、甲状腺结节并发症

甲状腺结节肿块巨大气管受压时，可出现咳嗽、气促，气管被侵犯时会出现咯血。当食管受压迫时，可出现吞咽困难或疼痛。当喉返神经受压迫时，会出现声音嘶哑或者发音障碍。结节如伴有甲亢时可出现甲状腺肿大。

三、甲状腺结节的诊断方法有哪些

1. 超声检查　超声检查具有价格低、无创、无辐射、实时成像等优势，是甲状腺结节检查和监测的首选检查方法。

2. 细针穿刺细胞学检查（fine needle aspiration cytology，FNAC）　检查医生需要在超声引导下，用专用的细针反复提插穿刺获取甲状腺的组织细胞标本，该方法可取得细胞学标本，具有高度特异性，是诊断甲状腺结节性病变的“金标准”。

3. CT　该检查方法可对患者颈部的甲状腺组织、周边淋巴结及外周邻

近组织结构的病变进行细微观察和初步诊断，从而判断甲状腺结节病变的良、恶性程度。

4. MRI 该检查方法可更好地观察胸骨后甲状腺病变、病变内出血等情况，无放射损伤，并可对结节的良恶性进行较为准确评估。

四、甲状腺结节的治疗方法有哪些

1. 实质性单结节 甲状腺单发结节癌变可能性较小，可定期复查观察为主。凡发展快、质地硬的单发结节，或伴有颈部淋巴结肿大者或儿童的单发结节，因恶性可能较大，应早日手术。

2. 多结节性甲状腺肿(MNG) 发生癌的机会要比单发结节少，对于MNG的处理首先要排除恶性，若细胞学诊断为恶性或可疑恶性者，应予手术治疗。

3. 囊肿良性或恶性退行性 恶变皆可形成囊肿，纯甲状腺囊肿较罕见，凡持续或复发的混合性肿块应予以切除。

4. 摸不到的结节 在医院行超声、CT、MRI等检查时意外地发现小的且摸不到的甲状腺结节，且无甲状腺病史，也没有甲状腺癌的危险因素，如结节小于1.5cm，只需随访观察，若结节大于1.5cm，可在超声引导下进行细胞学检查，然后根据细胞学结果，再进一步处理。

5. 放射结节 头颈部接受放射治疗者易发生甲状腺癌，放射后早至5年，晚至30年。凡头颈部接受放射治疗后出现甲状腺结节者，应做细胞学检查确诊。

五、甲状腺良性结节需要与什么疾病鉴别

甲状腺良性结节多表现为颈部肿大，肿块质硬，可随吞咽运动，可有疼痛。甲状腺恶性结节的肿块质地硬而固定、表面不平，腺体在吞咽时上下活动性减小，晚期可出现声音嘶哑、呼吸困难、吞咽困难等。

六、甲状腺良性结节在哪些情况下需要考虑手术治疗

1. 出现明显局部压迫症状，如吞咽困难、声音嘶哑等。

2. 合并有心悸、消瘦、急躁、易怒、手颤、失眠等甲亢症状且长期内科治疗无效。

3. 胸骨后纵隔区域的甲状腺肿，可压迫胸内器官发生干咳、胸闷、呼吸困难，并发气管软化可发生窒息。

4. 结节生长迅速，恶变可能性较大。

5. 经细胞学检查确诊为恶性结节。

七、甲状腺结节的预后

大部分的甲状腺结节都是无明显危害的，是甲状腺的一种良性病变，就好像我们皮肤上的瘢痕或者黑痣一样，不影响人体的健康，不需要任何治疗，也不推荐应用左甲状腺素抑制治疗，只需每6~12个月定期到医院检查一次彩超就可以。

手术依旧是恶性或可疑恶性结节的治疗选择。如确定为甲状腺分化癌的，预后相对较好，基本都可以手术切除。如确定是未分化癌的，则恶性程度最高，发展迅速，具有较强的侵袭性，往往发现时就已有颈部侵犯，或者向颈淋巴结、肺、骨等处转移，甲状腺未分化癌预后极差。

误区解读

误区一：所有颈部肿块都是甲状腺结节

不是。颈部增粗的原因很多，肥胖与局部炎症导致淋巴结肿大、青春期甲状腺肿、皮下纤维瘤等都可以导致颈部增粗。部分颈部肿块虽能在体表触及，但在超声检查中未能证实的“结节”，不能诊断为甲状腺结节。很多甲状腺结节只有直径大于1.0cm，体型较瘦患者的才会有明显表现，需要到医院查甲状腺彩超，以协助明确颈部增粗或者肿块是否是由于甲状腺引起。

误区二：甲状腺结节就是甲状腺癌

不是。大多数甲状腺结节是良性的，所以即使您有甲状腺结节，也无须过度担心。体格检查发现的甲状腺结节中，10%~15%是恶性的。绝大多数的癌性结节来源于甲状腺本身。

误区三：超声显示甲状腺结节钙化了，就是发生恶性病变了

不一定。临床上更多见的是环形或大块状钙化，这些绝大部分是炎症、血肿吸收机化后形成的一般钙化，这些钙化患者中只有10%~20%是恶性病变。

误区四：所有的甲状腺结节都需要手术治疗

不是所有甲状腺结节都要手术切除。结节性甲状腺肿是最常见的甲状腺疾病，甲状腺结节以良性居多，恶性率较低，很多甲状腺结节患者，终身不

需要做手术，甚至终身都没有症状，很多人在不知情的情况下带着甲状腺结节活了一辈子。即使部分患者证实了结节是恶性的，也不必谈癌色变，比如常见的乳头状癌术后治愈率达 90%，对生活质量和寿命都没有太大的影响。

误区五：所有人都需要补碘

不是。大多数甲状腺结节的发病是由于碘的缺乏所致，但长期的高碘饮食同样会通过促发体内 TSH 水平的升高而刺激甲状腺组织增生出现结节。我们需要结合个人的膳食结构、居住地土壤和水分情况，来综合考虑是不是需要特意补碘。相对来说，内陆地区的人食用加碘盐是很有必要的。而沿海地区的居民膳食结构中海产品比例较大，海产品含碘相对丰富，可根据实际需要控制加碘盐的食用量，或者选择不含碘的食盐。

小贴士

一、甲状腺结节患者的日常饮食需要注意什么

饮食中的碘元素对甲状腺的影响最大，摄碘不足或过多都会引起甲状腺病变。一般来说，成年人每日摄入 100~200μg 的碘就够了。另外，当食物中存在较高含量的硫氰酸盐、农药、有害化学气体、过量的食品添加剂等容易诱发结节。避免短期内大量进食西蓝花、萝卜、卷心菜等富含较多硫氰酸的食物，要多食用菱、油菜、芥菜、猕猴桃等具有消结散肿作用的食物，多吃具有增强免疫力的食物，如香菇、蘑菇、木耳、核桃、薏米、红枣、山药和新鲜水果等。

二、甲状腺结节患者如何做好情绪的调节

甲状腺结节患者要善于调整心态，摆脱不良的情绪刺激，经常做到“心平气和”。过度劳累会加重甲状腺的负担，降低人体免疫力。长此以往甲状腺处于一种不稳定的状态，在受到外界因素的影响下，如化学刺激或病菌病毒侵犯时，就容易发生病变。因此，劳逸结合、保持健康的生活与工作方式，也是预防甲状腺病的有效方法。

三、甲状腺结节孕妇的碘营养如何调整

甲状腺结节和甲状腺癌患者妊娠期碘营养补充同一般健康孕妇，可以通过检测 24 小时尿碘评价碘营养状况，150~250μg/L 为充足，避免过少或过多。我国除沿海地区外，以碘缺乏为主，每天通过膳食和加碘盐（标准碘盐含

量为每克盐含 35μg 碘左右),可以满足一般健康人要求,孕妇建议每天额外补充 150μg 碘,可以通过适当多食海产品补充碘。需要注意的是,碘易挥发,特别遇热后,所以按照含量表计算的碘经过烹饪,后期摄入人体的量会大打折扣的。

(张文斌)

第五节

血脂异常怎么办

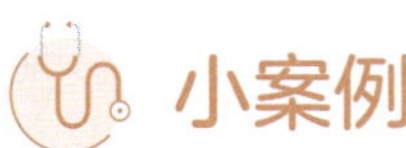

小案例

楼女士是个“包租婆”，除了搓麻将没其他爱好，日常很少出去运动，饮食上特别喜好肥肉，简直是无肉不欢，体重也控制不住不停往上飙。这些日子来，楼女士感觉每天昏昏沉沉的，像是睡不醒的样子，走路就好像踩在棉花上，连搓麻将都提不起精神来，去医院体检发现血脂已很高了。

全科医生：按照楼女士日常生活方式，结合临床表现和化验报告，初步分析楼女士得了高脂血症。高脂血症的发生和发展呈隐袭性，是导致心脑血管疾病的元凶，因此有人称之为“无声的杀手”。下面我们来谈谈血脂异常是怎么回事。

小课堂

一、什么是血脂异常

血脂异常包括血清总胆固醇(TC)、甘油三酯(TG)、低密度脂蛋白胆固醇(LDL-C)增加，高密度脂蛋白胆固醇(HDL-C)减少等多种变化。

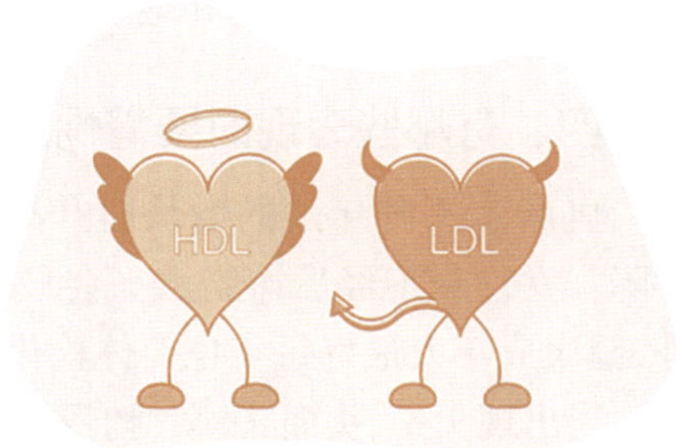

Good and Bad Cholesterol

血脂异常可导致冠心病等动脉粥样硬化性心血管疾病，同时增加肿瘤和急性胰腺炎的风险，其中最需要重视的是低密度脂蛋白胆固醇

(LDL-C),该项指标越高,发生心脑血管疾病的危险就越大。

目前中国成人血脂异常总体患病率高达 40.4%,血脂异常的防治对降低心血管疾病的患病率,提高生活质量具有重要意义。

二、为什么会得血脂异常

脂质来源、脂蛋白合成、脂代谢过程障碍等因素均可导致人体血脂异常。血脂异常除少数是由于全身性疾病所致的继发性血脂异常外,绝大多数是因遗传基因缺陷或与环境因素相互作用引起的原发性血脂异常,多与肥胖症、高血压病、糖尿病等相伴发生,是代谢综合征的重要部分。

1. 遗传因素　原发性血脂异常是由遗传基因缺陷,或遗传基因缺陷与环境因素相互作用引起。

2. 不良生活方式　包括暴饮暴食、嗜酒、偏食、饮食不规律等不良饮食习惯及缺乏体力活动、精神紧张、生活不规律等。

3. 药物作用　长期服用某种药物,如噻嗪类利尿剂、β 受体阻滞剂、肾上腺皮质激素、口服避孕药等。

4. 继发性因素　由于各种疾病继发引起的,如糖尿病、甲状腺功能减退、肾病综合征、肾移植、胆道阻塞等。

三、血脂异常多见于哪些人群

1. 冠心病、脑血管病或周围动脉粥样硬化疾病的患者。

2. 高血压患者、糖尿病患者、肥胖者、吸烟者。

3. 有冠心病、脑卒中或其他动脉粥样硬化性疾病家族史者,尤其是直系亲属中有早发病或早病死者,家族中有高脂血症。

4. 有黄色瘤或黄疣的患者。黄色瘤是以皮肤损害为突出表现的脂质沉积性疾病,常见于眼睑周围,表现为丘疹、结节或斑块,质地柔软,颜色多为黄色、橘黄色或棕红。

5. 45 岁以上的男性和绝经后的女性。

四、有哪些表现时要警惕血脂异常的发生

血脂水平随年龄的增长而升高,至 50~60 岁达到顶峰,其后趋于稳定或下降。女性在绝经后血脂水平会显著升高,常高于同龄男性。除上述人群以外,健康成年人最好每年也要体检化验血脂 1 次,至少每隔 3~5 年检查 1 次血脂。当出现头晕、头痛、失眠、胸闷气短、记忆力下降、注意力不集中、健忘、体形偏胖、四肢沉重或肢体麻木者,需要警惕血脂异常可能,建议去医院采血化验

检测。

五、血脂异常患者在什么情况下应就医

化验检测发现低密度脂蛋白胆固醇(LDL-C)指标越高,发生心脑血管疾病的危险就越大,如甘油三酯严重增高(TG>5.6mmol/L)时,会增加急性胰腺炎的风险,需要及时去医院全科门诊或内科门诊进行治疗处理。

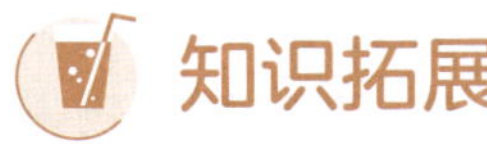

一、血脂异常的分类

目前临床诊断多以实验室检查结果为主,根据临床血脂检测的基本项目总胆固醇(TC)、甘油三酯、低密度脂蛋白胆固醇(LDL-C)和高密度脂蛋白胆固醇(HDL-C)的值进行分类,分类如下:

1. 高胆固醇血症　总胆固醇升高。
2. 高甘油三酯血症　单纯甘油三酯升高。
3. 混合型高脂血症　总胆固醇和甘油三酯均有升高。
4. 低高密度脂蛋白胆固醇(HDL-C)血症　HDL-C 偏低。

二、血脂异常的并发症有哪些

脂质和胆固醇进入了血管内皮下,逐渐聚集增多而形成动脉粥样硬化斑块,导致心脑血管和周围血管病变。当斑块越大,血管管腔的狭窄与堵塞就越严重,如果斑块突然破裂,会使血管腔在很短时间内迅速闭塞,造成相应区域组织器官的缺血坏死,导致心肌梗死和脑梗死等严重疾病的发生。此外,严重的高总胆固醇血症可出现游走性关节炎,严重的高甘油三酯血症(甘油三酯 >10mmol/L),可引起急性胰腺炎。

三、血脂异常的临床处理方法

(一) 血脂异常的非药物疗法有哪些

非药物治疗的主要内容包括控制饮食、增加运动、减轻体重、戒烟限酒等。其中饮食控制对于纠正血脂异常至关重要,坚持 6~8 周多数患者可以收到明显效果,很多轻症患者的血脂参数可以恢复正常,从而避免药物治疗。非药物治疗和各项措施应长期坚持,即便血脂达到理想水平后也不应停止,否则血脂参数会再次升高。高龄患者或体质虚弱者可适当放宽对非药物治疗的要求。

（二）血脂异常的患者什么时候需要进行药物治疗

若血脂异常患者经过数周非药物疗法治疗后血脂仍不能满意控制，则需要进行药物治疗。另有一些患者（例如合并冠心病或糖尿病者）一经确诊可能就需要开始药物治疗。目前我国临床常用的降脂药物主要有他汀类、苯氧酸类、烟酸类、胆固醇吸收抑制剂。是否需要应用降脂药物以及用药的种类和剂量均要服从医生决定，患者本人不应自行决定或更改治疗方案。

（三）他汀类药物的不良反应大吗

他汀类药物的不良反应发生率很低，具有良好的安全性。他汀类药物不良反应主要包括肝脏损害和肌肉损害，在治疗过程中要按照医生要求定期检测肝功能等，如这些指标出现明显异常，需要在医生指导下减少用药剂量乃至停药。在用药过程若出现腰腿部肌肉疼痛或压痛、肌无力、乏力和发热等症状，应及时就诊并向医生反映，由医生决定是否需要做出处理。

（四）患者不能耐受他汀类药物治疗时怎么办

当少数患者不能耐受他汀类药物常规剂量治疗时，除需要进一步强化生活方式治疗的同时，还可以考虑以下措施：

1. 更换另一种药代动力学特征不同的他汀。
2. 减少他汀剂量或改为隔日用药。
3. 换用其他种类替代药物。
4. 单独或联合使用苯氧酸类或烟酸缓释剂。

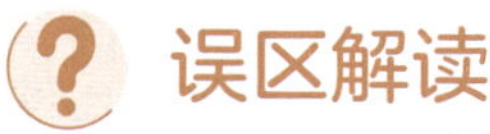

误区解读

误区一：血脂异常患者不需要长期用药治疗

错。多数患者，特别是已经发生冠心病和/或糖尿病者均需要长期用药。不能因为一段时间治疗后胆固醇降低到了目标值以下就自行停药或减小用药剂量，否则会明显增加发生心肌梗死或卒中的风险。

误区二：用药治疗后就不需要继续进行生活方式干预

错。坚持非药物治疗是纠正血脂异常的重要措施，即使开始用药治疗后仍应继续进行饮食控制和积极运动，不能因为药物治疗就放松生活方式干预。不进行充分的生活方式治疗（特别是控制饮食、增加运动、维持理想体重、戒烟限酒），任何药物治疗措施均难以达到理想效果。

误区三：化验报告各项血脂参数都在正常值范围内就是健康的

错。多数医院的化验单均会注明各项血脂指标的正常值范围，所谓的正常值是相对的。如胆固醇是形成动脉斑块的原料，总胆固醇（TC）和低密度脂蛋白胆固醇（LDL-C）越高，就越容易形成斑块。但不同人相对安全的胆固醇水平是不同的，如果某患者较年轻，不吸烟，不肥胖，父母没有心血管病、高血压和糖尿病，其低密度脂蛋白胆固醇（LDL-C）只要不超过参考值即可；若患者已经发生冠心病，并且合并糖尿病，其低密度脂蛋白胆固醇（LDL-C）超过2.1mmol/L 就应治疗，最好降到 1.8mmol/L 以下。因此不要认为化验单上各项指标均在正常范围内就不需要治疗，是否需要降脂治疗要考虑到很多因素，患者不能自行决定用药与否，需听从医生建议。

小贴士

一、治疗过程中需要经常复查血脂指标吗

饮食与非调脂药物治疗后 3~6 个月，应复查血脂水平，如能达到要求即继续治疗，但仍须每 6 个月至 1 年复查 1 次。如持续达到要求，每年复查 1 次即可。药物治疗开始后 4~8 周复查血脂及肝功能与肌酸激酶（反映肌肉损害的指标）。若无特殊情况，逐步改为每 6~12 个月复查 1 次。如开始治疗后 3~6 个月复查血脂仍未达到目标值，则需要调整剂量或药物种类，或联合药物治疗，再经 4~8 周后复查。达到目标值后延长为每 6~12 个月复查 1 次。

二、化验血脂前有哪些注意事项

多种因素可对血脂指标产生影响，因此在检验血脂前需注意以下事项：

1. 采血前 2 周内保持相对稳定的饮食与运动习惯，采血前 24 小时内不宜大量饮酒，不宜进行剧烈运动。

2. 采血前 12 小时内不吃任何食物（包括零食和小吃），采血前晚可以少量饮水，但当日晨起不宜大量饮水，如有服药的可少量饮水。

3. 采血前一般无须停用日常服用的治疗药物，但应告知医生所用药物的种类与剂量。

三、血脂异常患者有哪些注意事项

血脂异常患者要进行适当锻炼，体育活动要循序渐进，不宜勉强做剧烈活动。生活规律，保持乐观、愉快的情绪，劳逸结合，保证充足睡眠，戒烟限酒。积极控制危险因素如血压、血糖等。

四、如何预防血脂异常

健康的生活方式是预防血脂异常有效且必要的手段，主要包括合理饮食、增加有氧运动、控制体重、戒烟限酒等。这些措施不仅有助于防治血脂异常，对于降低血压与血糖、预防心血管疾病也有重要作用。

1. 合理饮食 通过合理饮食减少胆固醇摄入可有效降低血液中胆固醇水平。不同食物中胆固醇的含量不同，常见的胆固醇含量较高的食物有肥肉、动物内脏、油炸食品、禽蛋等，不宜进食过多；蔬菜、水果、豆类、全麦食物、禽肉、鱼类（特别是海鱼）中胆固醇含量较低，建议作为日常饮食的主要成分。

2. 运动锻炼 规律而适量的体育运动也是预防血脂异常的有效措施之一，运动频度一般要求每周3~5次，每次持续30~60分钟。步行、慢跑、太极拳等均是值得提倡的运动方式。若在运动过程中出现不适症状，应停止运动并视情况决定是否需要处理。

3. 控制体重 对于肥胖或超重者应积极减轻体重，可有效降低血脂水平。减重的方法是减少总热量的摄入和增加体育锻炼，不提倡服用市售的减肥药物控制体重。

4. 戒烟限酒 大量饮酒可诱发并加重血脂异常，建议严格控制饮酒量，每日酒精摄入量<25g（相当于1两50度白酒）。吸烟也可能对血脂参数产生不利影响，并通过多种其他机制危害心血管健康，有吸烟习惯者应积极戒烟。

（张文斌）

第六节

肥胖症怎么办

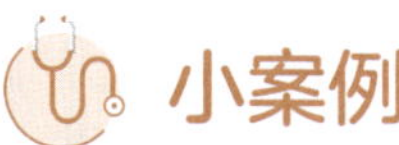

小案例

占女士：高校教师，身高 165cm，体重 73kg。以前的她，身材修长匀称，生活中充满着阳光，她热爱舞蹈，更热爱美食。但在一年前，因故遭受离婚感情打击之后，心情抑郁，饮食也就变得毫无节制，导致身材逐渐臃肿变形，体重也飞涨起来，曾经的“大长腿”也不见了，随之而来的是“麒麟臂”和“游泳圈”。

全科医生：肥胖不仅仅是美观问题，而且也是健康问题。肥胖本身就是一种疾病，肥胖对健康的影响，可能比我们想象得还要严重得多。下面就让我们来认识一下肥胖症吧。

小课堂

一、什么是肥胖症

肥胖症是一种体内脂肪过度堆积和体重超常为特征的慢性代谢性疾病，由遗传因素和环境因素等多种因素相互作用所引起，可见于任何年龄、性别。肥胖是引起高血压、糖尿病、心脑血管疾病、肿瘤等慢性非传染性疾病的危险因素和病理基础。截至 2015 年，全球有 6 亿成年人肥胖，中国是肥胖人群增长速度最快的国家之一，世界卫生组织已经认定，肥胖症是全球最大的慢性病。

二、为什么会得肥胖症

肥胖的发生机制是能量的摄入超过能量的消耗，是遗传因素、环境因素、

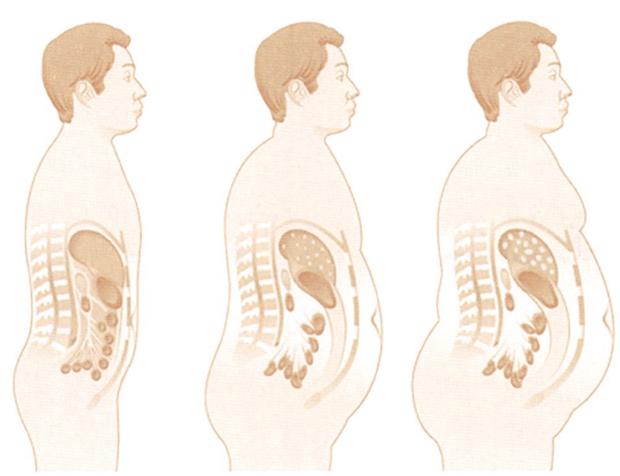

内分泌调节异常、炎症、肠道菌群多种原因相互作用的结果。

1. 遗传因素　肥胖症有家族聚集现象，大部分肥胖属多基因遗传，遗传在其发病中起着一个易发的作用，遗传因素影响占 40%~70%。

2. 神经精神因素　我们脑部有调节食欲的部位，当发生脑膜炎、创伤、肿瘤等病变时，此部位可能受到破坏，会引起贪食无厌，导致肥胖。

3. 内分泌因素　甲状腺素、胰岛素、糖皮质激素等可调节摄食，可能参与单纯性肥胖的发病机制。如胰岛素分泌增多，可刺激摄食增多，同时抑制脂肪分解，引起体内脂肪堆积。临床上肥胖以女性为多，特别是经产妇或经绝期妇女或口服女性避孕药者易发生，提示雌激素与脂肪合成代谢有关。

4. 褐色脂肪组织异常　人体的脂肪组织分为白色脂肪组织和褐色脂肪组织两种，其中白色脂肪组织贮存热量，褐色脂肪组织功能是能量消耗，两者使机体脂肪代谢趋于平衡。当褐色脂肪组织异常时，可导致肥胖产生。

5. 其他　肥胖的形成还与生活行为方式、摄食行为、嗜好、气候环境因素以及社会心理因素相互作用有关。

三、哪些人易得肥胖症

1. 有肥胖家族史。
2. 不爱运动人群。
3. 进食量大的人群。
4. 喜欢甜食、油腻食物的人群。

5. 经常进食外卖或夜宵的人群。

6. 部分特殊疾病的人，如患有骨关节病变或其他疾病，主动或被动导致活动减少，是肥胖高危人群。

四、出现什么表现时要警惕肥胖症的发生

轻度肥胖多无症状，中至重度肥胖症可引起气短、关节痛、肌肉酸痛、体力活动减少以及焦虑、抑郁等，部分患者还可出现血脂、血压和血糖升高及关节疼痛。临床上常使用 BMI 来衡量人的体重情况，BMI 是体重除以身高平方数得出的数值。当 BMI≥24kg/m^2 为超重，24~28kg/m^2 之间的人群一般无明显不适症状；BMI≥28kg/m^2 可诊断为肥胖症。

五、在什么情况下肥胖患者应当就医

肥胖症患者如果已经很努力地尝试了生活方式干预，但仍有变胖的趋势，建议及时去正规医院就诊，寻求专业的帮助。另外，肥胖症患者常伴有阻塞性睡眠呼吸暂停，可能会引起睡眠窒息，严重者肥胖者由于腹腔和胸壁脂肪组织堆积增厚，肺通气不良，引起活动后呼吸困难，严重者可导致缺氧、发绀，甚至出现心力衰竭。当出现以上急症时，需立即前往医院就诊。

六、肥胖患者的家庭处理方法

肥胖症减肥的过程艰难，受到多方面条件限制，存在着痛苦和风险，并没有轻而易举的瘦身方法，自觉地长期坚持健康生活方式才是肥胖症家庭处理最重要的措施。我们要通过健康生活方式宣传教育，使患者及其家属对肥胖症及其危害性有正确的认识，从而配合治疗，采取健康的生活方式，改变饮食和运动习惯。

知识拓展

一、肥胖症的分类

根据病因，肥胖症可以分为原发性肥胖和继发性肥胖。

1. 原发性肥胖　又称为单纯性肥胖，找不到导致肥胖的病因，可能仅仅是和长期进食过量有关，99% 左右的肥胖患者为原发性肥胖。

2. 继发性肥胖　是指由于其他疾病所导致的肥胖，继发性肥胖比较少见。

二、肥胖症会带来哪些危害

1. 高血压、高血脂、糖尿病 糖尿病与肥胖具有较大的相关性，超过80%的2型糖尿病都与肥胖有关。血脂异常以及高血压，也在肥胖者尤其是腹型肥胖者中极为常见。

2. 心脑血管病 肥胖，尤其是腹型肥胖，除了糖和脂肪代谢的异常，还会增加某些炎性因子的释放，促成血管内皮损害、血栓形成、动脉粥样硬化等，增加了患冠心病、脑卒中等心脑血管疾病的可能性。

3. 睡眠呼吸障碍 有些肥胖者，睡觉鼾声特别响亮，有时还会出现鼾声突然停止，过会儿隆隆的鼾声又起的现象，这可能是“阻塞型睡眠呼吸暂停低通气综合征”的疾病，肥胖已经被证明是睡眠呼吸障碍最主要的原因之一。

4. 关节炎 肥胖会干扰正常的骨骼和关节的代谢，肥胖者患骨关节炎的风险大增，而且不仅仅发生在承受体重的关节上，手腕手掌这些非承重关节发病的可能性也高于常人。

5. 痛风 由于肥胖的人容易出现代谢问题，从而出现高尿酸状态。因此痛风也更加常见，甚至由痛风发展为肾病。

6. 癌症 肥胖的人患各种癌症的风险也比正常人高，尤其是肝癌、乳腺癌、胃肠道癌、前列腺癌等。

除此之外，还有脂肪肝、皮肤病变、哮喘甚至勃起障碍……肥胖可谓是多种疾病的危险因素。

三、肥胖症需要与什么疾病鉴别

原发性肥胖和继发性肥胖需要认真鉴别，继发性肥胖可以根据原发病的临床表现结合实验室检查结果进行鉴别，如甲减引起的肥胖多有甲状腺疾病或手术药物治疗史，检测甲状腺激素水平可确诊。如药物引起的继发性肥胖多有长期服用药物史，如抗抑郁类精神药品或者糖皮质激素等。

四、肥胖症的临床处理方法

肥胖症的治疗原则是减少热量摄取及增加热量消耗，强调以行为、饮食、运动为主的综合治疗，必要时辅以药物或手术治疗。生活方式干预是体重管理的基石，药物和手术等其他治疗均建立在生活方式干预基础之上。而继发性肥胖症应针对病因进行治疗。各种并发症及伴随病症应给予相应的处理。

1. 生活方式干预 轻度肥胖者，控制进食总量，采用低热量、低脂肪饮食，避免摄入高糖高脂类食物，使每日总热量低于消耗量。多做体力劳动和体育锻炼，争取让体重每月减轻渐渐达到正常标准体重。中度以上肥胖更须严格控制总热量，推荐膳食纤维、水果和蔬菜饮食，减少快餐，杜绝含糖饮料，严格限制脂肪和钠盐的摄入量，严格限制甜食、啤酒等，鼓励运动疗法以增加热量消耗，采取循序渐进的方式制订运动训练计划并长期持续坚持。

2. 药物治疗　当肥胖症患者饥饿感或食欲亢进导致增重，或存在相关的伴发疾病，包括糖耐量减低、血脂异常和高血压，或存在其他有症状的并发症，如严重的骨关节炎、阻塞性睡眠呼吸暂停、反流性食管炎以及腔隙综合征等的时候，可以选择使用药物减肥。需要注意的是，只有单纯性肥胖才能用减肥药物治疗，继发于各种内分泌疾病或其他疾病的肥胖应该首先治疗原发病，不能用减肥药物治疗。

3. 外科治疗　越来越多的循证医学证据表明减肥手术能显著减轻肥胖症患者的体重，并缓解肥胖相关的代谢病。总体上看，减肥手术有效（指体重降低 >20%）率可达 95%，不少患者可获得长期疗效，但手术可能并发吸收不良、贫血、管道狭窄等并发症，仅用于重度肥胖、减肥失败又有严重并发症，而这些并发症有可能通过体重减轻而改善者。

误区解读

误区一："千金难买老来瘦"

不对。老来可并不是越瘦越好，要小心肌少症的发生。肌少症，也叫"肌肉衰减综合征"，是一种与年龄增加相关的骨骼肌量减少、肌肉力量和/或肌肉功能减退的综合征。肌肉减少和退化，容易表现出身体没劲儿、站立困难、步伐缓慢、容易跌倒等问题。

误区二：小孩子越胖越好

错。近年来，中国儿童和青少年的肥胖症患病率迅猛增加，儿童肥胖症的发病率已经接近发达国家水平，而且每年增长趋势迅猛。儿童肥胖不仅仅会增加成年时疾病的概率，其本身也是儿童期哮喘、阻塞型睡眠呼吸暂停综合征和骨关节发育障碍等多种疾病的危险因素。

误区三：药店里的减肥药想吃就能买来吃

不是。药店里的减肥药多数为处方药物，药物治疗减肥有着严格的适应证，需要临床医生根据肥胖患者的个体情况综合考虑才能作出决定。之前国外有很多曾经流行一时的减肥药都存在这样或那样的不良反应，多数已经被禁止上市或退市。如芬氟拉明会导致心脏瓣膜性病变，利莫那班被发现存在导致抑郁症、自杀的风险，西布曲明可能导致心血管疾病和脑卒中。目前，国内唯一允许使用的奥利司他还可能引起严重的肝脏损伤，对儿童、孕产妇和哺乳期更是禁忌使用。因而，选择减肥药物治疗必须十分慎重，应在医生指导下合理使用。

误区四：有了减肥药物加持，就可以为所欲为了

不是。对严重肥胖患者在生活方式干预基础之上，可应用药物减轻体重，然后继续维持。药物不能改变造成肥胖的行为特征如饮食习惯、运动习惯、作息习惯等及环境因素等。当摄入的食物产生的热量消耗不掉时候，就会转化成脂肪储存起来。所以，不管用任何一种办法减肥，当减肥成功后都不应该暴饮暴食，不参加运动，这样都会导致体重反弹。

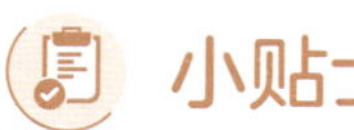

小贴士

一、测量腰围的正确方法和操作要点

1. 准软尺　用一根没有弹性、最小刻度为 1mm 的软尺。

2. 空腹　空腹时测量与饱腹测量差异较大，应该选择空腹测量。

3. 裸腹　除去腰部覆盖的衣物，尽可能裸腹测量，若做不到的话应尽量穿着单薄衣服。

4. 姿势正确　测量时双手自然下垂站立，两脚分开 30~40cm，使体重均匀分布，腹部放松，自然呼吸。

5. 位置准确　软尺放在右侧腋中线胯骨上缘与第十二肋骨下缘连线的中点（通常是腰部的最窄部位），沿水平方向绕腹部一周，紧贴而不压迫皮肤。

6. 读数准确　正常呼气（吐气）状态下测量腰围的长度，读数精确至 1mm。

二、如何帮助“小胖墩”安全减肥

孩子的生长发育需要足够的营养，过度的节食减肥可能会严重影响到孩

子的身心健康。教育孩子的最好方式，就是以身作则，想要孩子养成良好的饮食习惯和健康的生活方式，那首先大人就应该做到，建议全家人一起参与到这场饮食习惯和生活方式的健康行动中来。

1. 全家一起吃饭　很多孩子（甚至大人）都想在电视机前吃饭，可能也有不少家长因为工作繁忙而没有办法陪孩子吃饭。但是，请尽可能地多安排全家人一起吃饭的机会。有研究表明，一直与家人共同进餐的孩子更不容易超重。

2. 每天都吃早餐　如果时间来得及，早上可以给孩子准备一碗热腾腾的杂粮豆粥 +1 个水煮蛋，饱腹感强、营养丰富，热量也不高；再或者，煮麦片配着牛奶喝，也是健康的早餐选择。

3. 多在家里吃饭　在外就餐时，您很难估计自己吃了多少卡路里，而且，为了追求口感，餐厅的菜往往重油重盐，这都是不利于孩子控制体重的。如果在家做饭，您就可以掌控全家人吃的食物。您可以查阅食品标签，对食物热量心中有数；可以用更健康的食材，控制用油的量，让家中的饭菜美味又健康。

4. 点菜有技巧　当然，如果烹饪技巧不佳，或是想换换口味，偶尔下馆子也并无大碍。以下这些点菜小技巧可以帮大人和孩子都吃得更健康：注意荤素搭配，荤素比例至少要是 1∶1 甚至 1∶2；多点蒸、炖、煮、凉拌的菜，少点或不点油炸、干煸、红烧的菜；避免点太咸和太油腻的汤；主食建议粗细搭配，比如红薯、玉米都不错，尽量不要点油炸馒头、葱油饼这类高热量主食。

5. 多吃蔬菜水果　很多孩子不爱吃蔬菜水果，这也是儿童肥胖率逐年上升的原因之一。孩子每天需要吃至少 5 份水果蔬菜，其中 3 份为蔬菜，2 份为水果。1 份的量，大概是孩子的手那么大。试着把蔬菜水果放在更显眼的位置，比如吃饭时把炒蔬菜放在餐桌中央，告诉孩子这是一道“主菜”；或者把水果切成一口大小，让孩子吃起来更容易。

6. 少喝甜饮料　所有的甜饮料都要少喝，比如汽水、果汁饮料、花生露核桃乳之类。鲜榨果汁也不能任性喝。虽然鲜榨果汁比汽水和奶茶含有更丰富的维生素、矿物质，但也不能改变它“高糖饮料”的身份。而且，由于果汁相比水果，几乎没有饱腹感，很多时候我们喝下去的热量可能会让您吓一跳。如果实在爱果汁的味道，那就限量，每天不超过 150ml。

7. 少看电视　看电视多，意味着能量消耗少，同时吃零食的可能性也更大。有意识地让孩子少看电子屏幕，不仅仅是电视，也包括电脑和平板电脑。每天看电视的时间建议控制在 1 个小时以内，最多不要超过 2 个小时。

8. 多多运动 为了鼓励孩子动起来，父母们可以让孩子列一些他喜欢的运动，并多和孩子一起参加。孩子每天的运动时间最好能达到1小时以上。这其实并不难，醒着的时间有14个小时呢。孩子可以在刷牙的时候做做抬腿动作，又或者在看动画片的广告间隙做做深蹲和开合跳。

（张文斌）

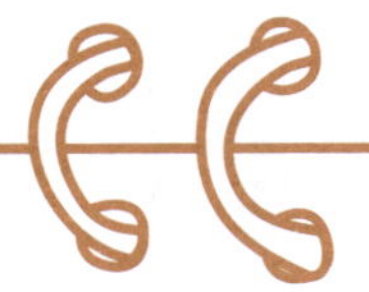

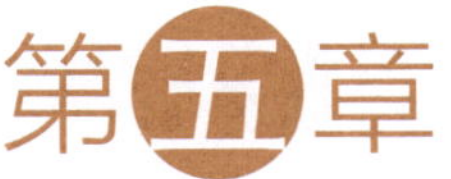

泌尿系统疾病

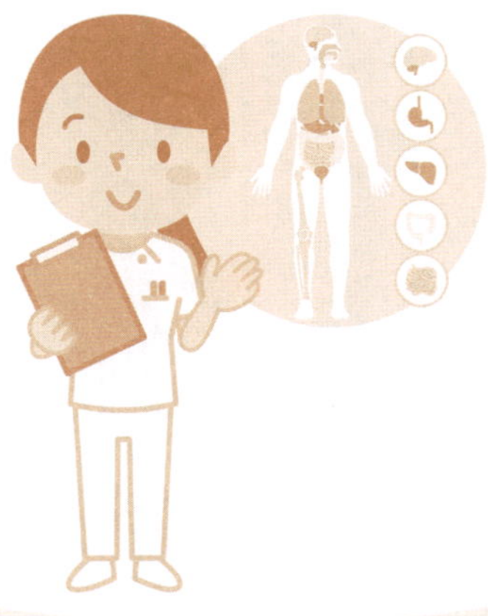

第一节

尿频、尿急、尿痛怎么办

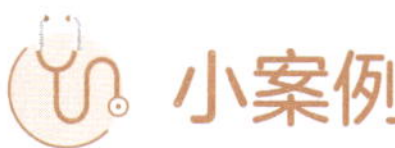

李女士：医生，您好，我最近两三天总是想小便，憋也憋不住，但每次小便又不多，排尿的时候还有点疼，尿比较热，排完小便后还想上厕所。

全科医生：您好，李女士，首先别太担心。您可能有尿路感染。

尿路感染十分常见，尤其是女性朋友更易发生，我们该如何应对它呢？那么，接下来我们一起来学习下尿路感染的相关知识吧。

一、什么是尿路感染

尿路感染，又称泌尿系感染，泌尿系统由肾脏、输尿管、膀胱和尿道组成，各种病原体在泌尿系统生长繁殖，导致尿路的急性或慢性炎症，是常见的感染性疾病。尿路感染根据发病的部位，分为上尿路感染和下尿路感染。上尿路感染包括肾盂肾炎，下尿路感染是指膀胱炎、尿道炎。尿路感染长期反复发作或治疗不当可导致肾乳头坏死、肾周围脓肿等。

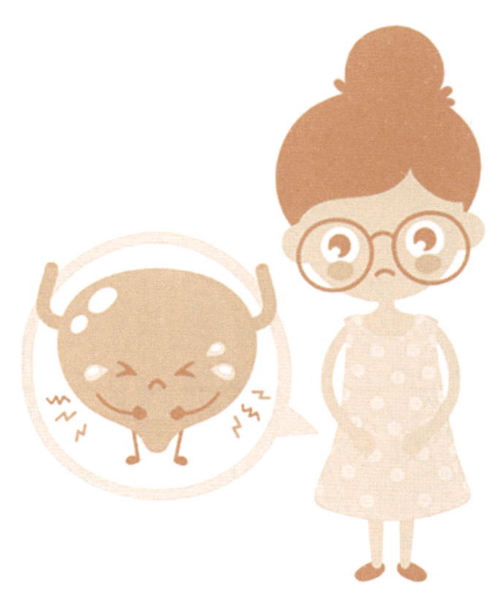

二、哪些群体容易患尿路感染

1. 患有尿路结石、前列腺增生肥大、尿路狭窄或肿瘤、神经源性因素导致尿路梗阻或尿潴留的患者。

2. 糖尿病、长期应用免疫抑制剂、长期卧床、艾滋病等患者。

3. 女性以及中老年男性。女性因尿道短而宽，距离肛门较近，易发生尿路感染；性生活时可将尿道口周围的细菌挤入尿道，性生活频繁的新婚女性易出现感染；中老年男性因前列腺增生引起的尿路梗阻是尿路感染的重要原因。

4. 怀孕的妇女，2%~8% 可发生尿路感染。

5. 长期留置尿管、膀胱镜或输尿管镜检查、逆行性尿路造影检查患者。

6. 先天泌尿系统发育不良、肾移植、多囊肾等患者。

三、尿路感染都有哪些表现

尿路感染主要表现为膀胱刺激症状，包括尿频、尿急、尿痛、排尿困难等。尿频是指排尿次数增加，白天大于 6 次，夜间大于 2 次，但每次排出尿量不多；尿急是指一有尿意即要排尿，甚至尚未到厕所已有尿液漏出；尿痛是指排尿时有疼痛或灼热感。严重者还可以有寒战、发热、腰痛、恶心、呕吐等其他症状，需立即入院救治。也有部分患者无症状。

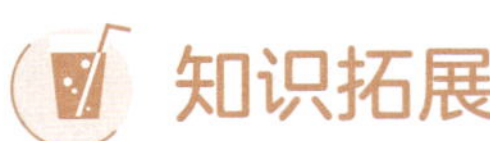

一、复杂性尿路感染是什么

复杂性尿路感染是指既有尿路感染，同时伴有基础肾脏病，泌尿系解剖和 / 或结构异常，合并有可导致机体抵抗力降低的全身疾病，如糖尿病、应用免疫抑制剂、有尿路结石或梗阻、合并妊娠等。其临床表现可无症状，也可表现为膀胱炎、肾盂肾炎等。

二、尿路感染的常见菌有哪些

引起尿路感染的常见致病菌是大肠埃希菌，其次为变形杆菌、肺炎克雷伯菌；医院内感染、复杂性尿路感染、尿路器械检查后尿路感染，常见的致病菌为粪肠球菌、变形杆菌、肺炎克雷伯菌和铜绿假单胞菌。

三、尿路感染会有血尿吗

尿路感染时可能会有血尿,但有血尿不一定是尿路感染引起的。

引起血尿的原因众多,包括泌尿系炎症、外伤、肿瘤、结石等,血友病、血小板减少性紫癜也可引起血尿。

四、尿路感染如何治疗

治疗上除了多休息、多饮水、勤排尿之外,最主要的是抗感染治疗。病情较轻的可在门诊口服药物,严重的需住院治疗;另外,需定期复查尿常规、尿培养等,评价治疗效果。

五、如何预防尿路感染

1. 最有效的是多饮水、勤排尿。
2. 保持会阴部卫生,性生活后立即排尿。
3. 尽量避免尿路器械的使用,如必须使用时,要严格无菌操作。

误区解读

误区:尿频就一定是尿路感染

尿频不一定是尿路感染。导致尿频的原因很多,除了尿路感染外,还有尿道异物、精神因素、病后体虚、寄生虫病等。生理情况下,如大量饮水、吃西瓜、喝啤酒,由于进水量增加,尿量增多,排尿次数亦增多,出现尿频。病理情况下,如部分糖尿病、尿崩症患者饮水多,尿量多,排尿次数也多,但均无排尿不适的感觉。

(史飞涛)

第二节

什么是血尿和蛋白尿

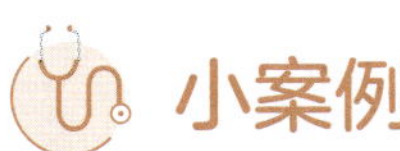

李先生：医生，您好，我最近并没有吃什么特别的食物或药物，但今天晨起发现小便变红色，有时候会起白色泡沫，我这是怎么回事，是得什么病了吗？

全科医生：您好，李先生，我怀疑您这可能是血尿、蛋白尿，但还需再询问您一些相关问题，并做一些相应检查，然后我们一起决定下一步怎么办。

小课堂

一、什么是血尿

血尿是尿内含有一定量的红细胞，当肉眼可见尿液呈现淡红色云雾状、淡洗肉水样或鲜血样，甚至混有凝血块时，称为肉眼血尿。当肉眼看不见尿液变红色，但显微镜下有一定数量红细胞，称为镜下血尿。尿液经过离心沉淀后进行镜检看到每高倍镜视野均见 3 个以上红细胞时则可确定血尿。

二、肉眼看到尿色发红就是血尿吗

尿红色≠血尿，如果食用某些含有颜色的食物或蔬菜，如红心火龙果、黑莓、苋菜、甜菜等，或者是服用能使尿液呈现红色的药物（如利福平、铁剂等），也有可能出现红色尿液。需要停食用这些食物或药物后，观察一段时间尿色是否恢复正常。

当发现尿液变红，一定不要慌张，及时到正规医院就诊，查尿常规、尿沉

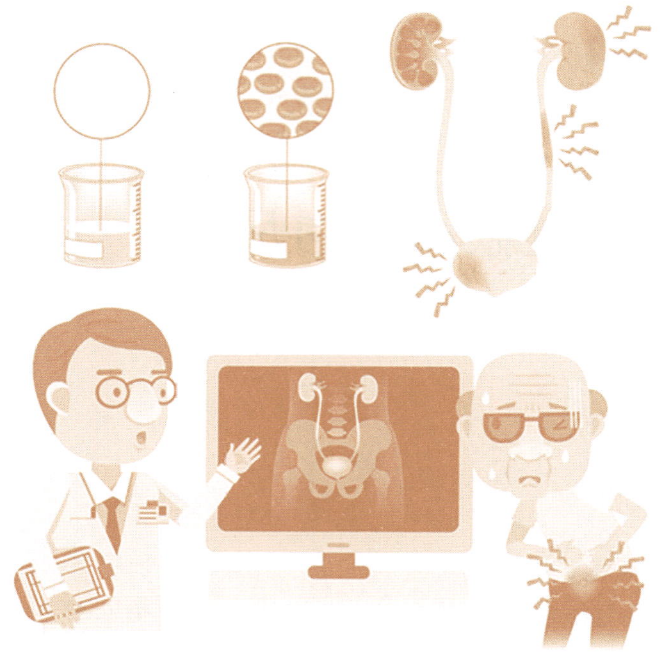

渣镜检，排除食物以及药物引起血尿后，可进一步做检查明确病因。

三、什么是无症状性血尿

无症状性血尿即部分患者有血尿症状，但无泌尿道症状也无全身症状。常见于某些疾病的早期如肾结核、隐匿性肾炎，常表现为无症状血尿。

四、尿常规中红细胞数量越多表示疾病越重吗

尿红细胞的多少对身体造成的伤害要根据原发病而定。尿红细胞分为肾源性和非肾源性，肾源性血尿提示存在肾小球病变，此时尿中红细胞越多往往提示病情越严重，长期存在大量肾源性红细胞，提示肾小球病变严重，随着病情的发展最终会导致肾功能损伤。非肾源性的红细胞常见于感染、结石、肿瘤等情况。相对而言，感染和结石经治疗后痊愈的可能性较大。

五、哪些疾病可以引起血尿

98% 的血尿是由泌尿系统疾病引起的，包括肾小球肾炎、尿路感染、间质性肾炎、泌尿系结石、肿瘤、泌尿系结核、发育异常、多囊肾等；也可能由全身性疾病，如感染性疾病（败血症、猩红热、流行性出血热、寄生虫病等），

血液病（血友病、白血病、血小板减少性紫癜、过敏性紫癜等），免疫相关性疾病（类风湿关节炎、系统性红斑狼疮、抗中性粒细胞胞质抗体相关性血管炎等出现肾损害时），心血管疾病（急进性高血压、心力衰竭、肾动脉栓塞、肾静脉血栓形成等）等引起，最后就是可能由邻近器官病变或是功能性血尿所致。

六、哪些药物可能会引起血尿

磺胺类药物、吲哚美辛、甘露醇易引起肾小球损害，环磷酰胺可引起出血性膀胱炎，抗凝药物（如肝素、氯吡格雷、华法林）等也有可能导致血尿。

七、什么是蛋白尿

蛋白尿是指尿蛋白定性试验阳性，或尿蛋白定量 >100mg/L 或 >150mg/24h。

八、无症状蛋白尿指的是什么

指尿常规中尿蛋白阳性，而不伴有眼睑及下肢水肿、高血压、肾功能减退的肾小球疾病。在诊断无症状性蛋白尿之前，一定要排除其他原因导致的尿蛋白增多，例如患者是否有剧烈运动、发热或者寒冷刺激，若是青少年患者，要除外因体位改变（由静息平卧状态改为直立，尤其是运动状态）后出现的尿蛋白。

九、蛋白尿的临床表现都有哪些

早期发现尿液有泡沫，并无明显不适，但随着病情的继续进展，会出现蛋白尿，继而出现面部、颈部以及下肢的水肿等情况，严重可能出现全身水肿。

十、哪些情况下会出现蛋白尿

蛋白尿常见于肾小球、肾小管病变时，如各期肾炎、肾病以及高血压发生肾动脉硬化时，均可出现蛋白尿；各种细菌性感染（如肾盂肾炎、肾结核、败血症等）可出现蛋白尿；非感染性疾病（如肾结石、多囊肾、肾淀粉样变性），休克，严重肌肉损伤，发热，黄疸，甲状腺功能亢进，溶血性贫血及白血病等，也可出现蛋白尿。庆大霉素、多黏菌素 B 会引起不同程度的蛋白尿。

此外，剧烈运动、发热或者寒冷刺激也可引起蛋白尿。当出现蛋白尿时不要紧张，应及时到医院就诊进一步明确病因诊断。

小贴士

既往出现过血尿、蛋白尿的朋友，建议定期检查尿沉渣、尿蛋白、肾功能和血压情况，妊娠前及妊娠期间需要加强监测。平时应注意保护肾功能，避免劳累、避免应用肾毒性药物。慢性扁桃体炎反复发作与血尿、蛋白尿密切相关者，可在稳定后摘除扁桃体。

（史飞涛）

第三节

什么是急性肾小球肾炎

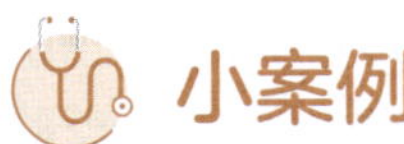

小案例

患者：医生，您好，我体检时发现血压很高，最近两天发现脸也有些水肿，小便的颜色也有些发红。家里人说我小时候得过肾炎，您说我是不是又得肾炎了？

医生：您好，女士，首先别太担心。我再询问您一些相关问题，然后一起决定下一步怎么办。

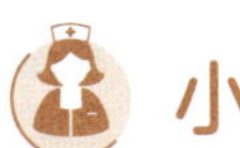

小课堂

一、急性肾炎是怎么引起的

急性肾炎主要是由乙型溶血性链球菌感染引起的，而其他的细菌、病毒、寄生虫感染也可导致此病。感染诱发免疫反应，继而损伤肾小球，导致急性肾炎。

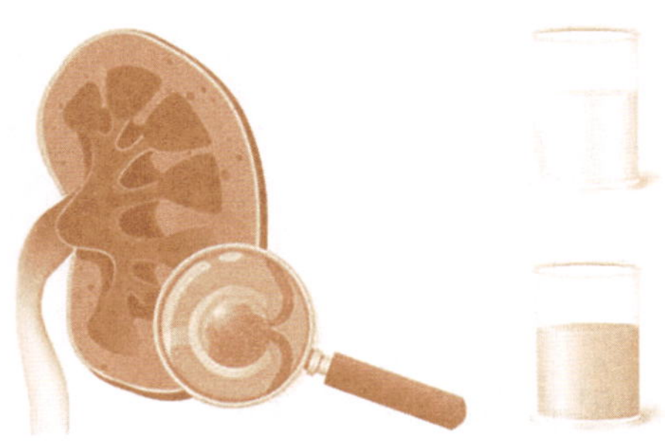

二、急性肾炎有哪些临床表现

1. 尿液改变　多数血尿患者化验发现尿中红细胞的形态发生了改变(即不是双凹圆盘形的),三分之二的患者实验室检查发现镜下血尿,半数患者为肉眼血尿。

2. 水肿　90% 可发生眼睑、颜面部及下肢的水肿,常为就诊首发症状。

3. 高血压　75% 以上患者会出现暂时性的血压升高,一般为轻、中度。

4. 某些患者会出现体力下降、活动后的气喘、胸闷、饮食量减少甚至胸痛等一些心力衰竭的表现。

5. 尿素氮、肌酐升高　本病常见于儿童,发作前的一两周往往有感染,如呼吸道感染、皮肤感染,皮肤感染引起者的潜伏期较呼吸道感染稍长,典型的急性肾炎临床表现为突发的小便颜色发红、有泡沫,化验尿可发现尿中有血、蛋白,测量血压升高,部分患者化验发现尿素氮、肌酐升高。患者的病情轻重不一,轻者可无任何症状,仅体检的时候发现尿中有血或者查免疫方面补体异常,严重的会出现 24 小时尿量少于 400ml。

三、急性肾炎可以治愈吗

本病急性期预后良好,尤其是儿童。绝大多数患者于 2~4 周内水肿消退,肉眼血尿消失,血压恢复正常。少数患者的镜下血尿和微量蛋白尿可迁延 6~12 个月才消失。成年人预后不一,但多数患者的预后良好,仅有少部分患者遗留尿异常和高血压。

四、急性肾炎患者需要注意哪些事项

1. 完全卧床休息,避免受寒受湿,以免寒冷引起肾小动脉痉挛,加重肾脏负担。

2. 低盐低蛋白饮食,避免加重肾脏负担。

3. 抗感染可选用青霉素。

4. 症状较轻的孕妇可以继续妊娠,如果病变继续发展持续 2 周以上则应终止妊娠。

知识拓展

一、肾脏疾病常见的临床综合征有哪些

1. 肾病综合征　①大量蛋白尿(≥3.5g/d);②明显低蛋白血症(白蛋白

<30g/L)；③明显水肿；④高脂血症。其中①②两项为诊断所必须的条件。

2. 肾炎综合征　基本临床表现为血尿、蛋白尿、水肿和高血压。按病程可分为急进性肾炎综合征、急性肾炎综合征和慢性肾炎综合征。

3. 隐匿性肾炎综合征　可有单纯性血尿和/或单纯性蛋白尿，实验室查尿常规异常，但血压正常，无水肿，肾功能正常。

二、血尿患者尿三杯试验有何临床意义

1. 第一杯尿含有血液，而其他两杯没有或者血液很少，提示血液来自尿道。

2. 第三杯中有血液，提示膀胱颈部和三角区、前列腺或后尿道异常。

3. 若三杯中均有血液，则提示血液来自肾脏、输尿管，或者是膀胱内的弥漫性出血。

三、急性肾炎会引起肾衰竭吗

部分患者在起病的早期由于肾小球的滤过率降低，尿量减少出现暂时性的尿素氮升高，多数患者予以利尿剂消肿数日后恢复正常，仅少数患者发展至严重的肾衰竭。

四、临床服用哪些药物会加重肾功能损害

临床上，部分药物有潜在的肾毒性，用药期间无论肾功能好坏，都可能导致肾损害，主要是导致肾小管和肾间质损伤。常见的药物有：

1. 抗生素　①经常损害类：两性霉素B、新霉素、头孢菌素Ⅱ等；②较常损害类：庆大霉素、卡那霉素、链霉素、妥布霉素、阿米卡星、多黏菌素、万古霉素，磺胺药等；③偶见损害类：新青霉素（Ⅰ、Ⅱ、Ⅲ），氨苄西林，羧苄西林，金霉素，土霉素，头孢霉素（Ⅳ、Ⅴ、Ⅵ），利福平，乙胺丁醇等。

2. 非甾体抗炎药（解热镇痛药）　阿司匹林、安乃近、吲哚美辛、非那西汀、安替比林、对乙酰氨基酚、保泰松、吡洛昔康、布洛芬等。

3. 肿瘤化疗药　顺铂、氨甲蝶呤、光神霉素、丝裂霉素-C、亚硝基脲类、5-氟尿嘧啶等。

4. 造影剂（对比剂）　血管造影和增强CT用的造影剂，尤其是高渗性造影剂。

5. 质子泵抑制剂　奥美拉唑、雷贝拉唑、兰索拉唑、泮托拉唑等拉唑类药物。

6. 其他　环孢霉素A、甲氰咪哌、别嘌醇、甘露醇、海洛因、低分子右旋糖

酐等。

7. 中药 主要是含有马兜铃酸的中药材，包括：大叶青木香、大白解、朱砂莲、九月生（朱砂莲）、天仙藤（马兜铃藤）、马兜铃、防己、汉防己、淮通、木防己（水城木防己）、木香马兜铃、大青木香、冕宁防己等。常见的中成药包括：通迪胶囊、复方胃痛胶囊、喘息灵胶囊、二十味疏肝胶囊、肺安片、复方蛇胆川贝散、鸡鸣丸、鸡苏丸、七十味松石丸、青果止嗽丸、胃福颗粒、小儿热咳口服液等。

（史飞涛）

第四节

什么是肾病综合征

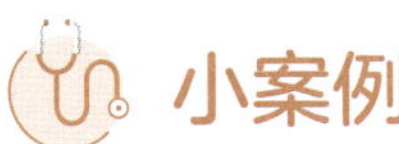

小案例

患者:医生,您好,今天晨起发现我的眼皮和脸肿了,还有些头晕,而且小便有时候会起白色泡沫,到医院做了尿检,还抽血做了化验,检查结果为尿里面有较多蛋白,血脂很高,血浆白蛋白很低,我这是怎么回事,是不是得什么病了?

全科医生:您好,李先生,根据您的症状和检查结果,我怀疑您是得了肾病综合征。

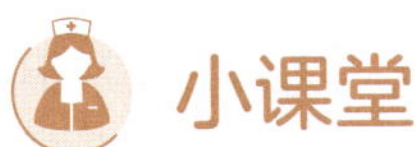

小课堂

一、什么是肾病综合征

肾病综合征可以由多种病因引起,主要表现为大量蛋白尿(表现为尿蛋白大于 3.5g/L)、低蛋白血症(表现为血清中白蛋白含量小于 30g/L)、高度水肿、高脂血症。

肾病综合征根据病因可分为原发性和继发性。原发性肾病综合征是指原发于肾脏本身的肾小球疾病,急性肾炎、急进性肾小球肾炎、慢性肾炎等疾病都有可能在病情发展过程中发生肾病综合征。继发性肾病综合征即是病因明确的肾病综合征。继发性肾病综合征可由免疫性疾病(如系统性红斑狼疮等)、糖尿病以及继发感染(如细菌和乙肝病毒等)、循环系统疾病、药物中毒等引起。

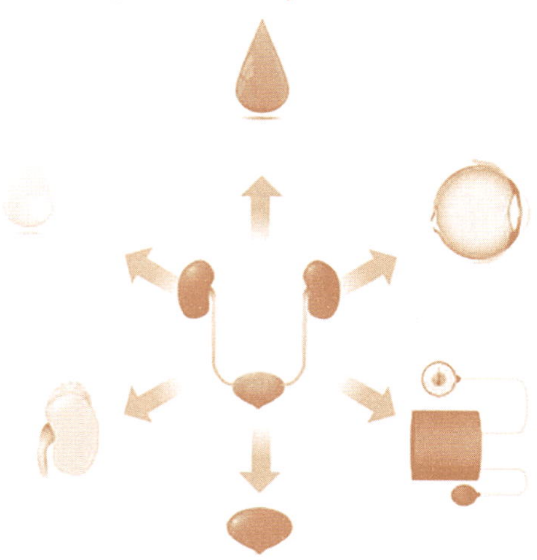

二、哪些群体易患肾病综合征

近期有过细菌感染、药物中毒或过敏病史，既往有肿瘤病史，有系统性疾病、有代谢性疾病和遗传性疾病病史的人群应警惕肾病综合征。

三、肾病综合征容易出现哪些并发症

1. 感染　感染是肾病综合征的常见且严重的并发症，与蛋白质营养不良、免疫功能紊乱及应用糖皮质激素（如泼尼松、甲泼尼龙等）有关，易感染的部位依次为呼吸道、泌尿系统及皮肤等。

2. 血栓栓塞　是由于血液浓缩及高脂血症造成的血液自身黏稠度增加，患者的血小板过度激活和药物的应用会进一步加重血液的高凝状态。所以肾病综合征的患者易发生血栓、栓塞等并发症，常以肾静脉血栓最为常见，发病率为 10%~50%，其中 75% 的患者可没有临床的症状。

3. 急性肾损伤。

4. 蛋白质及脂肪代谢紊乱　长期的低蛋白血症会引起营养不良和小儿生长发育迟缓、微量元素的缺乏；免疫球蛋白的减少会降低我们身体的免疫力，从而容易感染；药物结合蛋白的减少可能会影响药物的疗效，内分泌激素结合蛋白不足时会引起内分泌的紊乱。

知识拓展

一、为什么要行肾脏穿刺活检

肾病综合征有很多病理类型。通过肾穿刺，可以明确病理类型，了解肾脏受损的程度，根据病理损害的范围和程度，可以指导治疗，并且为医生判断患者的预后提供依据。

二、肾病综合征如何进行治疗

1. 一般治疗　当发现自己严重水肿和低蛋白血症时，应卧床休息，待水肿消失，身体状况好转时再起床活动。应给予正常量的优质蛋白饮食，低盐饮食，注意观察体重的变化。

2. 对症支持治疗　利尿消肿，减少尿蛋白量，降脂治疗。

3. 抑制免疫与炎症反应　应用糖皮质激素、细胞毒性药物、环孢素、麦考酚吗乙酯等。

4. 中医药治疗　单一使用中医、中药治疗，疗效出现的比较缓慢，与激素及细胞毒物药物联合应用，效果更佳。

三、妊娠妇女得了肾病综合征如何治疗

1. 饮食　建议正常蛋白质饮食，以保证胎儿的生长发育，不建议限制食盐摄入除非有严重高血压病，即使是轻中度高血压病，一般也应正常饮食，切勿低盐饮食，以免影响胎儿生长发育。随孕期正常补充孕妇所需铁、钙、叶酸及维生素等制剂，并注意锌、镁等微量元素的补充。

2. 一般中等量以下蛋白尿者，孕期不需要特殊治疗。如果大量蛋白尿合并严重低白蛋白血症时，可使用中小剂量糖皮质激素，推荐泼尼松 0.5mg/（kg·d），一般 20~30mg/d，不建议应用地塞米松。

3. 免疫抑制剂　原则上禁止使用，若病情需要，硫唑嘌呤可应用，但需注意其毒副反应。

4. 胃黏膜保护　不主张使用质子泵抑制剂，建议使用硫糖铝制剂。

5. 防止骨质疏松治疗　可使用骨化三醇、钙剂。

6. 抗凝治疗　妊娠期应慎重抗凝，若合并肾病综合征、高凝状态，可考虑使用低分子肝素或小剂量阿司匹林。

7. 输入血白蛋白　在严重低白蛋白血症时，可适当输入血白蛋白，使血

浆白蛋白水平维持在 25g/L 以上，维持胎儿生长发育需要。

8. 利尿剂使用问题　妊娠期应减少利尿剂使用，不主张使用袢利尿剂，以免引起血容量不足造成胎盘供血不足、胎儿发育迟缓、血电解质紊乱和新生儿黄疸的发生。

四、肾病综合征预后如何

肾病综合征预后的个体差异很大。决定预后的主要因素包括：

1. 病理类型　一般说来，微小病变型肾病和轻度系膜增生性肾小球肾炎的预后较好。早期膜性肾病有较高的治疗缓解率，晚期虽难以达到治疗缓解，但病情多数进展缓慢，发生肾衰竭较晚。系膜毛细血管性肾小球肾炎及重度系膜增生性小球肾炎疗效不佳，预后差，会较快进入慢性肾衰竭。对局灶节段性肾小球硬化影响预后的最主要因素是尿蛋白程度和对治疗的反应，自然病程中无肾病综合征表现者 10 年肾存活率为 90%，而表现为肾病综合征的患者为 50%；肾病综合征中激素能使之缓解者 10 年肾存活率达 90% 以上，对激素治疗无效者相应的存活率仅为 40%。

2. 临床因素　大量蛋白尿、高血压和高血脂均可促进肾小球硬化，长期得不到控制，则成为预后不良的重要因素。

3. 患者存在反复感染、血栓栓塞并发症者常影响预后。

五、妊娠期肾病综合征妇女服用激素对胎儿有无致畸作用

肾炎的患者通过服用激素来治疗，病情稳定，并且怀孕后也可以进行保胎，可以进行生产。但是前提条件是应该定期做相关检查，对于患者本人以及胎儿而言，都应该做相关筛查，以排除胎儿畸形、胎儿先天疾病。对于有些肾炎病情还是很凶险，不建议怀孕，但是如果怀孕，应该积极进行检查及治疗。特别是狼疮性肾炎，怀孕后有的患者会出现滑胎、死胎以及流产，或胎位等方面都会出现影响。对于胎儿，有的会出现先天畸形、心脏疾病，还有的胎儿会出现脑部疾病，所以定期筛查很重要。

误区解读

误区一：出现了排尿少、下肢水肿就是得了慢性肾病

出现排尿少，下肢水肿，不单单是慢性肾病的临床表现，同时也可能是心衰和腹水等疾病的表现，当遇到这种情况的时候，不能简单地认为是肾脏疾

病，应到正规医院进行检查来明确诊断。

误区二："泡沫尿"就是医生常说的"蛋白尿"

泡沫尿≠蛋白尿。正常情况下，尿液中含有有机物质和无机物质，会使尿液张力较强，在排尿时由于尿流速度、离液面高度等原因不同而产生泡沫，但这些泡沫一般在几秒钟或者1分钟内就消散掉了。而"蛋白尿"却是慢性肾病的典型症状，有蛋白尿时通常都会在尿中看见泡沫，表面也会漂浮着一层细小的泡沫，很长时间不消失。此时就应及时到正规医院检查，进一步明确诊断。

误区三：得了肾病就意味着判了"死刑"

首先肾脏疾病中，尿路感染、结石和部分急性肾损伤是可以治愈的，虽然大多数慢性肾病不能完全治愈，但并不意味着判了"死刑"。随着现代医学的快速发展，早期发现并积极配合医生的治疗，可以像"高血压、糖尿病"等疾病一样带病生存。所以，不能盲听、盲从，要调整心态积极面对，接受正规治疗。

误区四：肾病综合征需要终身服用激素

糖皮质激素目前仍然是治疗肾病综合征的主要药物之一，原则上是根据肾脏病理检查结果选择合适的药物及确定疗程。按照医嘱正规服用糖皮质激素，在有效的情况下需要逐渐减量、维持治疗，病情稳定时可以慢慢停药，不一定需要终身服药。

并不是所有肾病综合征患者应用糖皮质激素都会有效，需要根据患者自身对激素的治疗反应。一般将患者的治疗反应分为"激素敏感型"（用药8~12周内肾病综合征缓解）、"激素依赖型"（糖皮质激素减量到一定程度即会复发）、"激素抵抗型"（常规糖皮质激素治疗无效）。对激素抵抗型肾病综合征患者，需要联合其他免疫抑制药物。

（史飞涛）

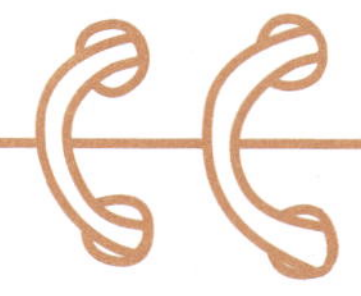

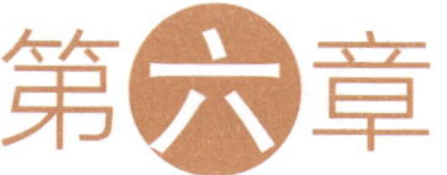

血液系统疾病

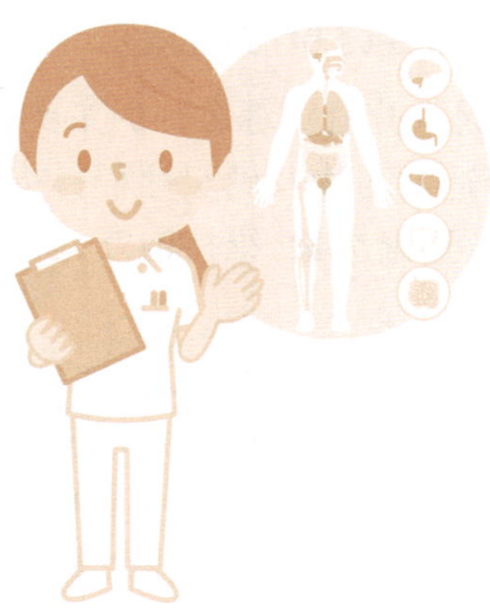

第一节

贫血了怎么办

小案例

一位老年男性患者，十分苍白、虚弱，被家属扶着进了诊室。血常规检查发现严重贫血，并且红细胞体积非常大，怀疑是造血的“原材料”不足，即维生素 B_{12} 或者叶酸缺乏引起的巨幼细胞贫血。考虑到维生素 B_{12} 和叶酸的验血报告需要1~2天时间，医生一边给予维生素 B_{12} 肌内注射，一边等待验血报告。2 天后验血报告证实了是维生素 B_{12} 缺乏。

经过 3 天的治疗，患者的一般情况已经好转，可以自己走来医院就诊了。这时，医生要求患者去做一个胃镜检查，看看是不是胃出了问题引起的贫血，家属说没有胃不舒服，拒绝做。经过多次地说服动员，患者同意做胃镜，胃镜结果是重度萎缩性胃炎伴肠化生。至此，贫血的原因才算最终搞清楚了，是胃病导致维生素 B_{12} 吸收不良，导致了贫血。

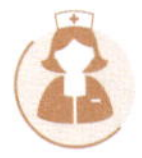

小课堂

一、什么是贫血

贫血，是指全身循环血液中红细胞总量减少至正常值以下。红细胞是血液中勤快的“快递员”，靠其细胞内部的血红蛋白从肺部携带氧气至全身组织，又把全身组织代谢产生的二氧化碳携带至肺部排出。当红细胞的数量减少到不能满足机体需求时，就会出现缺氧症状，如乏力、头晕、精神萎靡等。临床通常通过测定血红蛋白的值来衡量贫血的程度。

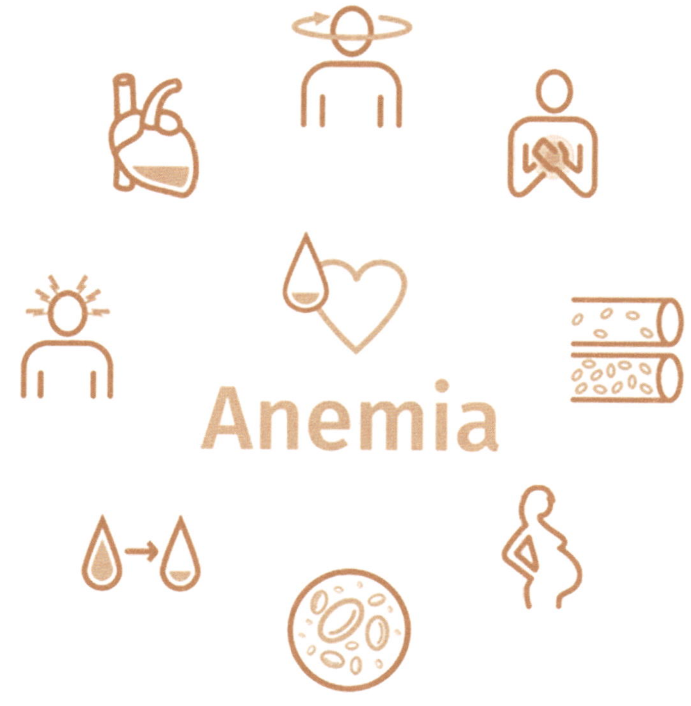

二、贫血会有哪些症状

疲劳是贫血最常见的症状，贫血严重者有脸色苍白或萎黄、倦怠乏力、心悸、头晕、呼吸困难、烦躁。有些人会出现蹲下站起后头晕，严重的甚至晕倒。大多数患者食欲减退，精神萎靡，毛发干燥脱落。对于成年人，会导致性欲下降。

三、哪些人群易得贫血

一般来讲，小儿生长发育阶段、妊娠及哺乳妇女、月经过多、慢性失血（反复鼻出血、消化道出血、痔疮出血）、胃及十二指肠切除、慢性消化道疾病、慢性肾脏疾病患者等人群易得贫血。

四、贫血需要进行哪些检查

常规筛查需要血常规检查，一般建议每年检查 1~2 次，孕产妇应根据产检需要进行检查。如发现贫血，可进一步进行血清铁值检查、血叶酸值检查和血维生素 B_{12} 值检查，有些患者还需要接受骨髓检查、风湿免疫相关检查、腹部超声、胃肠镜、肿瘤相关检查等。

知识拓展

一、贫血的分类有哪些

基于不同的临床特点，贫血有不同的分类，如：按贫血进展速度分急、慢性贫血；按红细胞形态分大细胞性贫血、正常细胞性贫血和小细胞低色素性贫血；按血红蛋白浓度分轻度（Hb<110g/L）、中度（Hb<90g/L）、重度（Hb<60g/L）和极重度（Hb<30g/L）贫血；按骨髓红系增生情况分为增生性贫血（如溶血性贫血、缺铁性贫血、巨幼细胞贫血等）和增生低下性贫血（如再生障碍性贫血）。

二、贫血的原因有哪些

按照贫血产生的机制，可粗略地将贫血的原因划分为三大类，即红细胞生成减少性贫血（如缺铁性贫血、巨幼红细胞贫血、再生障碍性贫血）、红细胞破坏过多性贫血（如溶血性贫血）和失血性贫血三大类。其中最常见的贫血是红细胞生成减少性贫血，如缺铁导致的缺铁性贫血、维生素 B_{12} 和 / 或叶酸缺乏导致的巨幼红细胞贫血。

三、缺铁性贫血是如何造成的

1. 需铁量增加而铁摄入不足　多见于婴幼儿、青少年、妊娠和哺乳期妇女。婴幼儿需铁量较大，若不补充蛋类、肉类等含铁量较高的辅食，易造成缺铁。青少年偏食易缺铁。女性月经增多、妊娠或哺乳，需铁量增加，若不补充高铁食物，易造成缺铁性贫血。

2. 铁吸收障碍　常见于胃大部切除术后，胃酸分泌不足且食物快速进入空肠，绕过铁的主要吸收部位（十二指肠），使铁吸收减少。此外，多种原因造成的胃肠道功能紊乱，如长期不明原因腹泻、慢性肠炎、克罗恩病等均可因铁吸收障碍而发生缺铁性贫血。

3. 铁丢失过多　慢性长期铁丢失而得不到纠正则造成缺铁性贫血，人体内大多数铁都存在于红细胞中，长期出血导致红细胞丢失过多，可引起缺铁性贫血，如：慢性胃肠道失血、月经量过多、咯血、血尿、慢性肾衰竭行血液透析、多次献血等。

四、再生障碍性贫血是怎么回事

再生障碍性贫血简称“再障”，是一组由多种病因所致的骨髓造血功能衰竭性综合征，以骨髓造血细胞增生减低和外周血全血细胞减少为特征，临床以贫血、出血和感染为主要表现。

五、巨幼细胞贫血是什么原因造成的

巨幼细胞贫血是由于 DNA 合成障碍所引起的一种贫血，主要是体内缺乏合成细胞 DNA 所必需的维生素 B_{12} 和 / 或叶酸所致，亦可因遗传性或药物等获得性 DNA 合成障碍引起。本症特点是红细胞、白细胞等细胞形态大于正常水平，细胞功能往往有异常，会被人体自身清除。

六、得了贫血怎么治疗

贫血的治疗取决于成因，不同的成因治疗方式差异较大。

1. 缺铁性贫血常使用铁剂治疗，同时改变饮食习惯，建议多摄取可补充铁质的食物。需特别了解缺铁的根本原因，如果与血液流失有关，必须找出引起血液流失的根本原因而加以治疗，例如月经失血过多、十二指肠溃疡、胃溃疡等，有些治疗可能需使用外科手术治疗。血液流失过多通常是较为严重类型的贫血，治疗方式多以输血来改善贫血的症状，如果骨髓无法制造健康的红细胞，可能需要以骨髓移植进行治疗。长期输血需要控制铁的含量，必要时需搭配排铁剂进行治疗。

2. 骨髓相关疾病所引起的贫血需根据疾病种类选用适当的治疗方式，常见的治疗方式有药物治疗、化学治疗（白血病）或骨髓移植。

3. 维生素缺乏性贫血根据造成贫血所缺乏的维生素适量补充，常引起的成因是叶酸与维生素 B_{12}。补充叶酸或维生素 B_{12}，可通过饮食改变，状况严重者可以使用额外补充的方式，例如皮下或肌内注射维生素 B_{12}。

4. 慢性病引起的贫血需针对引起贫血的慢性病进行治疗，如果状况严重，可以输血或注射红细胞生成素来改善症状。

5. 溶血性贫血根据成因进行治疗，非遗传性因素所引起的溶血性贫血就要针对原因加以治疗，例如抗生素治疗感染，或服用抑制免疫系统的相关药物。如果是遗传性因素引起的溶血性贫血，治疗较为困难，主要使用输血（可能需要注意铁质太多的后遗症）、切除脾脏、骨髓移植等方式，部分特殊的遗传性溶血性贫血仍在尝试新的技术或药物进行治疗。

6. 大量失血所引起的贫血通常紧急输血补充所失去的血液。

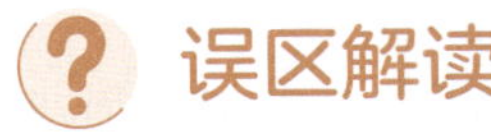

误区解读

误区一:红糖补血效果好

民间一直流行红糖水可以补血的说法,女性在月经期以及产妇分娩后,都经常喝红糖水来补血。从中医角度讲,红糖性温,可活络气血,促进血液循环,从而达到“补血”功效。然而,从西医的角度讲,贫血指的是血液中血红蛋白的降低,如缺铁性贫血,是由于缺铁导致血红蛋白的合成降低,与中医所讲的“气血”是两个完全不同的概念。从营养角度上来讲,红糖是甘蔗经榨汁浓缩形成的带蜜糖(瀡水糖),主要功能是作为碳水化合物提供热量,它保留了较多甘蔗的营养成分,能快速补充体力。相对于白糖,红糖还含有人体生长发育不可缺少的多种氨基酸、维生素和微量元素,对维持和促进健康有正面作用,但并不能起到补血的作用。

误区二:吃保健品能预防贫血

市面上常用补血类的保健品以蛋白铁、多糖铁等居多,其实大部分都是铁剂。但并不是所有贫血都适合服用铁剂补血产品,比如说地中海贫血,血清里并不缺少铁,如果再补充铁质就很容易造成铁中毒。所以购买补血保健产品时,最好是在医生的指导下购买,切勿自作主张加大服药剂量,以免造成铁中毒。

误区三:缺铁性贫血血红蛋白恢复正常就不需要补铁

错误。一般缺铁性贫血患者补铁治疗后 5~10 天后网织红细胞增多,2 周后血红蛋白上升,2 个月以后恢复正常。但此时体内的贮存铁仍处于缺乏状态,所以不能随意停止补铁治疗。一般血红蛋白恢复正常后 4~6 个月,化验血清铁蛋白正常后方可停药。

小贴士

一、如何自查贫血

1. 自己可以通过观察手指甲盖,里面血丝浓度来判断,一般贫血的人手指甲盖偏白,严重的发白;有些人会出现反甲,其特点是指甲盖中央凹陷,四周外翻、跷起，以致在指甲盖的中央放一滴水不会流出，又名“匙状甲”。如果您发现自己手指甲盖呈现上述变化，请及时到正规医院门诊随访。

2. 观察自己的眼睑和口腔黏膜，正常人眼睑及口腔黏膜红润，而贫血患者眼睑及口腔黏膜发白，血丝偏少。

3. 回想是否有体力下降、疲乏、瞌睡、头晕、稍事活动后感心慌气短。如果日常生活中身体发出这些异常信号，不要漠视，要时刻关注自己身体，有情况及时到正规医院接受治疗。

二、缺铁性贫血的患者该如何从饮食中进行调节

缺铁性贫血是由于体内贮存铁（包括骨髓、肝、脾及其他组织内）消耗完后不能满足正常红细胞生成、血红蛋白合成减少而发生的贫血。对于缺铁性贫血的治疗，每天补充铁元素 150~200mg 即可。动物血液、鸡蛋、瘦肉、动物肝脏富含各种营养素，是预防缺铁性贫血的首选食品。每 100g 猪肝含铁 25mg，而且也较易被人体吸收。植物性食物如海带、黑芝麻、菠菜、黑木耳、黄豆、黑豆、紫菜、大米、玉米等也富含铁。一般动物性食品铁的吸收率较高（10%~20%），而植物性食品铁的吸收率只有百分之几。新鲜蔬菜含有丰富的维生素，能促进铁的吸收。

（杨立森）

第二节

什么是过敏性紫癜

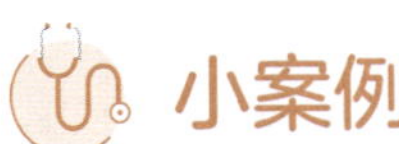

小祁一家去海边游玩，晚上吃了海鲜大餐，十分开心。第二天早上，小祁无意间发现自己双侧小腿、脚踝周围有许多针尖大小的紫红色小点儿，不痛也不痒。父母非常紧张，赶紧带她到医院看，医生看过化验单和查体后告诉他们，小祁得的是过敏性紫癜。小祁的父母很惊讶：孩子昨天还好好的，怎么过了一个晚上就得了这病？过敏性紫癜是咋回事？

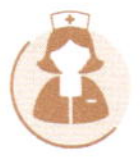

小课堂

一、过敏性紫癜究竟是怎么回事

紫癜是皮肤和黏膜的出血表现，一般不高出皮面，仅于过敏性紫癜时可稍隆起，开始为紫红色，压之不褪色，以后逐渐变浅。

二、引起过敏性紫癜的原因有哪些

1. 细菌、病毒、寄生虫等病原体感染　如小儿感冒、扁桃体炎、肺炎、腹泻、尿路感染、皮肤疮疖等，约半数儿童发病前1~3周有上呼吸道感染史。感染中最常见的是乙型溶血性链球菌引起的呼吸道感染，麻疹、水痘、风疹是常见的发疹性病毒感染，寄生虫感染以蛔虫多见。

2. 食入性过敏原　牛奶、鸡蛋、鱼虾、牛羊肉、海鲜、动物脂肪、异体蛋白、酒精、毒品、香油、香精、葱、姜、大蒜以及一些蔬菜、水果等，都能引起过敏性紫癜的发病，或者使已经治疗好转者复发。

3. 药物和毒物接触 药物如青霉素、磺胺类药物、解热镇痛药(如吲哚美辛等药物)、生物制剂、各种疫苗、血浆制品、血液等,毒物如蜂、蛇、蝎子、蚊虫咬伤等,也可能引起发病。

4. 吸入性过敏原 如花粉、柳絮、宠物的皮毛,以及油漆、汽油、尘埃、化学物品、农药、化学纤维、烟雾等,患儿都可以因为吸入而导致过敏。

三、过敏性紫癜有什么表现

小儿过敏性紫癜发病较急,孩子或家长首先看到的通常是皮肤紫癜,大多开始出现在双侧小腿、踝关节周围,有时还伴有荨麻疹,病情较重的孩子上肢、胸背部也可出现出血点,甚至会有大片淤斑或血性水疱。紫癜的特征是高出皮肤、大小不等、呈紫红色、压之不褪色的出血点。一般 1~2 周消退,也可反复出现或迁延数周、数月不退。

其次是有关节疼痛,约 1/3~2/3 患儿会发生关节红肿疼痛,不能走动。多见于踝关节、膝关节,甚至部分患儿出现关节腔积液。关节肿胀的特点是消退后不留后遗症。

还有少数患儿出现脐周疼痛、呕吐,甚至便血、肠套叠。

另有约 30% 的患儿会出现肾脏损害,如血尿、蛋白尿或管型尿,这种较严重的表现称为过敏性紫癜性肾炎,一般发生在病后 2~4 周。肾炎发病轻重不一,多数为轻型,通常不治自愈,少数可出现肾衰竭、尿毒症。

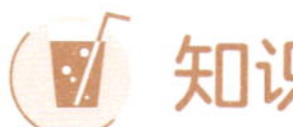

知识拓展

一、紫癜都有哪些类型

紫癜一般可分为两大类:血小板性紫癜和血管性紫癜,前者由血小板减少或功能异常所导致,如再生障碍性贫血、白血病、免疫性血小板减少症、血小板无力症等;后者由血管壁结构或功能异常所导致,如过敏性紫癜、遗传性毛细血管扩张症、感染性紫癜、维生素 C 缺乏病等。过敏性紫癜又可按其特点可分为单纯性、腹型、关节型、肾型、混合型等不同的临床类型。

二、血小板减少性紫癜是怎么回事

与过敏性紫癜不同,血小板减少性紫癜是因血小板被破坏,导致外周血中血小板减少的出血性疾病,以皮肤黏膜及内脏出血、血小板减少、骨髓巨核细胞成熟障碍、血小板生存时间缩短出现等为特征。血小板过度减少导致颅内出血是本病的致死病因。

三、过敏性紫癜该怎么治疗

1. 抗感染治疗　对于感染因素引起的，如病毒、细菌感染，需选用合适的抗生素或抗病毒药物来治疗，同时注意休息。

2. 避免与过敏原接触　对于食物过敏，禁食此类食物即可。对药物过敏所致者，停用该过敏药物。平素应注意防蚊虫叮咬、花粉吸入等。

3. 对症治疗　可选择抗组胺药物来缓解患者过敏症状；维生素C、钙剂可降低血管通透性。

4. 免疫抑制治疗　部分类型患者如伴有肾病综合征的过敏性紫癜患者，可选用糖皮质激素或免疫抑制剂等药物来治疗。

误区解读

误区：紫癜消退时病就好了

不是的。皮肤紫癜只是过敏性紫癜最为明显的症状之一，单纯紫癜消退并不能说明过敏性紫癜治好了。过敏性紫癜容易累及胃肠道，出现腹痛、呕吐，部分有呕血、黑便；其次累及肾脏，出现血尿、蛋白尿等。紫癜即使已经消退，仍有可能累及肾脏，所以定期随访非常重要，一般需要半年或更长时间。

小贴士

一、过敏性紫癜如何预防

1. 注意避免与致病源接触，如花粉、化学物品、油漆、汽油、尘螨等。

2. 过敏体质的儿童不要养宠物，尽量减少与动物皮毛的接触，特别是已经明确致敏原的患儿更应当注意。

3. 注意饮食卫生，勤洗手，不吃不洁瓜果及水生植物，以杜绝肠道寄生虫感染的机会。

4. 加强锻炼，增强体质，提高机体对各种感染的免疫力，避免过敏性紫癜的发生诱因。

5. 注意气候变化，及时增减衣服，预防感冒，房间内定时通风换气以保持居室内空气清新。

6. 在病情未痊愈之前，不要接种各种预防疫苗，必须是痊愈 3~6 个月后，才能进行预防接种，否则可能导致此病的复发。

二、紫癜患者是不是一辈子都要忌口

由于过敏性紫癜出现时，是需要忌口的，但是不需要长期忌口，在病情稳定时期，可以慢慢添加食物种类，不过要循序渐进，不可操之过急，也就是先添加单一的食物，食物没有引起过敏反应即可再添加另一种食物。添加的原则是青菜、水果、猪肉、牛肉、羊肉。若是检查过敏食物是海鲜，那么就要严格控制海鲜的食用，这些食物属于“发物”也就是致敏食物，这是必须要禁止食用的。严格按照医生的医嘱来进行饮食，后期再逐步恢复正常的饮食。

（杨立森）

第三节

深静脉血栓形成怎么办

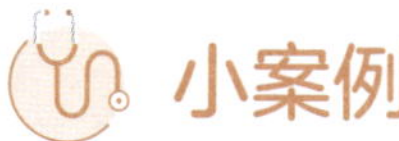

患者女性,58岁,于2005年6月2日赴欧洲进行商务活动,每日忙于开会、谈判可达十余小时,6月11日从意大利返回北京,因工作及旅途疲劳,一直在飞机座位上休息,飞机抵达北京,起身整理行李时即感胸闷、气短、心悸,自认为是疲劳所致并未理会,次日上班路途中又感胸憋闷、心悸、气短、乏力、呼吸困难,立即到医院就诊。医生一番检查,很快明确诊断,她得了一种叫"经济舱综合征"的病。医生解释说:由于飞机空间狭小,久坐后下肢深静脉血栓形成,血栓脱落后导致肺动脉血栓栓塞。坐飞机也能得病?患者百思不得其解。

小课堂

一、什么是深静脉血栓形成

深静脉血栓形成是指血液非正常地在深静脉内形成固体质块的过程。血栓形成后,除少数能自行消融或局限于发生部位外,大部分会扩散至整个肢体的深静脉主干,若不能及时诊断和处理,多数会演变为血栓形成后遗症,长时间影响患者的生活质量;还有一些患者可能并发肺栓塞,造成极为严重的后果。

二、深静脉血栓是如何形成的

血液中存在着一套相互拮抗的凝血系统和抗凝血系统,在正常情况下,

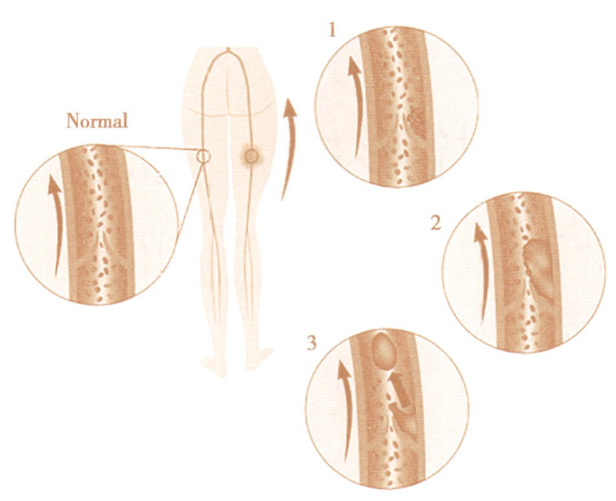

通过复杂而精细的调节，维持血液在血管内呈液体流动状态。当各种原因导致血流速度缓慢，或静脉壁有损伤，或血液凝血系统的功能强于抗凝血系统的功能，就会容易形成血栓。

三、哪些因素容易引起下肢深静脉血栓

1. 肥胖或抽烟　超重、肥胖或抽烟的人容易患深静脉血栓，所以如果体重超重、过度肥胖或者吸烟请考虑减肥或戒烟。

2. 60 岁以上人群　随着年龄增长，深静脉血栓形成的可能性增加，所以 60 岁以上的老人要注意预防深静脉血栓形成。

3. 遗传因素　了解您的家族是否有人过去曾患过深静脉血栓、肺栓塞或其他血栓问题，如果有则风险可能会增加。

4. 血栓性疾病　一些血栓性疾病也会增加深静脉血栓的形成风险，如血栓形成倾向（易栓症）、抗磷脂抗体综合征和红细胞增多症等。

5. 疾病　还有一些疾病容易导致血液高凝状态，如肾病综合征和癌症等。

6. 药物　某些药物如激素也会容易导致血液凝结（尤其是雌激素），如果您正怀孕、刚生产、正服用口服避孕药或接受激素替代疗法，这类激素的水平会升高，也属于深静脉血栓的高危人群。

7. 久坐、久站　其他危险因素如久坐、长期卧床、超过 4 小时的飞机旅行等也可能导致深静脉血栓形成。

四、出现什么表现时要警惕深静脉血栓形成的可能

静脉血管负责全身组织中血液回流到心脏，由于人体静脉系统存在着广泛的侧支循环，当静脉血管内血栓形成时，如果不影响血液的回流，一般早期无症状，这也是静脉血栓形成容易漏诊的主要原因。当血栓形成导致血液回流障碍时，如下肢的深静脉血栓形成时，会出现下肢的肿胀，严重者血栓脱落随血流回流到心脏，然后堵塞肺动脉，出现胸痛、咯血、缺氧等肺栓塞症状。因此，血栓形成的高危人群一旦出现单侧下肢的肿胀甚至疼痛，都要警惕下肢深静脉血栓形成的可能。

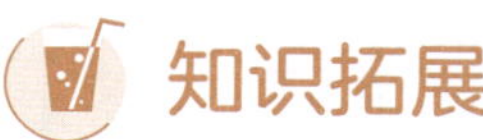

知识拓展

一、什么叫肺血栓栓塞症

肺血栓栓塞症是指来自静脉系统或右心的血栓阻塞肺动脉或其分支所致的疾病，以肺循环和呼吸功能障碍为其主要临床。血栓大部分来源于下肢深静脉，特别是下肢近端深静脉（占 50%~90%），常见于久坐、长期卧床、外科手术后、产后、服用避孕药物者。

二、肺血栓栓塞症有什么临床表现

肺血栓栓塞症的症状因血栓阻塞肺动脉或其分支的部位、快慢而表现出多样性和非特异性。常见症状有：心悸、咳嗽、烦躁、咯血、呼吸困难、胸痛、晕厥甚至休克。临床上有时出现所谓的“三联征”，即同时出现呼吸困难、胸痛及咯血。血栓形成高危人群出现上述典型的“三联征”，要高度怀疑肺血栓栓塞症的可能性。

三、如何评估发生肺血栓栓塞症的可能性

肺血栓栓塞症的诊断较复杂，可根据其临床情况进行临床可能性评估。目前已经研发出多种明确的临床预测评分，最常用的包括简化 Wells 评分和修订版 Geneva 评分量表（表 1-6-1）。

表 1-6-1 肺血栓栓塞症可能性评分

简化 Wells 评分	评分	修订版 Geneva 评分	评分
PTE 或 DVT 病史	1	PTE 或 DVT 病史	1
4 周内制动或手术	1	1 个月内手术或骨折	1
活动性肿瘤	1	活动性肿瘤	1
心率(次 /min)		心率(次 /min)	
≥100	1	75~94	1
		≥95	2
咯血	1	咯血	1
DVT 症状或体征	1	下肢深静脉触痛及单侧下肢水肿	1
其他鉴别诊断的可能性低于 PTE	1	年龄 >65 岁	1
临床可能性		临床可能性	
低度可能	0~1	低度可能	0~1
高度可能	≥2	中度可能	2~4
		高度可能	≥5

注:PTE 为肺血栓栓塞症;DVT 为深静脉血栓形成。

四、发生肺血栓栓塞症如何治疗

(一) 一般支持治疗

对高度疑诊或确诊急性肺血栓栓塞症的患者,应严密监测呼吸、心率、血压、心电图及血气的变化,并给予积极的呼吸与循环支持。对于焦虑和有惊恐症状的患者应予安慰,可适当应用镇静剂;胸痛者可予止痛剂;对于有发热、咳嗽等症状的患者可予对症治疗以尽量降低耗氧量;对于合并高血压的患者,应尽快控制血压;另外应注意保持大便通畅,避免用力,以防止血栓脱落。

(二) 抗凝治疗

抗凝治疗为肺血栓栓塞症的基础治疗手段,可以有效地防止血栓再形成和复发,同时促进机体自身纤溶机制溶解已形成的血栓。一旦明确急性肺血栓栓塞症,宜尽早启动抗凝治疗。目前应用的抗凝药物主要分为胃肠外抗凝药物和口服抗凝药物。前者包括普通肝素、低分子肝素、磺达肝癸钠、阿加曲班、比伐卢定等药物,后者包括华法林、利伐沙班、达比加群酯等药物。

（三）溶栓治疗

如果症状发生在2周以内都可以进行溶栓治疗，常用的溶栓药物有尿激酶、链激酶和重组组织型纤溶酶原激活物。溶栓治疗可迅速溶解部分或全部血栓，恢复肺组织再灌注，减小肺动脉阻力，降低肺动脉压，改善右心室功能，减少严重静脉血栓栓塞症患者病死率和复发率。

（四）急性肺血栓栓塞症的介入治疗

急性肺血栓栓塞症介入治疗的目的是清除阻塞肺动脉的栓子，以利于恢复右心功能并改善症状和生存率。介入治疗包括：经导管碎解和抽吸血栓，或同时进行局部小剂量溶栓。

误区解读

误区一：急性下肢深静脉血栓的患者需要绝对卧床

由于绝大部分的肺栓塞源于下肢深静脉血栓，考虑到早期活动可能增加血栓脱落以及增加肺栓塞的发生风险，急性深静脉血栓患者多被要求严格卧床一段时间。虽然这种理论缺少有力的事实依据，却在过去几十年里一直是临床医生所遵循的治疗方式。近年来，有学者研究认为，对于下肢近端深静脉血栓形成与高危肺血栓栓塞症，在充分抗凝治疗之后尽早下床活动；对于下肢远端深静脉血栓形成与低危肺血栓栓塞症，建议尽早下床活动。

误区二：阿司匹林可以抗静脉血栓形成

对于深静脉血栓形成和肺血栓栓塞症患者的治疗，主要是药物抗凝。抗凝治疗相对复杂，既要经常监测用药情况，又要对饮食进行限制，因此有些患者嫌麻烦不用药或擅自停药，造成肺动脉高压。也有些患者认为阿司匹林也是抗凝药，且服用简单，用阿司匹林代替抗静脉血栓药，结果延误了对静脉血栓形成和肺血栓栓塞症的治疗。事实上，阿司匹林是抗血小板药物而非抗凝药。

小贴士

一、下肢深静脉血栓的家庭护理

得了下肢深静脉血栓后，为了促进静脉回流并降低静脉压，减轻疼痛和水肿，患者卧床休息时一般抬高床头10~20cm，患肢宜高于心脏水平20~30cm。在血栓形成一周后发生肺动脉栓塞的概率较低，在充分抗凝治疗的前提下尽早下床活动。不管是慢性血栓还是新鲜血栓，都不应该对患肢进行按摩、推拿等治疗。建议患者穿弹力袜或用弹力绷带，不但促进静脉回流，还可防止浅静脉曲张、下肢淤血性皮炎等发生。

二、如何预防深静脉血栓形成

深静脉血栓形成重在预防，对高危人群的预防措施包括：饮食宜低脂、高纤维、清淡；多饮水，特别运动大汗后注意补水，预防血液黏稠；避免久坐久站；戒烟；避免下肢术后在小腿下垫枕，影响小腿深静脉回流；鼓励患者的足和趾经常主动活动，并嘱其多作深呼吸及咳嗽动作；让患者尽早下床活动，必要时穿着医用弹力袜；卧床患者应在床上主动屈伸下肢，预防便秘、适当服用缓泻剂；衣着舒适，避免穿着紧身衣。

（杨立森）

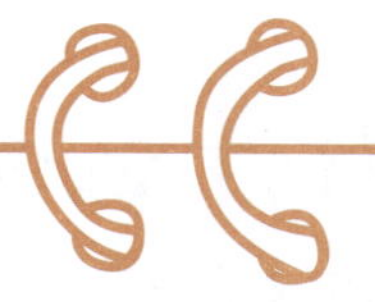

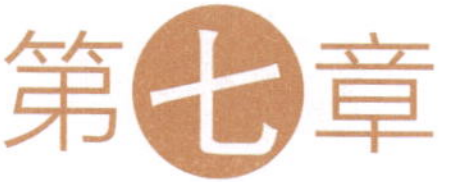

第七章

风湿性疾病

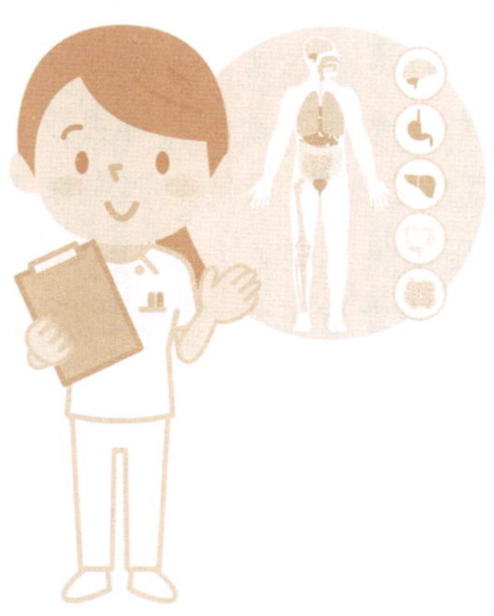

第一节

为什么会得骨质疏松症

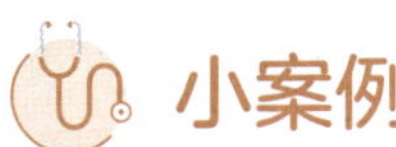

小案例

身体“硬朗”意味着骨质也“硬朗”吗？老李今年已经76岁了，除了有时感觉腰酸腿痛外，身体没啥毛病，按自己的话说还算“硬朗”，平素上街买菜、遛弯散步，没有任何不适的症状。一周前天气晴朗，他打算将自己最喜爱的盆景搬到阳台，一使劲突然感觉腰疼。老李以为腰扭伤了，贴上几张伤湿止痛膏贴，休息几天就好了，也没有太在意。可是一周过去了，腰疼不仅没有好转，反而愈演愈烈，甚至翻身、起坐都感觉困难，只能到医院求助。医生给老李拍了一张腰椎X线片，发现第四腰椎压缩性骨折。医生告诉老李，他的骨骼并不是他所认为的那么“硬朗”，而是严重的骨质疏松，腰椎骨折是骨质疏松的严重并发症。

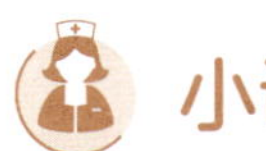

小课堂

一、什么叫骨质疏松症

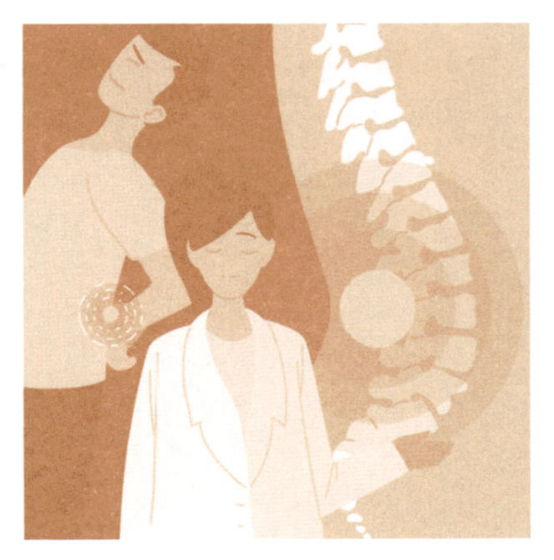

骨质疏松症是由于多种原因导致的骨密度和骨质量下降，骨微结构破坏，造成骨脆性增加，从而容易发生骨折的全身性骨病。

二、骨质疏松症的原因都有哪些

骨质疏松症除了主要与绝经和老年有关的原发性骨质疏松外，还可能由多种疾病引起，称为继发性骨质疏松症。可能引起骨质疏松的常见疾病有：

1. 内分泌疾病　糖尿病(1 型、2 型)，甲状旁腺功能亢进症，皮质醇增多症，性腺功能减退症，甲亢，垂体催乳素瘤，腺垂体功能减退症等。

2. 结缔组织疾病　系统性红斑狼疮、类风湿性关节炎、干燥综合征、皮肌炎、混合性结缔组织病等。

3. 慢性肾脏疾病　多种慢性肾脏疾病导致肾性骨营养不良。

4. 胃肠疾病和营养性疾病　吸收不良综合征、胃肠大部切除术后、慢性胰腺疾病、慢性肝脏疾患、营养不良症、长期静脉营养支持治疗等。

5. 血液系统疾病　白血病、淋巴瘤、多发性骨髓瘤、骨髓增生异常综合征等。

6. 神经系统疾病　各种原因所致的偏瘫、截瘫、运动功能障碍、肌营养不良症、僵人综合征和肌强直综合征等。

7. 长期使用下列药物　糖皮质激素、免疫抑制剂、肝素、抗惊厥药、抗癌药、含铝抗酸剂、甲状腺激素、慢性氟中毒、促性腺激素释放激素类似物或肾衰竭用透析液等。

三、骨质疏松症都有什么症状

(一) 骨质疏松症本身包括三大类症状

1. 疼痛患者可有腰背酸痛或周身酸痛，负荷增加时疼痛加重或活动受限，严重时翻身、起坐及行走有困难。

2. 脊柱变形骨质疏松严重者可有身高缩短和驼背。椎体压缩性骨折会导致胸廓畸形，肺部受压，导致胸闷、气短、呼吸困难等症状。

3. 易发生骨折，常因轻微外伤(如跌倒)，甚至其他日常活动而发生骨折，一般称为脆性骨折。发生脆性骨折的常见部位为胸椎，腰椎，髋部以及桡、尺骨远端和肱骨近端。

(二) 骨质疏松症的危害

疼痛本身可降低患者的生活质量，脊柱变形、骨折可致残，使患者活动受限、生活不能自理，增加肺部感染、褥疮发生率，不仅患者生命质量和死亡率增加，也给个人、家庭和社会带来沉重的经济负担。

知识拓展

一、如何诊断骨质疏松症

对于疾病，只有早期诊断才能进行早期治疗。关于诊断方法，目前主要是通过骨密度的检测，如骨密度降低，骨质疏松即可得到诊断。一般情况下，骨密度检测结果往往以“图片 + 表格”的形式给予反馈：“图片”直观展示的是被检者的骨密度数值位于中国男(女)性骨密度参照曲线图的具体位置；“表格”直接列出 T 值。T 值计算复杂，其临床意义是：-1<T 值 <1 表示骨密度值正常；-2.5<T 值 <-1.0 表示骨量低、骨质流失；T 值 <-2.5 表示骨质疏松症。

二、哪些人需要做骨密度检测

为了早起发现、早期诊断、早期治疗，下列人群均应定期做骨密度检查：女性 65 岁以上和男性 70 岁以上，无其他骨质疏松危险因素；女性 65 岁以下和男性 70 岁以下，有一个或多个骨质疏松危险因素；有脆性骨折史和 / 或脆性骨折家族史的男、女成年人；各种原因引起的性激素水平低下的男、女成年人；X 线片已有骨质疏松改变者；有影响骨矿代谢的疾病（如类风湿性关节炎）和药物史（如糖皮质激素）；身高降低者（目前身高比身高最高值降低 4cm 或以上者）；身高预期降低者（目前身高比近期测量身高降低 2cm 或以上者）。

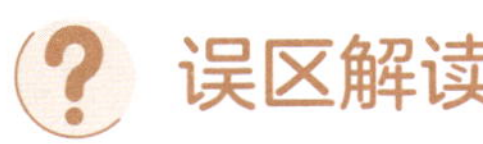

误区解读

误区一：光补钙就能够预防骨质疏松症

钙对于骨质量和强度至关重要，但不是骨质疏松症的唯一要素。合理的饮食、运动及良好的身体功能是防治骨质疏松的基础，单纯补钙效果有限，原因是中老年人的钙吸收功能差异较大，钙在骨质的沉积有限，钙吸收偏少、转化有限，如果骨钙流失持续且严重则无法缓解骨质疏松的进展。

误区二：骨质疏松症的患者补充维生素 D 就可以了

骨质疏松症的发病原因很多，维生素 D 缺乏只是其中原因之一。对于由维生素 D 缺乏引起的骨质疏松，可以通过补充口服营养制剂来得到改善。而如果是因为其他内分泌的原因、遗传的原因、甚至是肿瘤的原因，那么维生素 D 的补充也就于事无补了。补充维生素 D 时须注意：接受充足的阳光照射，促进皮肤合成内源性维生素 D 是最经济的补充方式；日照不足者可每天补充 600~1 000IU 的普通维生素 D；定期监测患者血清 1,25($OH)_2D_3$ 和甲状旁腺素水平，以指导调整普通维生素 D 的补充剂量。建议至少将血清 1,25($OH)_2D_3$ 浓度调整到 20μg/L（50nmol/L），最好在 30μg/L（75nmol/L）以上，以防止维生素 D 缺乏引发的继发性甲状旁腺功能亢进症和骨密度的降低。

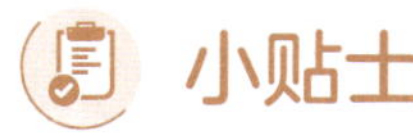

小贴士

一、如何自我筛查骨质疏松

专家给出了一个非常简单的亚洲人骨质疏松自我筛查工具(OSTA):计算OSTA指数。其计算方法是:OSTA指数=(体重kg－年龄)×0.2。OSTA指数>－1、OSTA指数－4~－1、OSTA指数<－4分别代表骨质疏松低、中、高风险级别。如某女士体重58kg,年龄65岁,OSTA指数=(58－65)×0.2=－1.4,估测其骨质疏松中等风险。

二、骨质疏松症患者运动时应该注意什么

骨质疏松症患者骨骼比较脆,运动时容易引起各种意外损伤,所以在运动时要注意以下几点:

1. 选择合适的运动项目　要充分考虑自己的精力和体力,不要做过于剧烈的运动,防止造成骨折,或诱发心脑血管病。运动时要注意劳逸结合,有张有弛。

2. 选择合适的运动场地　参加运动锻炼要因地制宜,如在户外锻炼,宜在地势较平坦、空气清新的地方,也可在室内进行保健操、太极拳等锻炼。

3. 选择合适的运动程序　运动前要做好准备工作,充分活动身体的各个关节使之灵活。参加运动要循序渐进,逐步养成锻炼的习惯,例如从慢走过渡到慢跑;从短距离跑步过渡到长距离跑步等。

(杨立森)

第二节

出现痛风怎么办

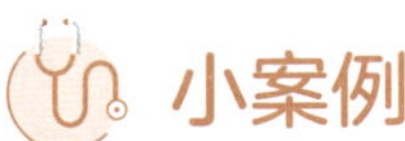

小案例

30岁出头的刘先生血气方刚，生性豪爽，平时免不了应酬。隔三岔五与几位好友一起大碗喝酒、大块吃肉。自认为年轻力壮，还可以肆意挥霍，没想到一次正在喝得起兴的酒局上，症状发作了。脚背红肿，疼得刘先生直叫唤，最后脚都不敢碰袜子。一起喝酒的几个朋友慌忙把刘先生拉到医院的急诊科就诊。医生根据刘先生的生活习惯和症状，为刘先生开具了血尿酸的检查申请单。很快结果出来了，不出医生所料，刘先生的血尿酸明显升高，于是被确诊患了痛风。刘先生很纳闷，自己身强力壮的，平素一点毛病没有，怎么会突然得了痛风呢？

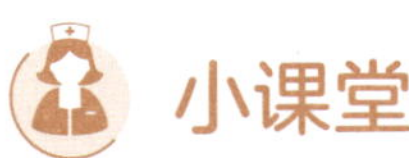

小课堂

一、痛风是什么病

痛风是由于体内一种叫嘌呤的物质代谢紊乱和/或尿酸排泄障碍所致血

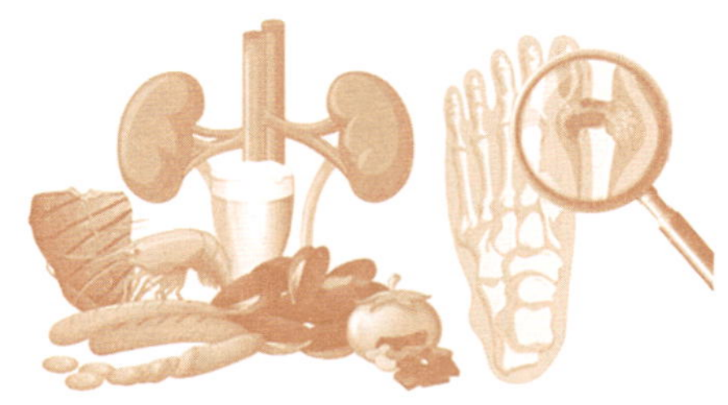

尿酸增高的疾病，典型表现为关节疼痛、红肿、畸形及痛风石形成等不适。痛风是一个常见的代谢性风湿病，由于多发生于生活条件好而运动又少的人群，也常被称为“帝王病”或“富贵病”。

二、诱发痛风的原因

1. 高尿酸血症的遗传易感性　高尿酸血症及痛风具有一定的家族聚集性和易感人群；10%~25% 的痛风患者有阳性家族史；痛风患者的近亲中 10%~25% 有高尿酸血症。因此，痛风可以遗传是肯定的。

2. 过于肥胖　肥胖患者由于体内代谢紊乱，导致尿酸合成增多而肾脏尿酸排泄减少，从而使血尿酸水平升高。

3. 饮酒　酒精与尿酸水平呈直线相关关系。与完全不饮酒者相比，每天酒精消耗量在 10.0~14.9g 能够使痛风危险性增加 32%；每天消耗量 15.0~29.9g，痛风危险性增加至 49%；消耗量在 30.0~49.9g，痛风危险性增加至 96%；消耗量在 50.0g 及以上，痛风危险性增加至 153%。

4. 吃过多的含嘌呤食物　尿酸是人类嘌呤化合物的终末代谢产物，嘌呤代谢紊乱导致高尿酸血症。吃过多的含嘌呤食物等于增加了体内尿酸生成的原材料。

5. 服用了某些药物　利尿剂（尤其是噻嗪类利尿剂）、小剂量阿司匹林、环孢素、他克莫司、吡嗪酰胺等药物升高血尿酸水平，增加痛风的发生风险。

三、痛风急性发作常易累及哪些关节

大多数患者首次发作只是单关节受累。最易受累的部位是大脚趾与脚掌之间的关节（第 1 跖趾关节）。其他常见的受累部位是踝、膝、腕、指和肘关节。一般而言，下肢关节较上肢关节容易受累及，肢体远端关节较近端关节容易受累及。

四、痛风性关节炎有哪些表现

1. 无症状期　不少患者在关节和肾脏症状出现之前仅有血尿酸增高，约 1/3 的患者以后出现关节症状。

2. 急性关节炎期　发病急骤，关节红肿、局部发热和压痛，全身无力、体温升高、头痛等。首次发作常在凌晨，因受累关节剧痛，常从梦中惊醒。

3. 间歇期　间歇期最初为数月或数年，以后发作次数逐渐增多，间歇期缩短，受累关节数目增多，发作时间延长。受累关节在间歇期也存在一定的症状，最后发展为慢性关节炎期。

4. 慢性关节炎期　从最初发病至慢性关节炎期，一般平均时间为 10 年左右。关节出现僵硬畸形、运动受限。约 1/3 的患者可见痛风石、尿蛋白以及输尿管结石等。晚期有高血压、肾和脑动脉硬化、心肌梗死。少数患者死于肾衰竭和心血管意外。

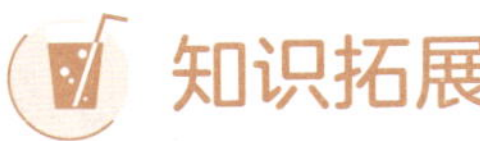

知识拓展

第一次急性痛风发作后该做些什么

痛风一旦发作，其复发的概率逐年增加，随着时间的推移，不断侵蚀人体的骨骼，不仅对关节造成永久性的伤害，并且一步步损害肾脏、血管、心脏等。第一次急性痛风发作意味着拉开了终身与高尿酸血症及痛风抗争的帷幕。因此，首次发作后应做到以下几个关键：

1. 及时就医，明确诊断　明确诊断是进一步治疗和预防的关键。有些患者在没有明确诊断之前服用几片止痛药症状很快就能够得到缓解，此后对自己的病情不管不顾，生活方式“涛声依旧”，缺乏进一步索求确诊的愿望，更谈不上进一步的预防。究其原因，多是因为对该病的长期危害缺乏认识。

2. 谨遵医嘱，规范治疗　痛风的治疗不是发作时的一粒止痛片那么简单，其急性发作期、缓解期、慢性期治疗的重点各不相同，而且还要根据患者的不同情况不断调整用药。因此一定要听从医生的吩咐，进行规范化治疗，切不可盲信所谓的特效药物和特效疗法。

3. 打“持久战”从改善生活方式做起　痛风症状最显著的时候并非对人体危害最大的时候，高尿酸血症和痛风的防治是一场“持久战”。在此过程中，健康的生活方式改善是防治的关键，而且要贯穿于防治的始终。有些患者在症状最明显的时候才有这样的概念，而症状一旦缓解后又忘得烟消云散。

4. 定期复诊，避免盲治　定期复诊是痛风综合治疗不可或缺的一部分。定期复查能利于了解您目前尿酸水平及肝肾功能情况；定期就诊有利于医生了解防治措施的效果及有无药物不良反应、有利于医生根据您的身体状态适时调整治疗方案。

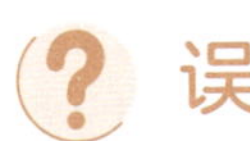

误区解读

误区一：痛风是老年病

既往观点认为痛风九成以上都发生在成年男性身上，往往更青睐中老年人，是个老年病。现在，年轻人也开始越来越多地患上痛风，它再也不是老年人的专属疾病。痛风好发于青壮年男性，女性比较少见，是一种人体代谢系统紊乱性疾病。近年来该病发病率明显升高，呈年轻化。

误区二：血尿酸不高就不是痛风

有些痛风患者，在痛风急性发作期血尿酸并不高，因此怀疑是不是痛风。事实上，某些患者发作期血尿酸之所以不高，是由于疼痛等应激反应。疼痛越剧烈，引发的应激反应越大。应激反应可使血尿酸的排泄增加。疼痛发作期间，患者食欲受到影响，进食量锐减，自然高嘌呤的食物摄入也进一步减少，尿酸的生成减少。由于这时候进食嘌呤食物少，尿酸排除多，往往血尿酸化验结果比真实值要偏低，甚至达到正常范围。

误区三：若痛风不发作就不用吃药

有些人认为痛风只是关节疼痛，痛就吃点止痛药，不痛时就不管。痛风的根本问题是尿酸高，只有把尿酸降下来了，才能减少痛风发作的次数、减少高尿酸对身体造成的伤害。通常建议，要把血尿酸降低到 300μmol/L。所以，经常痛风发作的患者，在不发作的缓解期，也要进行降尿酸治疗。平时多喝开水，至少每日饮水 2 000ml，随时随地小口喝，特别是运动期、睡前、晨起、洗澡后更要喝。

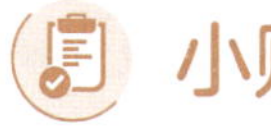

小贴士

一、高尿酸血症患者应该保持怎样的饮食习惯

1. 减少肉类食物的摄取　痛风急性发作期不应食用肉类，缓解期或高尿酸血症状态时，每天平均的红肉类食物摄取量应当控制在 50g 以内为好。动物内脏最好不吃。

2. 减少海鲜类食物的摄取。

3. 减少膳食热量和脂肪摄入量　脂肪本身会阻碍肾脏对尿酸的排泄，而且脂肪高的膳食还会导致肥胖和代谢紊乱。对体脂过高、腰腹肥胖的患者来说，减肥本身就有利于代谢紊乱状态的改善。

4. 改变主食结构　不吃精白 + 油脂的主食组合，适度增加杂粮、薯类比例，增加新鲜蔬菜水果的摄入量，特别是低糖的蔬果。增加低脂奶类的摄入量。

5. 严格戒酒，不喝甜饮料，多喝水。

二、痛风患者应该保持这样的生活方式

生活方式是改变高尿酸血症和预防痛风发作的核心，包括健康饮食、戒烟、坚持运动和控制体质量，即提倡“三低”：低嘌呤、低脂肪、低盐；“三忌”：忌酒精、忌服用降低尿酸排泄药、忌肥胖；“三多”：多喝水、多食新鲜水果蔬菜、多活动。单纯控制饮食不能很好地降低尿酸，强调以减肥为主、饮食为辅的综合防治。积极控制血糖、血压、血脂，戒烟限酒对控制血尿酸也起到重要作用。还应避免使用升高尿酸的药物，如利尿剂（尤其噻嗪类）、环孢霉素、吡嗪酰胺等。痛风患者可选择慢跑等运动项目；运动一定要坚持，不能三天打鱼两天晒网；运动后要多饮水，因为痛风患者本身就是需要大量的饮水来排出自己的尿酸含量，而运动本身也需要饮水。

（杨立森）

第三节

什么是骨关节炎

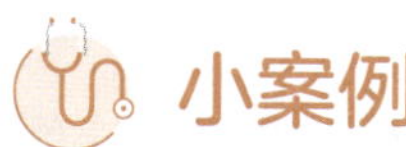

小案例

一位来自四川的老年男性，数十年双手小关节疼痛，关节逐渐膨大、变形。他四处求医，长期按类风湿性关节炎治疗，没有效果。老人原来是一位酱菜厂的工人，由于工厂机械化程度低，腌咸菜需手工操作，这样一干就是几十年，终因过度劳作致关节磨损。后来他查了类风湿因子，是阴性；还拍了双手X线片，符合骨关节炎的改变，确诊为骨关节炎。

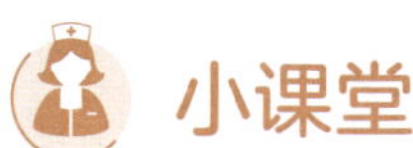

小课堂

一、什么是骨关节炎

细心的您可能会注意到，几乎人体所有的关节表面都有一层光滑、具有弹性的组织，这就是关节软骨。它能缓冲相连骨在走、跳及其他运动时的震动和冲击，类似“垫片”的作用。不难理解，随着时间的推移，这层“垫片”会在各种因素的作用下逐渐老化，医学上称之为“退行性变”，可以表现为纤维化、皲裂、溃疡、脱失、骨刺形成等。关节软骨发生病变就会出现关节疼痛、关节功能障碍(包括关节畸形)等临床表现，这就是骨关节炎。它在中老年人群中很常见，我们平时所说的

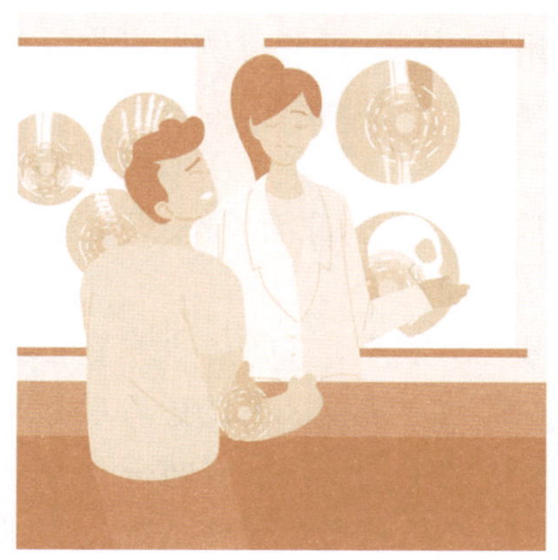

骨关节病、骨质增生、“罗圈腿”、颈椎病、髌骨软化都属于骨关节炎的范畴。

二、骨关节炎一般青睐哪些人

骨关节炎是多种因素引起的关节软骨损伤、破坏导致的关节疾病，一般好发于下列人群：

1. 中老年人　因为随着时间的推移，关节软骨会在各种因素的作用下逐渐老化，年龄越大，患病的可能性就越大。

2. 女性　女性患病危险是男性的 2~3 倍，不少妇女在绝经后很快发生骨关节炎。性激素在男女骨关节炎发病率的差异中起重要作用。

3. 肥胖人群　体重越重，发生膝关节骨关节炎的可能性就越大。肥胖一方面容易发生膝部内翻畸形，使膝关节两侧关节软骨负重不均衡；另一方面，体重越重，关节软骨的负荷也就越重。

4. 关节损伤人群　“O”型腿、“X”型腿患者易使膝关节两侧关节软骨负重不均衡，容易导致负重较重的一侧关节软骨磨损加重。不科学或者不合理的过度运动（如踢足球、打羽毛球、长时间负重步行）都会加重关节软骨的损伤，导致骨关节炎的发生。

5. 长时间阴湿寒冷环境居住或工作的人群　膝关节、腕关节、肘关节、指间关节等这一类的关节周围没有肌肉软组织的包裹，是一种“皮包骨”的状态，其保温性能差，更容易受到寒冷的刺激，导致关节软骨的损伤；另一方面，关节软骨的血供往往比较差，更多地依赖于关节液的营养供应，寒冷刺激使血管收缩，加重关节软骨营养供应的缺乏，导致关节损伤。因此，长时间阴湿寒冷环境居住或工作的人群易患骨关节炎。

三、骨关节炎的临床表现有哪些

1. 疼痛　特点为活动时关节疼痛，休息时减轻，再活动时疼痛更重；关节扭伤、着凉、过劳可诱发或加重关节疼痛；疼痛严重者腿不能活动，甚至影响睡眠。

2. 关节肿胀　关节肿胀源于关节周围组织的增生和关节内积液。初期常因扭伤、着凉而发作，以后将变为持续性肿胀，关节活动时有摩擦感或听起来有弹响。

3. 关节功能障碍　关节活动受限常见于髋、膝关节，关节不能完全伸直，屈曲也不完全。有的患者晨起时关节僵硬及发紧感，俗称晨僵，活动后可缓解。关节僵硬持续时间一般较短，常为几至十几分钟，极少超过 30 分钟。有时突然出现关节完全不能活动，像上了锁一样。由于软骨破坏、骨刺形成、滑膜增生，晚期可导致关节畸形。

4. 膝软　俗称为“打软腿”，为行走中膝关节突然发软，欲跪倒或跌倒的现象，可伴有剧烈的膝关节疼痛。

5. 肌肉萎缩　由于关节疼痛而畏惧活动，长期活动减少会导致肌肉的失用性萎缩，表现为肌肉变得稀松、肌肉收缩力下降。最常见于膝关节病变后小腿肌肉萎缩。

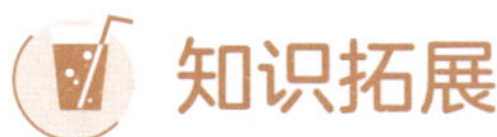

知识拓展

骨关节炎的非药物治疗方法有哪些

骨关节炎的治疗首选非药物治疗，主要的非药物治疗方法包括：

1. 自我行为疗法　纠正一些不良姿势，摒弃一些不科学的锻炼方式，进行合理适量的运动、减肥等，这些自我行为的改善，可以保护关节或减轻对关节的进一步损伤。

2. 物理治疗　主要增加局部血液循环、减轻炎症反应，达到减轻关节疼痛的目的，包括热疗、水疗、超声波、针灸、按摩、牵引、经皮神经电刺激等方法。

3. 行动支持　主要减少受累关节负重，减轻重力对关节的损伤，可采用手杖、拐杖、助行器等。

4. 改变负重力线　根据骨关节炎所伴随的内翻或外翻畸形情况，采用相应的支具或矫形鞋，以平衡各关节面的负荷。

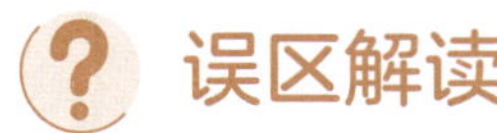

误区解读

误区一：中药治疗骨关节炎效果一定好

在人们传统的中医理念中，“通则不痛，痛则不通”。骨关节炎因为有关节疼痛，所以往往归为痹证。这种痹证通常是指外部环境，如寒冷、潮湿等原因导致的关节疾病，所以也有人认为是“老寒腿”。但现代医学却认为骨关节炎的病因远远超出了痹证的范围，而是多种因素造成的关节软骨的损害。如果不充分认识这一点，盲目地服中药治疗，则会带来严重的不良后果。而且中药并非没有毒性，一些治疗风湿病的活血化瘀、通筋活络的中药常有以毒攻毒的作用，对肝、肾功能等会有损害。因此，从总体看，中药对骨关节炎疗效尚不肯定。

误区二：药物可以消除“骨刺”

许多患者往往病急乱投医，到处寻找消除“骨刺”的药物。实际上，“骨刺”就是增生的骨质，是关节软骨退化后产生的，所以“骨刺”不可能通过药物消除。如果药物能够消除“骨刺”，试想该药会有多么大的不良反应！所以药物能够软化甚至消除“骨刺”完全是一种误导，万万不可相信。

小贴士

如何保护您的关节

1. 生活中注意保暖　阴湿寒冷的环境容易造成关节软骨的损伤，导致关节炎的发生。

2. 走路不宜过久，尤其上下楼梯时要适当休息　走路、爬山运动虽然有利于健康，但运动要掌握适当方法和运动量，一味大量运动会损伤膝部。

3. 避免长时间的半蹲、全蹲或跪姿　这些姿势会使膝关节长时间承受较大压力，损伤身体，对于一些人来说，蹲马步这样的锻炼方式也不一定适合。

4. 避免外伤和过度劳动、少搬重物　外伤会直接损伤膝关节，过度的劳动及搬运重物则往往都会使用腿部的力量，增加关节的负担，会使膝关节过度疲劳，导致膝盖受损。

（杨立森）

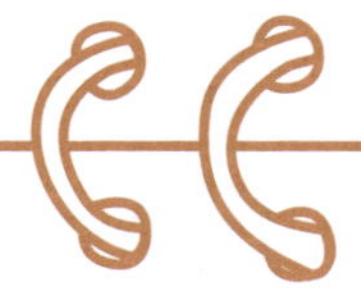

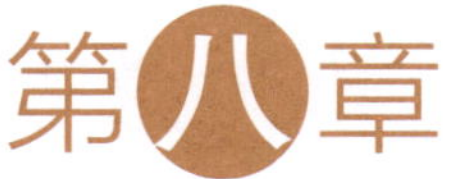

常见传染性疾病

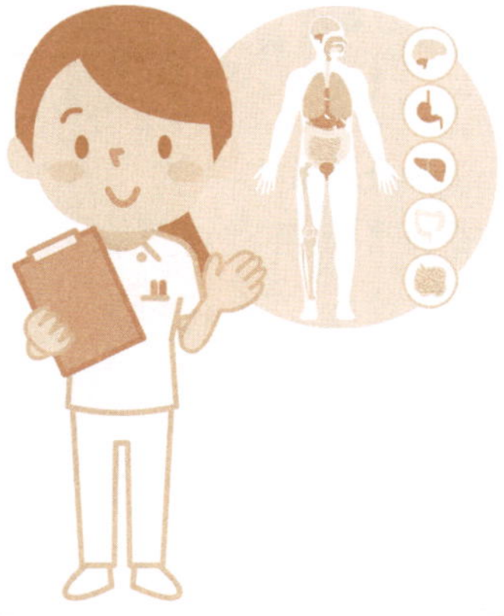

第一节

得了流行性感冒怎么办

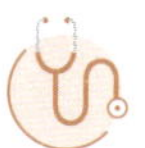

小案例

小李：医生，我从昨天上课的时候，就开始发热，怕冷，全身上下都感觉酸痛不适，还有鼻塞、流鼻涕，我以前身体一直很好，也没得过什么大病，对了，我们班同学中这几天有好几个都和我一样的症状。

全科医生：最近流感高发，我怀疑您是得了流行性感冒，但还需要做一些检查，进一步确认。

小李：那是不是就是个普通感冒？

全科医生：流行性感冒可不是普通感冒，两者差别可大了。下面我们了解一下什么是流行性感冒。

小课堂

一、什么是流行性感冒

流行性感冒简称“流感”，是指流行性感冒病毒引起的急性呼吸道传染病。流感的流行病学特点是突然暴发、迅速扩散，季节性强，冬春季好发，发病率高，一般病死率较低。临床上，具有上呼吸道症状轻、发热和全身症状较重的特点。

二、哪些人容易感染流感病毒

一般人群普遍易感，且可以反复发病。由于流感病毒常常发生变异，所以人类对其难以有效免疫，可以反复发病。

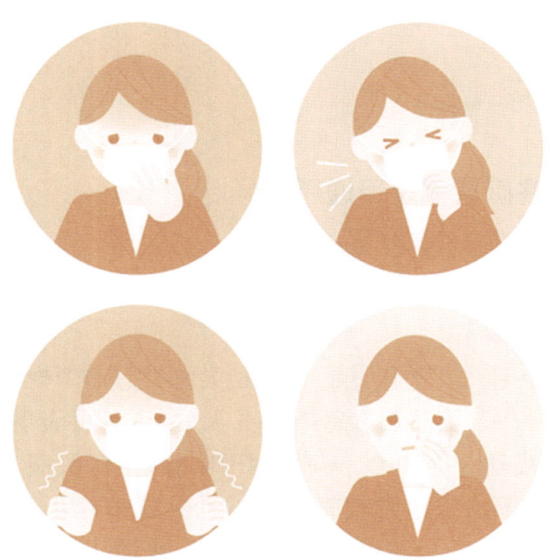

三、流行性感冒常有哪些表现

单纯性流感最常见，一般发病较急，体温可达 39~40℃，有畏寒、寒战、发热、乏力、全身酸痛、头晕头痛等症状，也可有食欲缺乏，恶心、呕吐等消化道症状，胃肠型流感多见于儿童，除发热外，以呕吐、腹泻等消化道症状为显著特点。

中毒性流感临床上极少见，但病死率高，表现为高热、循环衰竭、血压降低，甚至出现休克等严重综合征。

四、流行性感冒通过什么途径进行传播

流行性感冒主要通过空气飞沫传播，也可以通过口、鼻、眼等处黏膜的直接或间接接触传播。

知识拓展

得了流行性感冒需要用抗生素治疗吗

流行性感冒，是由流感病毒感染所致，得了流行性感冒，并不常规使用抗生素，但当出现继发细菌感染时，抗菌药物使用仍是需要的，可以根据标本培养结果合理使用抗菌药物。

误区解读

误区：流行性感冒就是普通感冒

流行性感冒和普通感冒存在较大差别。

1. 感染病原体不同　流感是由流感病毒感染，普通感冒主要由副流感病毒、冠状病毒等感染。

2. 发病季节不同　流感有明显季节性，普通感冒季节性不强。

3. 表现症状不同　流感病毒感染1~3天后，患者可表现为突然发病，怕冷、发热，体温可高达39~40℃，头痛、咽干咽痛、全身酸痛、软弱无力，而咳嗽咳痰、鼻塞流涕等症状常常较轻。流行性感冒治疗不及时可引起肺炎、病毒性心肌炎和神经系统感染等严重疾病。普通感冒的潜伏期大约为1天，往往发病不急骤，以咽部干痒或灼热感、喷嚏、鼻塞、流涕为主要表现。开始为清水样鼻涕，2~3天后鼻涕变稠，伴有咽痛；一般无发热及全身症状，或有低热、头痛。如果后期没有并发细菌感染，病程一般为5~7天，即可痊愈。

4. 治疗原则不同　流感需要早期应用抗流感病毒药物治疗，同时需要隔离患者，保持房间通风。注意休息、多饮水，儿童和老年患者应重视密切观察并发症，如肺炎、心肌炎等。普通感冒目前尚无抗病毒药物，无严重症状者可不用或少用药，以休息、忌烟、多饮水、保持室内空气流通、防治继发细菌感染为原则。

小贴士

如何预防流行性感冒

1. 流行期间应避免到公共场所，到公共场所应戴好口罩。

2. 流行期在公共场所以及室内应加强通风与环境消毒，可用消毒液喷洒消毒。

3. 疫苗接种是预防流感最有效的措施，目前在我国使用的流感疫苗有3种：全病毒灭活疫苗、裂解疫苗和亚单位疫苗。每种疫苗均含有甲1亚型、甲3亚型和乙型3种流感灭活病毒或抗原组分。接种疫苗后可以减少接种疫苗者感染流感和感染流感后发生并发症的概率，降低流感相关住院率、死亡率；

保护老年人、幼儿、慢性病患者、体弱多病者等易感人群，避免与上述人群接触机会较多者感染流感病毒后，传播给这些人群。

4. 药物预防，可以用金刚烷胺、金刚乙胺或奥司他韦进行预防性治疗。

（江凌翔）

第二节

得了肺结核怎么办

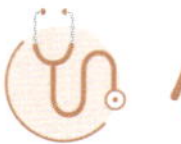

小案例

李先生：医生您好，我从今年上半年开始，就反复咳嗽，也有咳痰，咳黏痰，但量不多，平时经常感觉面部潮热，这段时间又经常出现夜间盗汗，近几个月来体重明显减轻，比以前减轻约 8kg，昨天又出现痰中带血，我以前身体很健康，没做过手术，也没得过大病，到医院做了一些检查，医生说我可能得了肺结核，我的病要不要紧？

全科医生：您先不要急，根据您的病史和目前的检查结果，初步考虑是肺结核，您不用担心，肺结核只要治疗得当，并不可怕。

下面我们来全面了解一下，肺结核是什么样的疾病，该如何防治。

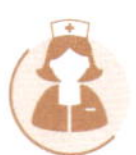

小课堂

一、什么是肺结核

肺结核病俗称“痨病”，是一种由结核分枝杆菌经呼吸道传播引起的严重危害身体健康的传染病，痰里带菌者为其重要的传播源头。人体感染结核菌后不一定发病，当抵抗力降低可引起临床发病。若能及时诊断，并予合理治疗，大多可获临床痊愈。得了肺结核如果不能彻底治疗，就会部分或者完全丧失劳动能力，还会传染给他人。

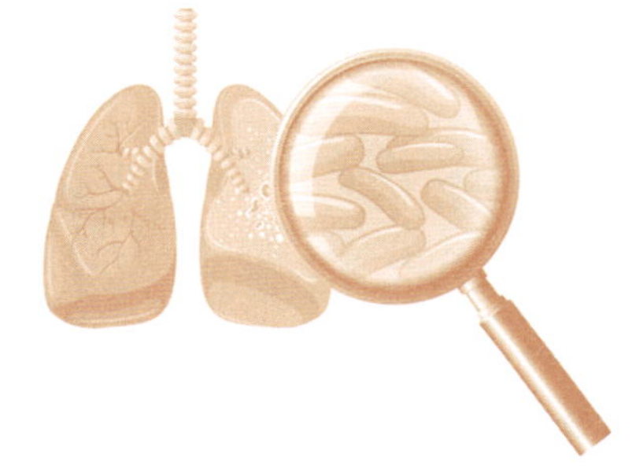

二、什么样的人容易得肺结核

机体抵抗力低下的人群是结核病的易感人群。婴幼儿、体弱的年轻人、老年人、人类免疫缺陷病毒（HIV）感染者、免疫抑制剂使用者、慢性疾病患者、血糖控制不理想的糖尿病患者都是结核病的易感人群；另外生活贫穷、居住拥挤、营养不良人群以及由自然感染率较低的地区移居至结核病高发地区的新移民，因缺乏对结核菌的获得性特异性抵抗力而成为易感人群。

三、肺结核可以通过什么样的途径传播

肺结核传播途径主要为空气传播，患者咳嗽排出的结核分枝杆菌悬浮在飞沫中，当被人吸入后即有可能引起感染。其他途径如饮用带菌牛奶经消化道感染，经胎盘引起母婴间传播，经皮肤伤口感染和上呼吸道直接接种均极罕见。

四、出现哪些症状需警惕肺结核

1. 发热，特别是午后低热，同时可能有倦怠、乏力、精神不振，有时出现食欲减退、消化不良、消瘦、夜间盗汗、两面颊潮红等。

2. 呼吸道症状较为常见，主要表现为轻度咳嗽、有痰或痰中带血。

3. 结核性胸膜炎的患者可出现胸闷、胸痛、气短。

4. 有的患者可表现为高热，常被按感冒处理而延误就诊。

5. 有的小孩出现性格改变，易急躁吵闹。

6. 一些女性肺结核患者还可能出现月经失调或闭经。

肺结核的临床表现大多无特异性，有些症状重，有些症状轻微甚至无任何症状，确定是否患肺结核需要综合病史、体格检查、实验室检查、胸部影像学检查等。

五、肺结核能完全治好吗

不管是首次治疗的肺结核还是复发后再次接受治疗的肺结核，只要对抗结核药物敏感，经过正规的治疗，都能够完全治好。

少部分耐药患者对很多药物都有耐药性，它的治疗疗程会较长，效果相对较差，但大多数的结核患者，只要坚持治疗原则，配合医生，都能够治好。

六、肺结核会咯血吗

肺结核患者会出现咯血症状。出现咯血的原因是人体感染结核分枝杆菌后，患者肺部会出现局部变性、坏死等病理改变，病变累及或侵蚀到血管，

患者就会出现咯血的症状。咯血量主要取决于病变累及的血管大小及类型。肺结核患者有 1/3 患者会出现咯血，影像学检查发现有空洞的肺结核最易发生咯血。

患者朋友出现少量咯血也不用非常紧张，建议先到医院明确病因，做一些相应检查，及时进行治疗。

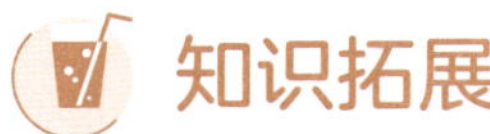

知识拓展

一、结核性胸膜炎是怎么回事

结核性胸膜炎是因为结核分枝杆菌感染胸膜所引起的炎症。其临床症状主要表现为发热、咳嗽、胸痛、呼吸困难及胸膜腔积液。当结核分枝杆菌进入胸膜腔，而人体正处于高度过敏状态时，可能引起渗出性胸膜炎。如果只是单纯性结核性胸膜炎的话，一般是不会传染的，只有同时合并有肺结核的患者才具有传染性，才需要隔离。

二、肺结核和肺癌有关系吗

肺结核是结核菌感染引起的呼吸道传染病，而肺癌是常见的恶性肿瘤之一，与吸烟、大气污染和人体免疫力下降有关。肺结核与肺癌虽然没有直接的联系，但是肺结核对肺部会造成慢性损害，对肺癌的发生有间接促进作用。

另外，有些肺癌与肺结核较难区分，容易误诊为肺结核。

误区解读

误区一：肺结核的患者都有传染性

并不是所有的肺结核患者都有传染性，只有显微镜检查痰涂片中有结核菌的患者才有传染性，医学上称为排菌患者，他们是结核病的传染源。痰涂片没有找到结核菌的肺结核患者，传染性不大或没有传染性。

误区二：肺结核的患者都有咳嗽症状

不是所有肺结核都会有咳嗽症状，每个人体质不一样，病灶部位不一样，出现症状不一样，有些肺结核症状不是很典型，可以没有咳嗽咳痰等症状，由体检发现。

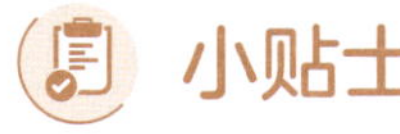

小贴士

怎样预防肺结核

1. 生活有规律，避免长期过劳和精神紧张，饮食均衡，适当进行锻炼，增强抵抗力。

2. 预防与结核病有关的相关疾病，如糖尿病、艾滋病、硅沉着病、胃肠道疾病、肿瘤、器官移植、长期使用糖皮质激素等。

3. 对高发人群进行预防性治疗　重点对象是新发现的排菌肺结核患者家庭内受感染的儿童，特别是5岁以下儿童和结核菌素试验反应≥15mm或有水疱的成员。

4. 防止结核菌传播

(1) 减少结核菌播散：加强健康教育，养成不随地吐痰的卫生习惯；结核病患者的痰应进行焚烧或药物消毒处理；患者在咳嗽、打喷嚏时，要用手帕捂住嘴或戴口罩，不要近距离面对他人大声说话；患者所用物品应经常消毒和清洗。

(2) 减少环境中结核菌的浓度：结核菌容易在通风不良的较密闭环境中传播。因此要养成定时开窗通风的习惯。

(3) 注意隔离：减少接触痰菌阳性肺结核患者，选择日照充足、通风良好的房间作为患者居室，最好单独住一间房，如果没有条件也要分床睡。室内要经常通风。

5. 为儿童接种卡介苗　接种卡介苗可以使儿童产生一定水平的特异性抵抗力，减少感染机会，或在感染自然结核分枝杆菌时限制细菌的生长繁殖，减少细菌数量，预防儿童结核病，特别是预防结核性脑膜炎、血行播散性严重结核病。

（江凌翔）

第三节

乙肝真的可怕吗

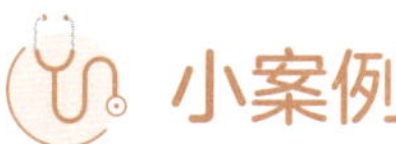

陈某：医生您好，我从上个星期开始就感到全身无力，胃口也不好，看到油腻的食物就有恶心不适，同时发现小便发黄，眼睛发黄，皮肤也有点变黄，这几天在家休息，但这些症状好像越来越严重。我妈妈和外婆都是乙肝患者，外婆前几年还死于肝硬化、肝癌，我现在这个症状，是不是也是肝癌？

全科医生：您先不要急，根据您目前的症状和检查结果，疾病诊断初步考虑是乙型肝炎，但乙型肝炎一定会演变成肝硬化、肝癌吗？下面让我们全面了解一下乙型病毒性肝炎。

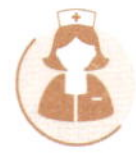

小课堂

一、什么是乙型肝炎

乙型病毒性肝炎简称“乙肝”，是由乙型肝炎病毒引起的以肝脏病变为主的一种传染病，临床上以食欲减退、恶心、上腹部不适、肝区痛、乏力为主要表现。部分患者可有黄疸、发热和肝大，可伴有肝功能损害。有些患者可慢性化，进展为慢性乙肝，甚至发展成肝硬化，少数可发展为肝癌。

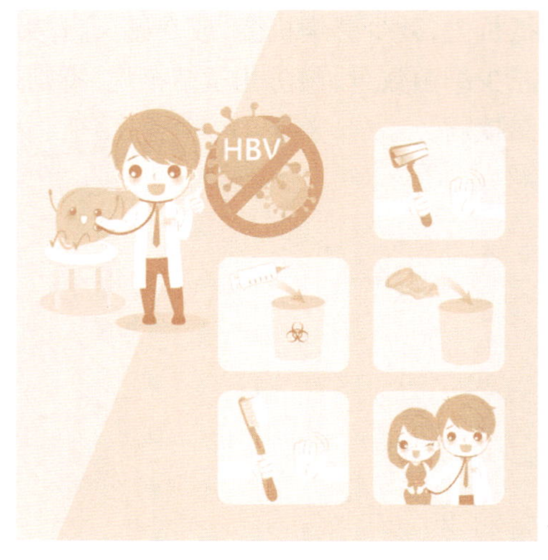

二、病毒性肝炎有哪几型

常见的病毒性肝炎有以下几型：

1. 甲型病毒性肝炎　简称“甲肝”，分布非常广泛，主要是由于食用了受甲型肝炎病毒污染的食物和生水而感染，冬春季多见，可造成大流行。

2. 乙型病毒性肝炎　简称“乙肝”，是世界性分布的传染病，主要通过母婴、血液、性接触传播。

3. 丙型病毒性肝炎　简称“丙肝”，传播途径与乙肝相同，虽然感染者相对较少，但丙型病毒性肝炎后果更严重，更容易转为慢性，也更容易发展为肝硬化、肝癌。

4. 丁型病毒性肝炎　简称“丁肝”，丁型肝炎病毒只有在存在乙肝病毒的个体中才能传播，因此正常人不会得丁型病毒性肝炎，只有乙型病毒性肝炎患者或乙肝病毒携带者才有可能感染丁型病毒性肝炎。

5. 戊型病毒性肝炎　简称“戊肝”，传播途径与甲型病毒性肝炎相似，但四季散发，且感染对象以中年、老年及孕妇为主。

上述 5 种肝炎病毒中，乙型肝炎是最常见的病毒性肝炎，全球约 20 亿人曾感染乙肝病毒，其中慢性感染者约 2.4 亿人。我国也是乙肝大国。2014 年中国疾病预防控制中心流行病学调查结果显示，我国目前约有 9 300 万慢性乙肝病毒感染者，其中 2 000 万为慢性乙型肝炎患者。

三、乙肝病毒有哪些传播途径

乙型肝炎属于经血液传播性疾病，主要通过输血或血液制品、共用注射器吸毒、使用未经严格消毒的医疗器械、垂直传播（主要为母婴传播）、性接触等方式传播。垂直传播是我国乙型肝炎最主要的传播途径。

四、乙肝患者应该怎样控制病情

1. 饮食控制　酒精的主要代谢产物乙醛，对肝脏有直接的损害作用，使肝细胞发生变性和坏死，并且饮酒本身就会加重已有病变肝脏的负担，可以使病情加速向肝硬化、甚至肝癌方向演变。因此，乙肝患者应无条件戒酒。

乙肝患者宜适当进食优质蛋白、低脂肪食物，如：玉米、面条、花生米、豆制品、莲子、红枣、黄鱼干、墨鱼干、香菇、瘦猪肉、鸽肉、鲫鱼等，有利于肝细胞的再生和修复；且宜多进食新鲜蔬菜和水果，补充身体所需的维生素及微量元素。

2. 适量运动　适宜地多做些户外活动，既可使人气血通畅，促进吐故纳新，强健身心，又可以怡情养肝，达到护肝保健目的，因此，乙肝患者应注意劳逸结合，增强自身抵抗力。

3\. 心情舒畅　保持乐观积极的心态可调动机体的免疫系统，提高自身的免疫力，有利于疾病的早日恢复。

4\. 用药规范　因为所有药物都要在肝脏内分解、转化、解毒、代谢，盲目服用保肝药必定会加重肝脏的代谢负担，因此，乙肝患者用药务必在专业医生指导下服用，以免造成肝脏多重创伤。

5\. 定期复查　乙肝患者应3~6个月检查1次肝功能、乙肝病毒定量、肝癌标志物、乙肝五项等，随时观察病情，如有抗病毒治疗指征，启动抗病毒治疗。抗病毒治疗的目标：最大限度地长期抑制乙肝病毒复制，减轻肝细胞炎性坏死及肝纤维化，达到延缓和减少肝功能衰竭、肝硬化失代偿、肝癌及其他并发症的发生，从而改善生活质量和延长生存时间。

五、乙肝患者怎样保护自己，保护家人

乙肝患者保护家人的第一步是保护自己，需要正确认识疾病，选择正规医院，遵从医嘱，积极、规范进行治疗，定期复查。最大程度控制病情，改善生活质量，延长生存时间。

乙肝患者保护家人，从动员接种疫苗开始，乙肝患者的家庭成员接种乙肝疫苗是预防乙肝的最有效方法。

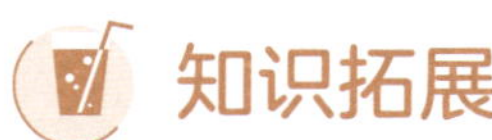

一、怎样看懂乙肝病毒检测报告

乙肝病毒检测，也称为乙肝DNA检测，血清中乙肝病毒的DNA是乙肝病毒复制的最可靠的定量指标，目前普遍使用灵敏度和精确度高的实时定量聚合酶链反应法检测。病毒的复制量并不代表肝细胞损伤的程度，不能把乙肝病毒复制指标当作肝损伤的标志。肝功能才是反映肝损伤程度的指标，但是病毒量较高的人更容易刺激机体免疫系统，引起肝炎，所以乙肝病毒量较高的人更应该定期检测，以便早期治疗。

二、什么是“大三阳”和“小三阳”

乙肝病毒共有三种抗原成分，分别是表面抗原、核心抗原和e抗原，这三种抗原可以刺激人体产生三种抗体，分别是表面抗原抗体、核心抗体、e抗体，因为一般方法很难检测到乙肝核心抗原，所以常规检查只能检测到五项指

标，俗称“乙肝五项”或“乙肝两对半”。

这五项中，如是表面抗原、e抗原和核心抗体三项阳性，就是人们常说的乙肝“大三阳”感染者。

如果是表面抗原、e抗体和核心抗体三项指标阳性，就是人们常说的乙肝“小三阳”感染者。

三、男性乙肝患者可不可以要小孩

患有乙肝的男性，其精子中可检出乙肝病毒DNA，随着精子进入卵细胞，尽管母亲无肝炎，但这种受精卵在形成胚胎过程中，乙肝病毒也在不断增殖，使子代成为乙肝患者或病毒携带者，因而，这种乙肝病毒的传播方式称为父婴传播。但是这种传播方式的概率很小，几乎可以忽略不计。所以男性乙肝患者可以正常地生育。

另外，许多男性乙型肝炎患者正在抗病毒治疗，在抗病毒治疗期间担心药物对精子的影响不敢生育，或为了生育而中断治疗。根据目前研究，抗乙肝病毒药物中只有干扰素有明确的抗生殖作用，所以在应用干扰素治疗以及停用干扰素6个月以内，不建议生育，其他核苷（酸）类药物如拉米夫定、阿德福韦酯、替比夫定、恩替卡韦、替诺福韦酯等均没有发现遗传毒性，也未发现对生育力的影响以及其他生殖毒性，因此，在使用核苷（酸）类药物治疗的男性乙型肝炎患者不需要中断治疗，可以正常地生育。

四、如何阻断乙肝的垂直传播

对于母亲乙肝感染，如何阻断乙型肝炎的垂直传播，我国的《慢性乙肝防治指南》（2019年版）中指出，单用乙型肝炎疫苗，阻断垂直传播的阻断率约87.8%，对于乙肝抗原阳性的母亲所生的新生儿，应在出生后24小时内尽早（最好在出生后12小时）注射乙型肝炎免疫球蛋白，同时在不同部位接种乙型肝炎疫苗，在1个月和6个月时分别接种第2和第3针乙型肝炎疫苗，可以显著提高垂直传播的阻断成功率。

五、乙肝母亲可以给孩子喂奶吗

母乳喂养对婴儿生长发育非常重要，但是乙肝病毒感染的母亲，乳汁中含有乙肝病毒，因此很多人都担心母乳喂养会不会增加乙型肝炎垂直传播的风险。

有多项研究表明，乙肝病毒感染母亲所分娩的婴儿在接受常规乙肝疫苗接种后，母乳喂养并不会增加乙肝病毒垂直传播的风险，我国的《慢性乙肝防治指南》(2019 年版)也推荐:新生儿在出生后 12 小时内注射乙肝免疫球蛋白和乙肝疫苗后,可接受乙肝阳性母亲的哺乳。

六、乙肝准妈妈能不能做羊水穿刺

羊膜腔穿刺可以筛查唐氏综合征,但是羊膜腔穿刺可能增加乙肝病毒垂直传播的风险,因为羊膜腔穿刺会破坏孕妇的胎盘屏障,使乙肝病毒有机会进入子宫而感染胎儿,我国的《慢性乙肝防治指南》(2019 年版)指出:对乙肝抗原阳性的孕妇,应避免羊膜腔穿刺,保证胎盘的完整性,尽量减少新生儿暴露于母血的机会。

不能进行羊膜腔穿刺的准妈妈也不用担心,目前有无创 DNA 的产前检测,只需抽血也可以检查胎儿是否有唐氏综合征风险。

误区解读

误区一:有黄疸就是肝炎

这种说法是不正确的。因为某些先天性原因(先天性代谢酶和红细胞遗传性缺陷)以及理化、生物及免疫因素所致的体内红细胞破坏过多,发生贫血、溶血,使血内胆红素原料过剩,均可造成黄疸;结石和肝、胆、胰肿瘤以及其他炎症,致使胆道梗阻,也可造成黄疸;严重心脏病患者心力衰竭时,肝脏长期淤血肿大,可以发生黄疸。

由此可见,只要是血中胆红素的浓度增高,都可以发生黄疸。有黄疸不代表就是得了肝炎。遇到黄疸患者,应根据具体情况,结合体征、实验室检查、肝活体组织检查、超声及 CT、磁共振等理化检查结果进行综合判断,找出黄疸的原因,千万不要一见黄疸就武断为肝炎。

误区二:有黄疸的乙肝患者传染性会更强

认为有黄疸的乙型肝炎患者传染性比肝功能正常的乙肝病毒携带者传染性强是错误的。这种认识来源于 20 世纪 70 年代以前。当时,各种肝炎病毒尚未发现,人们还不能区分甲型肝炎和乙型肝炎,只能通过肝功能和黄疸的检查知道患者得了肝炎。所以,在那个时候,人们误把肝功能和黄疸作为肝炎的诊断标志,提示患者有一定的传染性。

我国的《慢性乙型肝炎防治指南》(2019 年版)指出“乙型肝炎患者和乙肝病毒携带者的传染性高低主要取决于血液中乙肝 DNA 水平,与血清转氨酶或胆红素水平无关。”现在，人们已经能准确地检测出血液中的各种肝炎病毒和病毒的复制状况，在乙肝病毒感染者中，病毒复制越活跃的人传染性较强。因此，乙肝病毒感染者血液中乙肝DNA水平决定了感染者传染性的高低。乙肝患者的传染性与有无黄疸及黄疸严重程度无关。

小贴士

如何与乙肝病毒感染者相处

乙肝病毒不经呼吸道和消化道传播，接触乙肝患者，不需要戴口罩，不需要戴手套。因此，日常学习、工作或生活接触，如同一办公室工作（包括共用计算机等办公用品）、握手、拥抱、同住一宿舍、同一餐厅用餐和共用厕所等无血液暴露的接触不会传染乙肝，乙肝病毒不像乙型脑炎病毒等能够在蚊体内复制存活，流行病学和实验研究也未发现乙肝病毒能经过吸血昆虫比如蚊子、臭虫等传播。

（江凌翔）

第四节

宝宝发热、流涕、全身出疹怎么办

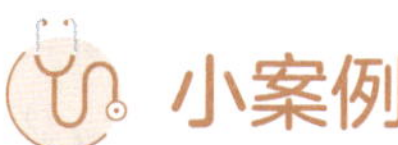

小案例

妈妈：医生您好，我家宝宝今年4岁，4天前就开始发热，当时给用了退烧药，也吃了两天的抗生素，但效果也不是很好，这几天一直有发热，昨天开始脸上、头颈部都发皮疹了，今天皮疹越来越多，您给看一下，是不是过敏了？

全科医生：您先别急，我给您家小宝宝检查了一下，现在体温38.5℃，眼睛有很多分泌物，口腔内有很多的黏膜斑，头面部、胸部、背部以及上肢都有很多的斑丘疹，现在又是冬春季节，这几天有好多小孩都患了麻疹，根据您家小孩的病史，结合目前的体检，我考虑您家小孩不是过敏，而是得了麻疹。

下面我们了解一下，麻疹是个什么样的疾病。

小课堂

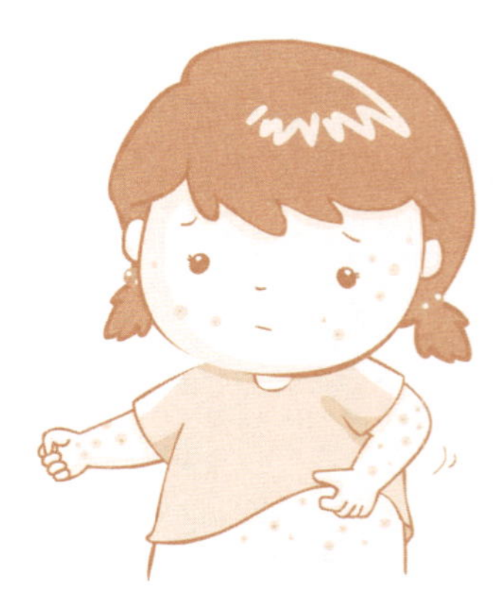

一、麻疹是一种什么疾病

麻疹是由麻疹病毒引起的急性呼吸道传染病，其临床特征为发热、流涕、咳嗽、眼结膜炎、麻疹黏膜斑(科氏斑)以及全身皮肤斑疹、丘疹。

二、麻疹的传染途径有哪些

麻疹主要经呼吸道飞沫传播，患者咳嗽、打喷嚏时，病毒随排出的飞沫经口、咽、鼻部或眼结合膜侵入易感者，密切接触者亦可经病毒污染的手传播，通过第三者或衣物间间接传播很少见。

三、哪些群体易患麻疹

一般人群对麻疹病毒普遍易感，如果对麻疹病毒没有免疫的人群接触了病毒，90% 以上均可发病，病后可获得持久免疫力。6 个月以内婴儿可从母体获得抗体，较少患病。该病主要在 6 个月至 5 岁小儿间流行。

四、患上麻疹会有哪些表现

典型麻疹：

1. 前驱期 约 3~4 天，发热，体温 39~40℃，伴食欲缺乏、乏力、全身不适，同时出现结膜充血、畏光流泪、流涕、咳嗽等。发热 2 天后，口腔颊黏膜上可见麻疹黏膜斑。

2. 出疹期 约 3~5 天。发热 3~4 天后出现红色斑丘疹，始见于耳后、颈部、发际边缘，逐渐蔓延至面部、躯干及四肢，最后达手掌、足底，疹间皮肤正常。随着皮疹发展，全身症状加重，体温可达 40.0~40.5℃，中毒症状加重，咳嗽、流涕加剧。体检可发现全身淋巴结以及肝、脾轻度肿大，持续几周，可出现腹痛、腹泻、呕吐。高热时常有意识不清晰、行为无章、易怒及嗜睡症状，多为一过性，热退后消失。

3. 恢复期 出疹 3~4 天后，皮疹开始消退，消退顺序与出疹相同；在无并发症发生时，食欲、精神也随之好转。疹退后，皮肤留有糠麸状脱屑及棕色色素沉着，7~10 天痊愈。

五、麻疹出疹的特点和顺序

多在发热后 3~4 天出现皮疹。皮疹为稀疏不规则的红色斑丘疹，疹间皮肤正常。病情严重者皮疹常融合，皮肤水肿，面部水肿变形。大部分皮疹压之褪色，但亦有出现瘀点、瘀斑者。

出疹顺序也有特点：始见于耳后、颈部、沿着发际边缘，24 小时内向下发展，遍及面部、躯干及上肢，第 3 天皮疹累及下肢及足部。

六、为何有人接种过麻疹疫苗还会得麻疹

许多人认为打过预防针就不会得麻疹了，甚至怀疑打过疫苗的成人再得麻疹，可能和麻疹病毒变异有关。其实，接种一次麻疹疫苗是不能终身免疫的。目前我国采用的是麻疹减毒活疫苗，接种麻疹疫苗后，人就会产生抗体，这种抗体一般维持 10~12 年，部分儿童 4~6 年抗体就全部消失，抗体消失后

的人群又成为新的易感人群。

七、得了麻疹如何治疗

麻疹为自限性疾病，目前对麻疹病毒尚无特效药物，麻疹的治疗主要为对症治疗，加强护理，预防和治疗并发症。

麻疹的护理：患者应单病室按呼吸道传染病隔离至体温正常或至少出疹后5天，注意卧床休息，保持室内空气新鲜及空气流通，温度适宜，保持眼、鼻、口腔保持清洁，可以用温水洗脸，用生理盐水漱口。饮食方面，饮食易消化、营养丰富的流质或半流质饮食，多饮水。

高热时酌情可用小剂量退热药物以及物理降温。咳嗽可以用祛痰镇咳嗽药，必要时可以吸氧，以及保证水电解质及酸碱平衡等。

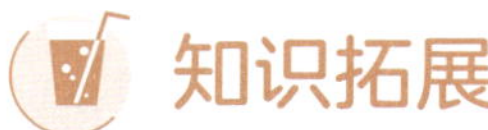

知识拓展

什么叫科氏斑

麻疹黏膜斑（科氏斑）是麻疹早期具有特征性的体征，一般在出疹前1~2天出现。开始时见于下磨牙相对的颊黏膜上，为直径约0.5~1.0mm的灰白色小点，周围有红晕，常在1~2天内迅速增多，可累及整个颊黏膜并蔓延至唇部黏膜，于发疹后的第二天逐渐消失，可留有暗红色小点。

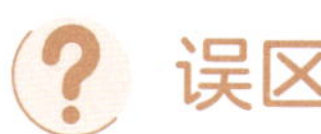

误区解读

误区一：麻疹就是荨麻疹

麻疹与荨麻疹，一字之差，实际是完全不同的两个疾病。

麻疹是由麻疹病毒引起的呼吸道传染疾病。麻疹归为传染性疾病，多为婴幼儿患病。

荨麻疹大多是由于过敏、自身免疫、药物、饮食、吸入物、感染、物理刺激、昆虫叮咬等原因引起皮肤炎症。出疹顺序不确定，症状为皮肤瘙痒，时起时消，患病后应尽早找出过敏原。荨麻疹临床上归为皮肤科疾病。

误区二：麻疹和麻风一样

完全不一样，虽然麻疹和麻风都属于传染性疾病。

麻疹是一种急性传染病，麻风是由麻风分枝杆菌引起的一种慢性具较低传染性的疾病，主要累及皮肤及外周神经。麻风在中国目前几乎没有了，即使发病也能及时治愈。95% 的人对麻风杆菌有抵抗力。

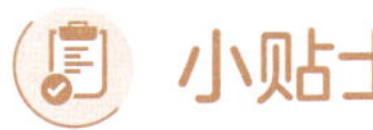

小贴士

成年人是否需要接种麻疹疫苗

近年来，成人麻疹也呈现上升趋势，且与儿童麻疹相比，临床症状更重，并发症多，因此成人麻疹也不容忽视。

通常情况下，人一生只会得一次麻疹，因此如果已经感染过麻疹并痊愈，则有了抗体，不需接种。如果没有得过麻疹，且在 10 年内没有接种麻疹疫苗的人，也需要进行接种。因此没有感染过麻疹的成年人也可以重新接种麻疹疫苗。

（江凌翔）

第五节

什么是带状疱疹

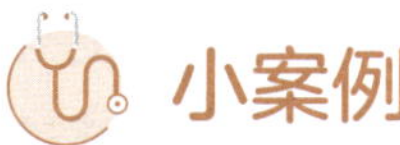

老王：医生您好，我从4天前出现右侧背部跳动性刺痛，部位不固定，晚上疼痛更甚，伴有轻微的头痛、头晕、食欲差及全身乏力等。这两天疼痛越来越厉害，昨天贴了一下止痛膏，今天发现贴膏药的地方出现很多水疱，您帮我看一下。

全科医生：我刚才给您检查了一下，您现在胸背部的水疱，沿着神经走向分布，皮疹有丘疹，也有水疱，而且局限在右侧，结合您说的4天前出现胸部背疼痛的病史，我现在初步考虑您得的是带状疱疹，也就是俗称的“缠腰火龙”。

下面我们来了解一下什么是带状疱疹，以及接下来该怎么治疗。

 小课堂

一、什么是带状疱疹

带状疱疹是由水痘-带状疱疹病毒引起的急性感染性皮肤病，由于病毒具有亲神经性，感染后可长期潜伏于脊髓神经后根神经节的神经元内，当抵抗力低下或劳累、感染、感冒时，病毒可再次生长繁殖，并沿神经纤维移至皮肤，使受侵犯的神经和皮肤产生强烈的炎症。皮疹一般有单侧性和按神经节段分布的特点，由集簇性的疱疹组成，并伴有疼痛；通常年龄愈大，神经痛愈重。本病好发于成人，春秋季节多见。发病率随年龄增大而呈显著上升。部分患者被感染后成为带病毒者而不发生症状，对此病毒无免疫力的儿童被感

染后，可发生水痘。

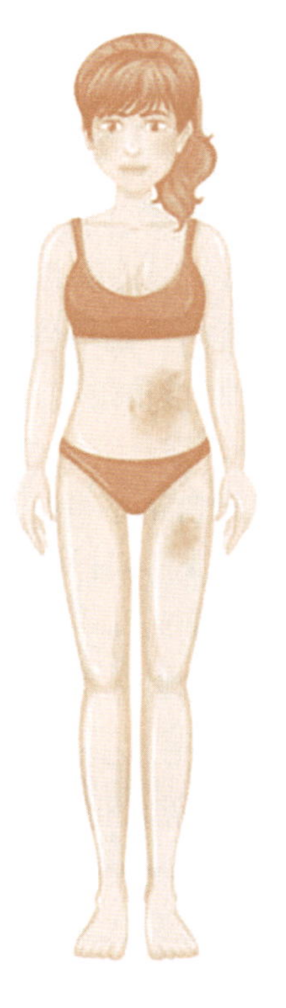

二、哪些人群最容易患带状疱疹

以下三类人最容易得带状疱疹：

1. 老年人　带状疱疹的发病和年龄明显成正比，老年人的机体免疫力不佳、新陈代谢慢，患病后更容易留下神经痛的后遗症。

2. 工作紧张、精神压力长期较大、情绪经常低落、长期熬夜的人也要警惕带状疱疹。

3. 肿瘤患者、患有红斑狼疮等自身免疫性疾病的人，免疫缺陷患者如艾滋病、长期大量使用激素等免疫制剂药物的人也易发生该病。

三、带状疱疹的好发部位都有哪些

带状疱疹最好发部位是腰肋部、胸背部，而且是单侧分布。所以带状疱疹在民间叫“转腰龙”或者是“缠腰火龙”。

带状疱疹的好发部位依次为肋间神经、颈神经、三叉神经和腰骶神经支配区域，所以带状疱疹除了腰肋、胸背，颈神经和三叉神经支配的头面部以及腰骶神经支配的下肢，均为好发部位。

四、如何识别带状疱疹

带状疱疹的诊断要点：

1. 疼痛　疼痛在身体的一侧；疼痛是跳动性的刺痛；疼痛部位不固定；疼痛部位有发热感，在夜间 12 点至凌晨 3 点加剧。

2. 皮疹　一般在神经痛 1~4 日后出现皮疹，局部皮肤起初可见不规则红斑，继而出现数片成群但不融合的粟粒至绿豆大小的丘疹，而后变为水疱，疱液澄清，疱壁紧张、发亮，周围有红晕，常先形成一个水疱群，每群水疱约数个至数十个，然后再发第 2 群，新旧疹群依次沿神经呈带状分布，分批发出。中间皮肤正常。

五、带状疱疹为什么会引起剧烈的神经痛

带状疱疹病毒专门侵犯神经，容易造成神经的损伤，所以会引起剧烈的神经痛，即使疱疹消退后，仍会遗留神经痛。

六、带状疱疹会引起哪些危害

1. 并发细菌感染 若带状疱疹病损发生于特殊部位，例如眼部，则可能导致严重后果，倘若继发细菌性感染，可发生角膜炎、角膜溃疡、结膜炎，患者可发生畏光、流泪、眼睛疼痛，以致视力减退，重者发生全眼球炎而导致失明。带状疱疹病毒感染到面神经，会产生面瘫，出现患侧眼睛不能闭合，患侧面部表情呆板、口角歪斜，不能做吹气动作等。

2. 疱疹后遗神经痛 头部带状疱疹皮疹消退后，疼痛仍可持续一段时间。部分老年患者神经痛可持续数月或年余，可严重影响睡眠和情绪，疼痛程度较重，持续时间较长者可导致精神焦虑、抑郁等表现。

3. 引发内耳功能障碍 发生在耳郭、耳道的带状疱疹，会出现内耳功能障碍症状。患者表现为头晕目眩、恶心、呕吐、听力障碍、眼球震颤等。

4. 引发病毒性脑炎和脑膜炎 当疱疹病毒向上侵犯中枢神经系统，即人体的大脑实质和脑膜时，就会发生病毒性脑炎和脑膜炎，表现为严重的头痛、喷射样呕吐、惊厥、四肢抽搐，以及意识模糊、昏迷而有生命危险。

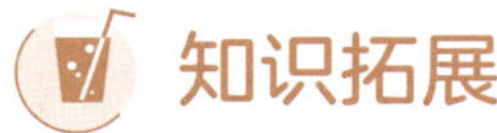

一、得了带状疱疹应该如何治疗

1. 药物疗法

(1) 抗病毒药物。

(2) 神经痛可以选用镇痛药物治疗，重度疼痛药物难以控制时即应考虑用直接有效的感觉神经阻滞疗法。

(3) 免疫调节剂：可减轻症状，缩短病程。

(4) 糖皮质激素：在带状疱疹急性发作早期，系统应用糖皮质激素并逐步递减，可以抑制炎症过程、缩短急性疼痛的持续时间和皮损愈合时间。

2. 中医中药治疗、针灸治疗以及耳针等治疗，具有止痛效果。

3. 物理疗法如紫外线照射等可有一定的消炎、止痛效果。

二、得了带状疱疹是否会获得终生免疫

绝大部分人患过带状疱疹后可以获得终身免疫，很少一部分人会出现复发，复发多为老年、免疫力低下人群。

三、有没有人不得水痘，直接患上带状疱疹

答案是肯定的，确实有人没有得过水痘而直接患上带状疱疹，这是由于水痘可以是隐性感染，这些有隐性感染史的患者，虽然感染了水痘病毒，但没有典型的水痘症状，而水痘病毒已经潜伏在体内，所以，这些没有患过水痘的人也可以出现带状疱疹。

四、水痘和带状疱疹的关系

水痘 - 带状疱疹病毒可由同一种病毒引起两种不同的病症。在儿童初次感染引起水痘，而潜伏体内的病毒受到某些刺激后复发引起带状疱疹，多见于成年人和老年人。

小贴士

一、带状疱疹患者应注意些什么

患者的疱液或糜烂面含有病毒，应妥善处理，避免他人接触，尤其是尚未患过水痘的儿童和其他易感者。

得了带状疱疹，应及早就医治疗，坚持正确的药物剂量和疗程，保持皮损清洁，避免继发细菌感染，适当休息，保证足够营养。神经营养类药物对缓解神经炎症与神经痛也有一定帮助，常用药物有甲钴胺、维生素 B_1 和维生素 B_{12} 等，口服或肌内注射。

二、如何预防带状疱疹

目前无有效办法直接预防带状疱疹，主要是预防水痘。水痘的预防最重要的措施就是切断传播途径，切断传播途径的最有效方法就是隔离被感染的水痘患儿，隔离的时间应以患儿皮疹全部结痂为止。

（江凌翔）

第六节

我们应该如何应对狂犬病

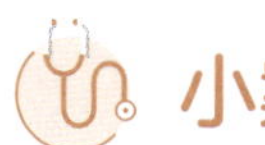

小案例

陈某:医生您好,我弟弟这3天人特别亢奋,很容易激动,容易发怒、烦躁,而且这几天都见不得光,也听不得水,一看到灯光或听到水声,就会全身抽动,现在症状好像越来越严重。

全科医生:您弟弟最近有没有到过什么地方,近期有没有被什么动物咬伤、抓伤过?

陈某:有的,今年上半年我弟弟在小区里玩,看到一条流浪狗,就逗狗玩,结果被狗咬伤手背,当时还出了一些血,后来自己拿纱布包了一下,没再出血,就没有去医院看了。

全科医生:根据您陈述的病史,结合您弟弟之前被狗咬伤的病史,您弟弟很可能得了狂犬病。现在需做进一步检查,如果确诊是狂犬病,那后果很严重。

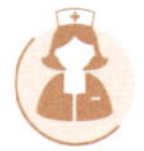

小课堂

一、什么是狂犬病

狂犬病是狂犬病毒所致的急性传染病,人和动物都可患此病,多见于犬、狼、猫等肉食动物,人多因被病兽咬伤而感染。临床表现为特有的恐水、怕风、喉部痉挛、肢体瘫痪等。因恐水症状比较突出,故本病又名恐水症。我国的狂犬病主要由犬传播,对于狂犬病尚缺乏有效的治疗手段,人患狂犬病后的病死率几近100%,故对于狂犬病最重要的是加强预防。

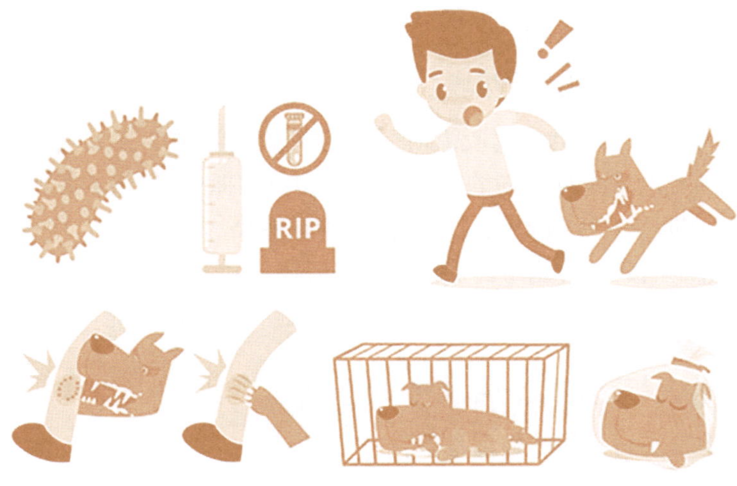

二、狂犬病的潜伏期有多长

狂犬病毒感染到患者表现出明显症状的一段时间就是狂犬病潜伏期，潜伏期长短不一为本病的特点之一。大多数在 3 个月以内发病，超过半年者占 4%~10%，超过 1 年以上者约 1%，根据世界卫生组织的记载，最长一例达 6 年。

三、狂犬病的典型症状有哪些

典型临床表现过程可分为以下 3 期：

1. 前驱期　常有低热、食欲减退、恶心、头痛、倦怠、周身不适等，酷似“感冒”；继而出现恐惧不安，对声、光、风、痛等较敏感，并有喉咙紧缩感。较有诊断意义的早期症状是伤口及其附近感觉异常，有麻、痒、痛及蚁走感等，持续 2~4 天。

2. 兴奋期　表现为高度兴奋状态，极度恐惧不安、恐水、怕风。本期持续大约 1~3 天。

恐水是狂犬病的特殊症状，典型者虽然渴极，但不敢饮水，见水、饮水、听流水声甚至仅提及饮水时，均可引起严重咽喉肌痉挛而表现为声音嘶哑、吞咽困难。怕风也是常见症状之一，微风或其他刺激如光、声、触动等，均可引起咽肌痉挛，严重时尚可引起全身疼痛性抽搐。

3. 麻痹期　肌肉痉挛停止，患者逐渐安静，但出现弛缓性瘫痪，尤以肢体软瘫多见。眼肌、颜面肌肉及咀嚼肌也可受累，表现为斜视、眼球运动失调、下颌下坠、口不能闭、面部缺少表情的等，最后因呼吸、循环衰竭死亡，本期一般持续 6~18 小时。

狂犬病的整个病程一般不超过6天。

四、狂犬病毒如何传染

狂犬病主要是通过动物咬人时牙齿上带的唾液中的狂犬病毒侵入并感染人体。也可由带病毒动物的唾液经各种伤口和抓伤、舔伤的黏膜及皮肤入侵，少数可在宰杀病犬、剥皮、切割等过程中被感染。

蝙蝠群居洞穴中含病毒的气溶胶亦可经呼吸道进入人体导致人的感染。

此外，移植了狂犬病患者的器官或组织，也有传播的可能。

五、被犬等动物咬伤后需要如何处理

被动物咬伤后具体的处理方法：

一洗：尽快用肥皂水（或其他弱碱性清洁剂）和有一定压力的流动清水如自来水彻底冲洗被咬伤口，冲洗至少15分钟，把含病毒的唾液、血水冲掉。冲洗时应避免水流垂直于创面，应让水流方向与创面成一定角度，以提高冲洗效果并减少冲洗导致的组织损伤。

二挤：能挤压的伤处，要边冲水边挤压，不让病毒吸收到人体内。

三消：冲完后，马上用含碘制剂或其他具有病毒灭活效力的皮肤黏膜消毒剂涂擦或消毒伤口内部。

经过上述处理后，尽快到正规医疗机构进行伤口的进一步处理以及接种狂犬病疫苗，必要时需注射狂犬病免疫球蛋白。

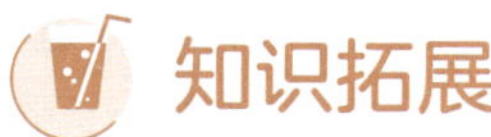

知识拓展

一、什么是十日观察法

十日观察法是指被可疑的狂犬病动物（狗或猫等）咬伤、抓伤后，将动物留观十日（在狂犬病流行的疫区需要先注射疫苗再观察），如果咬人的动物在十天的观察期内没有发病或死亡；如果伤人动物有2次明确记载有效的狂犬病疫苗免疫接种史；如能进行实验室检测，即能立即杀死动物进行检测，经可靠的实验室诊断技术证实动物不携带狂犬病病毒，则可以停止注射剩下的疫苗。

二、全程接种狂犬病疫苗后再次被狗咬伤如何处理

一般情况下，全程接种狂犬病疫苗后体内抗体水平可维持至少1年。如

再次暴露发生在免疫接种过程中，则继续按照原有程序完成全程接种，不需加大剂量；全程免疫后半年内再次暴露者一般不需要再次免疫；全程免疫后半年到1年内再次暴露者，应当于0和3天各接种1剂疫苗；在1~3年内再次暴露者，应于0、3、7天各接种1剂疫苗；超过3年者应当全程接种疫苗。

误区解读

误区一：被狗咬了一定会得狂犬病

不一定。只有携带狂犬病毒的动物才是狂犬病的传染源，即使被狗咬伤，如果是不带狂犬病毒的健康的狗，则不会得狂犬病。

误区二：被猫咬、抓破皮就会感染狂犬病

一般情况下被猫咬不会得狂犬病，但如果猫正处于狂犬病期间，被猫咬到，就有可能感染狂犬病毒，尤其是流浪猫，携带的病毒很多，一旦抓伤，需引起注意。

误区三：吃狗肉会感染狂犬病

健康狗肉并不携带狂犬病毒，即便是感染狂犬病毒的动物的肌肉几乎不含有病毒。完全烹熟的、风干的、腌制的狂犬动物肉不会对食用者造成风险。

真正感染狂犬病的风险在于处理未知来源的动物——尤其在处理大脑、脊柱和唾液腺时。狗肉只要烹熟煮透，是不会传播狂犬病的。

误区四：狂犬病会在人与人之间传染

一般不会。即便是狂犬病患者，因其唾液中所含病毒量较少，一般不会形成人与人之间的传染。

小贴士

一、孕期和哺乳期可以接种狂犬病疫苗吗

因为狂犬病是致死性疾病，因此孕妇被狗或猫伤后也应尽早接种狂犬病疫苗。使用合格狂犬病疫苗一般不会给孕妇带来不良反应，也不会影响胎儿。

哺乳期是可以接种狂犬病疫苗的，狂犬病疫苗也不会对哺乳有任何影

响，可以放心继续哺乳。

二、怎样预防狂犬病

（一）管理传染源

对家庭饲养动物进行免疫接种，管理流浪动物。对可疑因狂犬病死亡的动物，应将其焚毁或深埋，切不可剥皮或食用。

（二）正确处理伤口

被动物咬伤之后，按照一洗（冲洗伤口）、二挤（边冲洗边挤压伤口）、三消（75% 的酒精擦洗消毒伤口内外）方式处理伤口。

（三）接种狂犬病疫苗和狂犬病免疫球蛋白

预防接种对防止发病有确切作用，包括主动免疫和被动免疫。人一旦被咬伤，疫苗注射至关重要，严重者还需注射狂犬病血清。

1. 主动免疫注射狂犬病疫苗。

2. 被动免疫注射狂犬病血清，该血清含有高效价抗狂犬病免疫球蛋白，可直接中和狂犬病病毒，应及早应用，伤后即用，伤后一周再用几乎无效。

（江凌翔）

第七节

性行为后浑身不适，是否染上了艾滋病

小案例

小李：医生您好，我 1 个月前和别人发生过无保护的性关系，这几天一直感觉全身无力，还有发热，头痛，这几天一直有腹泻，四肢关节疼痛，我上网查了一下，有可能是艾滋病的症状。今天上午到医院查了血，现在报告是人免疫缺陷病毒抗体初筛阳性，您帮我看一下，这个是不是就是得了艾滋病，艾滋病是不是无药可治的绝症？

全科医生：您先别紧张，首先，您现在是人免疫缺陷病毒抗体初筛阳性，这个还不能确诊艾滋病，需要进一步作血清确诊试验才能明确诊断。

下面我们来了解一下，什么是艾滋病，艾滋病如何防治。

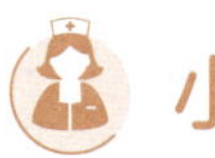

小课堂

一、什么是艾滋病

艾滋病的全称为获得性免疫缺陷综合征（AIDS），是一种危害性极大的传染病，由感染人类免疫缺陷病毒（HIV）引起。HIV 是一种能攻击人体免疫系统的病毒。它把人体免疫系统中最重要的 CD4+T 淋巴细胞作为主要攻击目标，大量破坏该细胞，使人体免疫功能缺陷。因此，人体易于感染各种疾病，并可发生恶性肿瘤。HIV 在人体内的潜伏期平均为 8~9 年，期间可以没有任何症状地生活和工作。

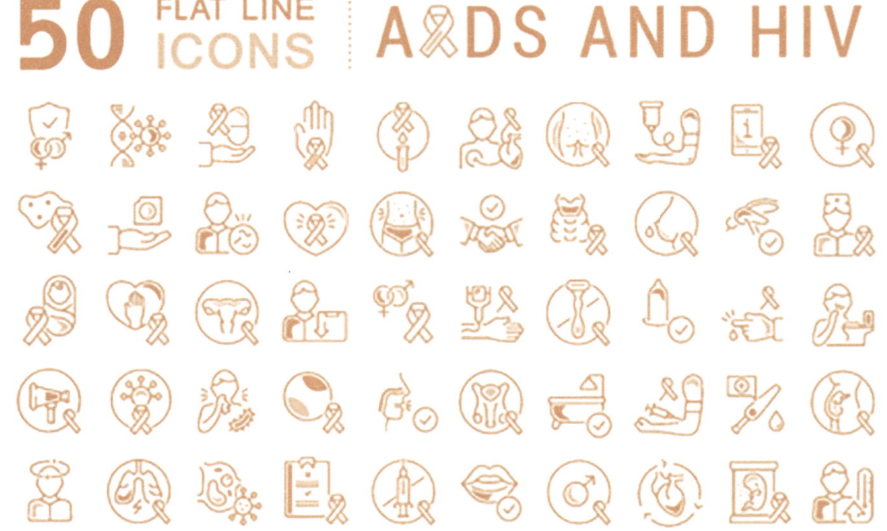

二、艾滋病的易感人群有哪些

艾滋病的易感人群主要有：男性同性恋者、静脉吸毒成瘾者、血友病患者、接受输血及其他血制品者及与以上高危人群有性关系者等。

三、艾滋病的主要传播途径有哪些

艾滋病的主要传播途径有 3 种：

1. 血液传播　艾滋病最为直接的传播途径就是血液传播。当输入已被 HIV 污染的血液时，或者使用了被 HIV 污染的注射器、针灸针等医疗工具时，很容易感染 HIV。此外，如果与艾滋病患者共用注射器，或生活中与艾滋病患者共用牙刷、剃须刀等器物，感染艾滋病的概率也非常大。

2. 垂直传播　如果母亲是 HIV 感染者，那么在她怀孕期间、分娩过程中或在喂养母乳时，HIV 都会传染给小孩。

3. 性传播　发生性交时，如果性交部位发生摩擦导致破损，患者或 HIV 携带者体液中的 HIV 就直接通过黏膜破损处乘虚而入，进入正常人血液中而感染。研究显示，拥有稳定性伴侣的人患艾滋病的概率比同时拥有多个性伴侣患艾滋的概率低，而男男性行为感染 HIV 的概率高于异性之间性行为的感染概率。

四、哪些情况下不会传播艾滋病

1. 与 HIV 感染者握手、拥抱、抚摸、礼节性接吻。

2. 与 HIV 感染者一起吃饭、喝饮料以及共用碗筷、杯子等餐具。

3. 与 HIV 感染者一起使用马桶、洗脸池、游泳池、公共浴池等公共设施；电话机、电脑等办公用品；公共汽车等交通工具。

4. 与 HIV 感染者一起居住、劳动、共用劳动工具。

5. 蚊子、苍蝇、蟑螂等昆虫叮咬。

五、HIV 从感染到出现症状需要多长时间

这取决于感染病毒的数量、型别，感染途径，机体免疫状况，营养条件及生活习惯等因素。通过输血感染的大多数感染者一般 3~5 年出现症状，而其他的传播方式，病毒数量低时，感染者可以维持 8~12 年甚至更久才出现症状。

六、艾滋病的常见症状

1. 艾滋病分为急性期、无症状期和艾滋病期，各期症状表现均有不同。

(1) 急性期：发生在初次感染的第 2~4 周，大多数临床症状轻微，临床表现以发热最常见，可伴有全身不适、头痛、盗汗、恶心、呕吐、腹泻、咽痛、肌痛、关节痛、皮疹、淋巴结肿大及神经系统症状等。

(2) 无症状期：此期持续时间 6~8 年，此期临床上一般无典型症状。

(3) 艾滋病期：为感染后的终末期，临床表现为 HIV 的相关症状、各种机会性感染及肿瘤。

2. 感染 HIV 的相关症状　主要表现为持续 1 个月以上的发热、盗汗、腹泻；体重减轻 10% 以上。部分患者表现为神经精神症状，如记忆力减退，精神淡漠、性格改变、头痛等。还可以出现持续全身淋巴结肿大。

3. 各种机会性感染及肿瘤表现

(1) 呼吸系统：肺孢子菌肺炎、巨细胞病毒引起的肺炎、肺结核等，表现为长期咳嗽、胸痛、呼吸困难，严重时痰中带血。

(2) 消化系统：念珠菌、巨细胞病毒引起的食管炎以及肠炎等，具体表现为鹅口疮、食管炎或溃疡、吞咽困难、胸骨后烧灼感、腹泻、体重减轻、肛周炎、直肠炎等。

(3) 神经系统：可以发生隐球菌性脑膜炎、结核性脑膜炎等，可表现为头晕、头痛、反应迟钝、智力减退、精神异常、抽搐、偏瘫、痴呆等。

4. 皮肤和黏膜损害　可表现为单纯疱疹、带状疱疹、口腔和咽部黏膜炎症及溃烂，可有传染性疣、尖锐湿疣以及各种真菌性皮炎等。

5. 肿瘤　常见恶性淋巴瘤、卡波西肉瘤等，位于体表的卡波西肉瘤可见红色或紫红色的斑疹、丘疹和浸润性肿块。

七、HIV 初筛阳性是否可以确诊为 HIV 感染

HIV 抗体检测包括抗体筛查试验和补充试验。抗体筛查方法包括酶联免疫吸附试验（ELISA）、化学发光或免疫荧光试验、快速试验（快速试纸条）、简单试验（明胶颗粒凝集试验）等；补充试验方法包括抗体确证试验（免疫印迹法，条带 / 线性免疫试验和快速试验）和核酸试验（定性和定量）。

抗体筛查试验呈阳性反应不足以确诊为 HIV 感染，必须要经补充试验检查，补充试验阳性者，才能作出 HIV 抗体阳性确认报告。此外，核酸定性检测结果阳性者，也可以诊断为 HIV 感染。

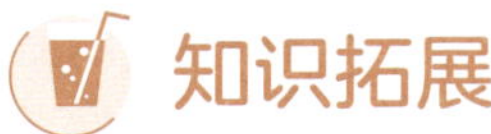

知识拓展

一、艾滋病如何治疗

目前在全世界范围内仍缺乏根治艾滋病的有效药物。现阶段的治疗目标是：最大限度抑制病毒复制，保持和恢复免疫功能；降低病死率和 HIV 相关疾病的罹患率，改善患者的生活质量，降低艾滋病传播风险，预防垂直传播。

艾滋病的治疗强调综合治疗，包括：一般治疗、抗病毒治疗、恢复或改善免疫功能的治疗及机会性感染和恶性肿瘤的治疗。

（一）一般治疗

对 HIV 感染者或艾滋病患者均无须隔离治疗。对无症状感染者，仍可保持正常的工作和生活。应根据具体病情进行抗病毒治疗，并密切监测病情的变化。对艾滋病前期或已发展为艾滋病的患者，应根据病情注意休息，适当营养支持治疗。

（二）抗病毒治疗

抗病毒治疗是艾滋病治疗的关键。目前抗病毒治疗是联合使用几种药物来协同抗病毒治疗，俗称“鸡尾酒疗法”，也叫高效抗反转录病毒治疗。

二、HIV 携带者可以要孩子吗

答案是肯定的，携带 HIV 的孕妇如果积极配合治疗，采取正确的药物和治疗，帮助胎儿抵御 HIV，可以有效降低病毒的传播，完全可以生育健康的宝宝。

三、什么是安全性行为

完全排除感染危险的性行为是安全性行为，例如，在两个未感染的人之

间任何性行为都是安全的，任何不涉及体液或其他的污染过的物质进入机体的性行为都是安全的。

四、安全套可以预防 HIV 吗

世界卫生组织数据显示，男用乳胶安全套对艾滋病及其他性病的防护率达 85% 以上，但最安全的还是保持相对稳定的性伴侣，进行正常的性生活。

五、如果我献血，会感染上 HIV 吗

负责采供血的各地血站，是由当地卫生健康部门管理的非营利机构，设备先进，耗材一次性，安全卫生。在正规血站无偿献血，不会发生 HIV 感染。

六、HIV 在体外能生存多久

HIV 是脆弱的，一旦病毒在体外的干燥环境，就会立即死亡，储存在血库中能存活 3 周或更久。

七、唾液和尿液可以检测 HIV 吗

国家药品监督管理局已正式批准了通过唾液和尿液检测 HIV 感染的试剂。唾液和尿液最大的优点就是收集标本容易，同时避免了血液接触，安全性较高。但是，这两种检测方法得出的结果不能作为确诊 HIV 感染的依据，若要确诊，必须经标准的血清学检测方法的证实。

八、艾滋病的窗口期有多长

所谓窗口期是指从 HIV 进入人体到机体产生足够量的能够检测出的抗体的过程。在这个过程中产生的抗体量少，抗体检测结果呈阴性。目前随着艾滋病检测技术的不断发展，就目前广泛采用的第三、四代双原夹心法和酶联法以及化学发光法等检测手段而言，艾滋病的窗口期可以缩短到 14~21 天。世界卫生组织明确表示艾滋病窗口期为 14~21 天。

误区解读

误区一：感染 HIV 后很快就会死亡

不一定。不同的艾滋病毒感染者的潜伏期不同，有些会在短短数月内发病，而有些人却能携带 HIV 生活数十年。只要谨遵医嘱，坚持有效治疗，

HIV 在体内的发展可以放缓，从而延缓发病时间，有效延长感染者寿命。经过有效治疗的 HIV 感染者，预期寿命甚至可达 78 岁，接近一般人群的预期寿命。

误区二：蚊虫叮咬会感染 HIV

不会。艾滋病传播方式主要有 3 种：性传播、血液传播和垂直传播。目前尚无证据表明蚊虫叮咬能够传播艾滋病毒。

小贴士

为加强艾滋病防治工作，遏制艾滋病流行蔓延，我国政府出台了预防艾滋病“四免一关怀”政策。“四免”分别是：免费抗病毒治疗、免费自愿咨询检测、免费母婴阻断、艾滋病遗孤免费就学。“一关怀”指的是对艾滋病患者家庭实施关怀救助。

（江凌翔）

第二篇 心身健康篇

随着经济和社会的不断发展，人群心理健康问题越来越突出。目前人们对心理健康问题以及精神类疾病了解不够深入，态度不够重视，也存在较多误解，并且因为这些错误的认识造成本人或亲人病情诊断和治疗的延误，为疾病的预后带来了不良的后果。所以，普及心理健康和精神类疾病相关知识刻不容缓。

本篇将分别通过小案例、小讲堂、知识拓展、误区解读以及小贴士的形式，为大家详细科普常见的精神类疾病，如抑郁症、焦虑症、强迫症、睡眠问题等，以及一些日常评估或者预防疾病的小贴士，希望让大家在日常生活中，能够及早预防、及早识别、及早治疗心理健康问题。

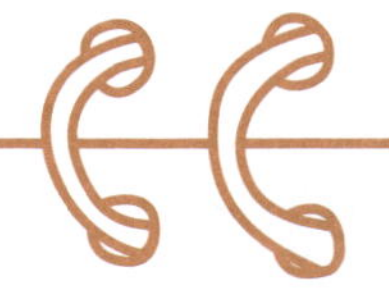

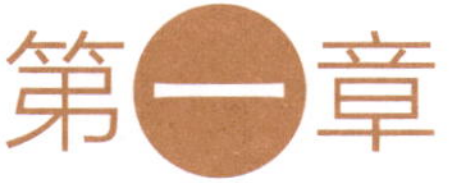

躯体忧虑障碍及疑病障碍

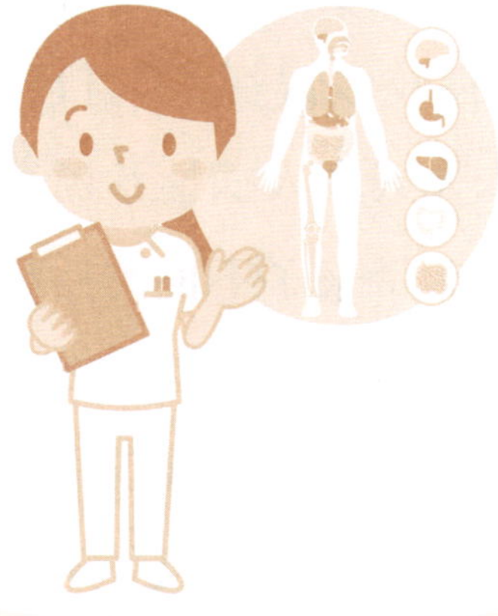

第一节

躯体忧虑障碍是什么

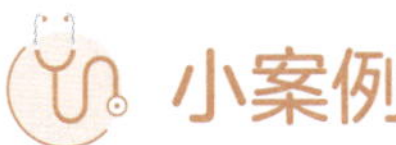

小案例

26岁患者，女性，在互联网公司工作，时常加班。

患者：我全身乏力已经快半年了，无精打采的状态，即使在家休息也不会好，不想去工作，去医院看了3次，检查做了很多，医生都说没问题，家里人也一直说我装病，可我还是觉得没力气，有时早晨无法起床，也经常感觉呼吸不畅，您看我这是怎么了，是不是检查结果不准，您能帮我开些检查单吗？

全科医生：我能理解您的感受，身体不舒服确实是存在的，检查结果都正常也不用质疑，有些人的不适感表现在躯体上，却是心理出现了问题，下面就来介绍一下躯体忧虑障碍，希望能答疑解惑！

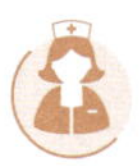

小课堂

一、什么是躯体忧虑障碍

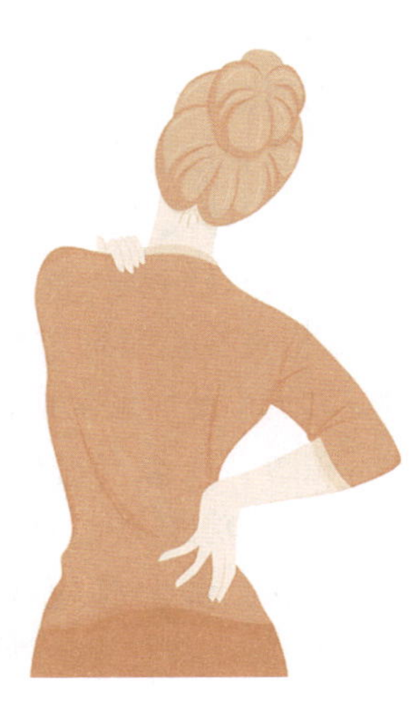

躯体忧虑障碍是以存在躯体不适的症状为特征，这些躯体不适对患者造成了痛苦，并导致患者对于这些症状过度关注、持久担心、反复就医，即使各种医学检查都是正常的结果或者医生反复解释，也不能打消患者疑虑，患者常常否认心理因素的存在。

有些患者可能确实存在某种躯体疾病，存在的疾病也会导致患者自觉不适，但其严重程度远不足以解释患者感受到的痛苦，即患者的关注程度明显超过躯体疾病本身的性质及其进展的程度。

临床常见的疾病包括：躯体形式障碍、功能性躯体综合征或医学无法解释的躯体症状，如纤维肌痛综合征、慢性疲劳综合征等。

二、躯体忧虑障碍的临床表现有哪些

（一）共同临床特点

1. 症状复杂多样，未能找到明确的器质性依据。
2. 反复检查和治疗疗效不好。
3. 诊断名称含糊、多样，常被诊断为“自主神经功能紊乱”“某某综合征”等。

（二）躯体不适常见临床症状

1. 呼吸系统　气喘、憋闷、气短、干咳、呼吸困难感等。
2. 循环系统　心悸、胸闷、胸痛、头晕、头重等。
3. 消化系统　恶心、腹胀、腹泻、胃部不适、食欲下降等。
4. 肌肉骨骼系统　麻木、发冷、疼痛等。
5. 泌尿生殖系统　尿频、尿急等。
6. 生殖系统　男性阳痿，女性月经不调、外阴瘙痒等。
7. 其他症状　乏力、怠倦感、眼睛疲劳、咽喉异物感、耳鸣、口渴、味觉异常、僵硬、失眠（易惊醒）等。

三、躯体忧虑障碍的诊断要点

（一）躯体症状

以躯体症状为主，躯体症状是持续的，不一定是相同症状，而是随着时间不断变化的多种躯体症状，在一段时间（如至少 3 个月）的大部分时间均存在。

（二）过度担心

对躯体症状的过分担心，担心程度与实际情况不相称。

（三）辅助检查

相关检查结果均为阴性，但仍反复就医。通过恰当的医学检查及医生的解释，均不能缓解对躯体症状的过分关注。

（四）社会功能

社会功能受到损害，如家庭、社会教育、职业。

（五）排除其他疾病

排除其他神经症性障碍、抑郁症、精神分裂症或妄想性障碍等。

四、躯体忧虑障碍的严重程度分类

1. 轻度躯体忧虑障碍　每天对症状担心的时间不超过1小时，对其生活造成一些影响，但社会功能没有明显损害。

2. 中度躯体忧虑障碍　每天超过1小时的时间关注症状及后果，典型表现为频繁就医，对社会功能造成中度损害。

3. 重度躯体忧虑障碍　普遍及持续的关注，可能成为患者生活的焦点，反复频繁就医，社会功能严重损害，个人兴趣狭窄，只关注于躯体症状和后果。

五、躯体忧虑障碍的治疗方法都有哪些

（一）治疗原则及目标

对于躯体形式障碍的患者，一般会采取综合性治疗，以减轻患者躯体症状、减少心理社会应激、减少或减轻社会功能损害、减少不合理医疗资源使用。

1. 心理治疗　是治疗躯体形式障碍的主要手段之一，目的在于让患者了解疾病的本质，矫正固有错误观念，减轻精神因素的影响，使患者对疾病有相对正确的认识，对疾病及预后有积极态度，对医学检验结果有合理的理解，客观对待自身健康的评估，适当作出承诺和必要的保证。常用的方法包括支持性心理治疗、认知行为治疗、精神分析以及森田疗法等。

其中，认知行为治疗是目前认为最有效的治疗手段。需要明确治疗目标，一起讨论可被患者理解的症状生物学和心理学机制，鼓励患者说出自己的疑虑，对疾病的解释进行评估，减少不恰当的病态行为，改变通过过度医疗行为（如不必要的检查）来回避社会现实问题的行为模式。

2. 药物治疗　由于患者症状的多元性，常伴随有焦虑、抑郁等情绪，应用精神药物主要解除患者的焦虑、抑郁情绪和强迫症状，可缓解疼痛、紧张、失眠、激越等躯体不适症状，并可为心理治疗打下基础。抗焦虑药不宜长期应用，根据患者症状及时减少药物剂量，直至停药。对于共患躯体疾病的患者应给予相应的药物治疗和其他治疗。

（二）治疗时需要注意的问题

1. 重视医患关系　不否定患者的躯体感受是建立医患信任关系的重要基础。治疗时要以耐心、同理心、接纳的态度对待患者的不适体验和诉求。

2. 重视连续的医学评估　早期阶段应做必要的检查进行全面的医学评

估，并且对检查结果进行恰当的解释，在疾病演变过程中，如果躯体症状加重或出现新症状，可适当地再评估，排除器质性疾病可能。

3. 重视心理和社会因素评估　考虑心理、社会因素对疾病的影响时，尽早选择恰当的时机向患者提出心理、社会因素与躯体不适之间的关系，接受其疾病是涉及躯体、心理和社会因素的障碍。

4. 适当控制患者的要求和处理措施　医生可定期约见患者，提供必要的检查，既可以减轻患者的焦虑，又能进一步跟踪病情以免误诊，但不建议太过频繁，以免强化患者的疾病行为。另外，要对家庭成员进行相关疾病知识的教育，因为有些家庭成员的错误观念也可能强化患者的疾病行为。

误区解读

误区一：家里没有精神病史的情况，就不会得此病

本病确实病因尚不明确，就目前研究病因是多因素的，包括心理社会及生物学因素。①遗传因素：可能与发病有关但目前尚无定论；②人格特点：也有很多研究显示多数患者具有敏感、多疑，过分的自我关注，使其感觉阈值降低，容易出现各种躯体不适；③可能存在脑干网状结构的功能障碍；④心理社会因素：家属对疾病的态度，长期与慢性疾病患者一起生活，早年的疾病经历，童年期过度地受保护或缺乏照顾都是促发因素；⑤文化因素：生活中存在有精神症状的人被歧视的现象，使人们愿意表现躯体症状而不是心理症状。

误区二：对于一些生理现象（正常情况）的身体健康问题过度关心，就不是躯体忧虑障碍

患者过分关心躯体健康，包括通常出现的生理现象，但这些担心和过分关注不是妄想，通过医生的解释也无法消除其顾虑担忧，属于躯体忧虑障碍。

小贴士

像对待躯体疾病一样，正确对待心理疾病。预防也不容忽视！

培养豁达开朗的人格特点，营造良好的家庭氛围，保持与社会环境相适应。培养个人爱好，合理安排工作与生活，加强体育锻炼，如跑步、游泳、打球、打太极等。

学会适时改善情绪，保持良好心态，调节面对工作、家庭等方面的压力。保持良好的社会功能，可以适当地寻求家属、朋友、同事等的帮助与支持，及时解决可能引起焦虑的具体问题。

掌握一些生活技能，比如学会正确处理各种应急事件的方法，增强心理防御能力。正确面对心理问题，多了解相关知识，有问题及时向医生寻求专业的帮助。

（李 帅）

第二节

疑病障碍是怎么回事

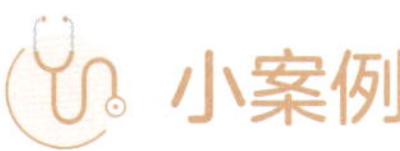

小案例

67岁患者，男性，事业单位退休人员。

患者：最近几年来，我的前胸后背这一部分不舒服，有闷胀感，严重的话感觉喘不过气来，会影响晚上的睡眠。怀疑有心肌梗死，隔壁退休的老王就是因为心肌梗死去世的，我在县医院已经住院检查3次了，医生说没有心肌梗死，可是我还是不舒服，这么难受肯定有病，县医院检查得不准，您能帮我仔细检查一下吗？

全科医生：大伯，我知道您不舒服是真实存在的，我们会给您做更仔细更全面的检查来帮您制订合适的治疗方案，一起来解决这个问题！

根据大伯的病史、体格检查和既往辅助检查结果，没有发现器质性疾病，但患者存在明显的胸部不适，觉得自己有严重的躯体疾病，反复就医，各检查未见明显器质性异常，医生的解释不能打消其疑虑。那么大伯到底患没患病呢？

小课堂

一、什么是疑病障碍

疑病障碍，又称疑病症，在最新的《国际疾病分类》(ICD-11)中已归属为强迫相关障碍的内容。本病多为慢性波动性病程，男女均可发生。

疑病障碍主要是指患者担心或坚信患有一种或多种严重的躯体疾病，具有持久先占观念的精神障碍。患者经常以一个或多个躯体不适症状而反复就医，不存在对躯体功能或器官形状的固定幻想，但是各种客观的辅助检查均为阴性，医生的解释和保证也不能打消其疑虑，患者仍坚持己见。

二、疑病障碍的临床表现及特点

1. 基本特征　持续存在的疑病观念，认为可能患有严重的进行性的躯体障碍。

2. 突出表现　对自身的健康状况过分关注，可以只限于某一器官或系统，也可涉及全身。

3. 最常见症状　疼痛，常见部位有头部、下腰部或髂窝，对疼痛性质常常描述不清，有时甚至说全身疼痛，常伴有失眠、抑郁或焦虑情绪。

4. 表现形式　呈现多种多样，如恶心、反酸、腹痛、心悸、胸痛、吞咽困难、呼吸困难等。有的不适感极为具体，定位明确，性质描述清晰，如肝脏肿胀、胃肠扭转、咽喉异物阻塞等感受。有的则感知不清，部位不恒定，对不适感描述模糊，或难以用语言形容。有些患者认为身体有畸形或变形，如会感觉鼻子、耳朵、乳房或四肢等形状异常。

5. 强迫行为　虽然相关检查均为阴性，但仍然反复就医。

三、疑病障碍的诊断要点

1. 先占观念　长期确信自己的症状隐含着一种或多种躯体疾病，担心这些疾病是严重的、预后不良或威胁生命的。

2. 躯体症状　先占观念是对躯体症状或体征（包括正常或普通的躯体感受）的解释，如担心头痛预示着患有脑部肿瘤。

3. 强迫行为　反复或过度关注相关健康的行为，如花费大量时间查阅疾病资料、反复就诊、多次检查以确认疾病。

4. 拒绝接受　总是拒绝接受多位医生对于未发现相关躯体疾病的解释和保证。

5. 影响生活质量　症状引起患者明显痛苦，甚至影响家庭、社会、职业等功能。

四、根据症状分成不同的类型

1. 以疑病观念为主　患者长时间反复就诊于不同医院、不同医生，力求得到一个准确的诊断。

2. 以疾病恐怖为主　患者常常回避能引起焦虑的与疾病相关的情景，不敢面对患有疾病的事实而不去就医。

3. 以躯体症状的先占观念为主　过度关注某个或多个躯体症状，但通过仔细问诊发现患者隐藏起来的疾病恐怖或疑病观念。

五、疑病障碍的治疗有哪些

排除躯体器质性疾病，疑病障碍诊断明确之后，建议患者停止不必要的检查。

（一）治疗原则

一般以心理治疗为主，药物治疗为辅。

（二）支持性心理治疗

1. 认清本质　逐步引导自我意识，引起症状的本质不是躯体疾病而是一种心理障碍。认同自身有明显的躯体不适感，对疾病性质进行科学合理解释，避免过多关注症状本身。

2. 环境转移　参加各种社交活动，丰富日常活动，转移注意力，多做些有趣的自己感兴趣的事情。

3. 认知行为治疗　改变对症状的看法，认识到真正的原因。

（三）药物治疗

主要针对抑郁、焦虑等情绪的抗焦虑/抑郁药。

（四）转诊

面对难以治疗的患者或患者伴有严重抑郁障碍、精神分裂症、焦虑和惊恐障碍等情况时，及时转诊患者至精神科专科评估治疗。

误区解读

误区一：有些疑病障碍的患者认为自己只是敏感性格，没有精神疾病

疑病障碍患者在某些人格特征上也有属于自己的“易感”性格，一般是比较固执、以自我为中心、内向、过分关注自身、敏感、兴趣狭窄、易激惹、容易焦虑，也可以称为“疑病型人格”。如果较为敏感的人，在排除器质性疾病的前提下，需要进一步评估是否符合疑病障碍。

误区二：疑病障碍是患者个人性格的问题，与家庭关系及周围环境没有关联

疑病障碍的发生，除了个人性格外，还受一些心理、社会因素的影响。例

如：①继发性获益：感觉作为“患者”，可以获得更多的同情；②个人的专用疾病解释模式：某些情况下可能是患者自我逃避的一种理由；③当患者周围有亲朋好友患有某种疾病时，会促使疑病观念的出现，时常怀疑自己也有不适；④家庭关系变动引起的心理变化也可以诱发此病，如婚姻状态的改变、子女的离别、独居、缺乏安全感等，都会通过自我暗示而表现出疑病。

小贴士

面对有疑病障碍的患者，家属应该做什么

1. 倾听　倾听患者的诉求，肯定其不适感，让患者感受到重视，得到心理安慰。

2. 认同　认同患者所说的“疾病”，并告知其所在阶段属于“可预防阶段”，并不是很严重，同时每年带家属全身体检，让患者放心。

3. 就诊　带患者就诊于其信任的医院或医生，家属及医生的说法尽量保持一致，可给予适当的治疗。

4. 丰富日常活动　可以多参加户外集体活动，也可以组织家庭聚会，让患者感受到家人的关心和社会的温暖。

（李　帅）

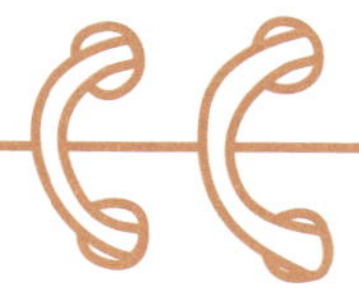

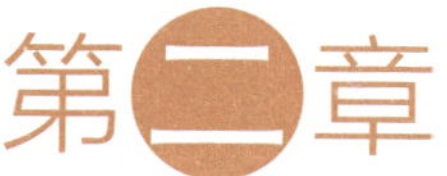

第二章
进食障碍

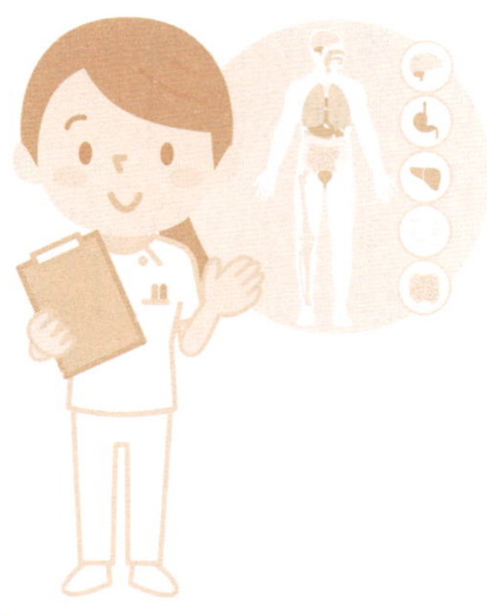

第一节

什么是神经性厌食

小案例

患者19岁，女性，在校大学生，1年前参加某话剧活动竞选女演员时被淘汰，自己觉得是因为太胖(身高165cm，体重55kg)，于是下定决心开始减肥。患者的减肥方法是过度节食和大量运动，每天进食少量蔬菜，不吃主食不吃荤菜，每晚操场跑步至少5km，前期效果明显，使得患者用这种方式持续进行了6个月后，发现体重降至35kg，仍觉得胖，故不怎么吃饭，月经已经不规律，甚至出现闭经现象，整天闷闷不乐，对任何事物都不感兴趣，老师发现情况不对，遂告知家长，前来就诊。

全科医生：有一类心身疾病叫“进食障碍”，主要包括神经性厌食和神经性贪食，在精神障碍中归属于“与心理因素相关的生理障碍”。本节主要介绍患者所属的神经性厌食的情况，希望能答疑解惑。

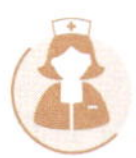

小课堂

一、什么是神经性厌食

神经性厌食指通过严格控制饮食量等手段，有意降低并维持体重明显低于正常标准为特征的一种慢性进食障碍。

患者多以减轻体重为目的长期进行各种活动，如过度节食，严格控制进食量，几乎无主食及脂肪、蛋白质进食，每天大量运动，维持低体重。此时患者可能出现憔悴、极度消瘦，严重营养不良的躯体症状，然而大部分患者仍认为自己还是“胖”，为此焦虑不安，害怕体重增加，并坚持减体重的活动。

二、为什么会得神经性厌食

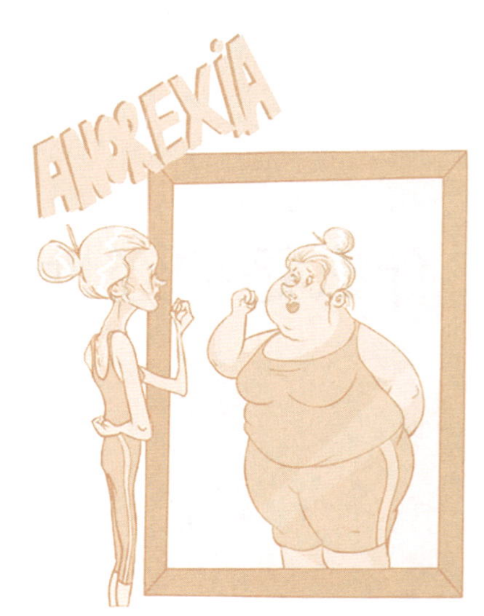

神经性厌食症病因复杂，受社会文化、心理学和生物学等多方面影响。

1. 生物学因素　家属中有进食障碍者，患病概率比正常人群高 8 倍，不过，其遗传方式和基因位点尚未确立。还存在神经内分泌异常，多种激素或神经肽与食欲、饱腹感有关，并存在复杂的相互作用，下丘脑 - 垂体 - 性腺轴的广泛内分泌紊乱。

2. 心理因素　患病前多有一些特定的性格特征，比如自我评价低、追求完美、刻板固执、敏感多虑、不善于表达内心的负性情绪、胆怯退缩、希望获得他人注意、自尊心强、过度关注体形和体重，并以此来判断自我价值等。

3. 社会环境因素　近来社会文化背景，即“苗条”的文化压力，推崇女性身材应该纤细，追求所谓的“骨感美”。另外，工作学习压力过大、遭受挫折，慢性应激状态，难以适应新环境，人际关系紧张等均与神经性厌食起源相关。

4. 家庭因素　有研究显示家庭关系在神经意识中起重要作用，如家庭不和睦，家庭成员发生意外、重病或死亡，父母过度关注子女饮食、强迫进食、反复唠叨等导致精神情绪抑制因素。

三、神经性厌食患者都有哪些临床表现

（一）体象障碍

核心的临床症状：①患者常有进食会增加体重的先占观念和过度担心肥胖，已经明显消瘦状态仍认为太胖或身体某个部位胖，即使医生进行解释也无效，这种现象被称为体象障碍；②主动的长期的限制进食或者有特殊处理食物的方法，比如严格控制进食的种类、成分甚至进食顺序，逐渐发展为即使体重很低仍不愿意进食，其间偶有暴饮暴食但会把食物吐出来，避免体重增加；③采用各种减重行为，如过度运动、滥用减肥药、自我催吐等。

最具特征性的症状是患者拒绝维持与年龄身高相对应的最低正常体重。

（二）精神症状

随着病情的进展，患者可有失眠、注意力不集中和记忆力减退、决策

困难、焦虑、抑郁、强迫观念、个性改变、社交退缩，甚至出现自伤、自杀等行为。

（三）内分泌功能紊乱

女性闭经、男性性欲减退或阳痿。如果在青春期会影响发育甚至生长停止，对育龄女性可增加流产、不孕、剖宫产率、产后抑郁等。

（四）躯体症状

患者皮肤干燥，脸色苍白、指甲脆弱、伤口难愈合、毛发干枯缺少光泽易脱落变稀疏、头昏眼花、心悸直立性低血压、低血糖反应和晕厥等。最常见的胃肠道症状，如腹胀、便秘、腹痛、恶心。低钾血症表现为肌无力和疲乏。有自身诱导呕吐的患者，因胃酸对牙釉质的影响可发生牙侵蚀症和龋齿。如有低蛋白血症，可出现水肿。极度营养不良者多有全身无力、生活无法自理等。

（五）否认疾病

患者多否认有病，不认为体重过轻和进食少。

四、如何判断是否患有神经性厌食

1. 低体重　比正常体重轻 15% 以上，或 BMI≤17.5kg/m^2，或在青春期前不能达到所期望的体重增长标准，并有发育延迟或停止。

2. 存在有意减轻体重的行为　控制进食量，过度运动，自我诱发呕吐、排便、服用泻药、利尿剂、减肥药等。

3. 有怕胖的先占观念　持续存在的过度害怕发胖或明显消瘦仍自认肥胖的观念。

4. 常有下丘脑 - 垂体 - 性腺轴的广泛内分泌紊乱　女性闭经（停经至少 3 个月经周期），性兴趣丧失或性功能低下等。

5. 症状至少 3 个月，可伴发抑郁症状。

6. 排除躯体疾病或其他精神疾病所致的体重下降。

五、如何治疗神经性厌食

采用内科治疗与行为治疗，个体心理治疗，认知疗法，以及家庭治疗相结合的多元化治疗。治疗需要注意以下几个方面：

（一）营养治疗

目标是恢复体重，帮助患者达到正常营养状态，通常需要 8~12 周。提供高热量饮食，纠正水、电解质紊乱，补充多种维生素和微量元素，必要时给予静脉营养治疗。临床上操作性较好的目标体重可先设定为正常体重的低限，亚洲成年女性推荐 BMI 至少为 18.5kg/m^2（正常为 18.5~23.5kg/m^2），或者将目标设定为女性月经恢复来潮，男性睾丸功能恢复正常时的体重。恢复体重的速度，住院患者以每周 1~2kg，门诊则以每周 0.5~1kg 为宜。

大多数进食障碍患者在 6 个月内达到理想体重的 90%，月经才能恢复。

在营养重建期间需要高度重视，根据耐受和个体化增重谨慎喂养，避免再摄食综合征。再摄食综合征是营养不良患者在营养恢复过程中潜在的可危及生命的并发症，易导致心力衰竭、精神错乱甚至死亡。在营养支持治疗的第 1 周需要特别注意有关水肿和充血性心力衰竭的生命体征和体格检查。

（二）躯体治疗

神经性厌食患者常有各种躯体并发症，在营养治疗体重恢复过程中同时予以适当的专科对症处理，比如贫血、胃排空障碍、胃肠功能紊乱、便秘、严重水电解质紊乱、肝功能异常等。

（三）精神药物治疗

治疗目的有改善食欲及共病的其他精神障碍。不建议在营养状况差、体重过低时使用，如果躯体状况较稳定时，患者仍有明显抑郁、焦虑、强迫或敌意症状，可考虑精神科药物，5- 羟色胺选择性重摄取抑制剂为首选药物。需要注意，因患者身体状况差，对药物敏感性增加，治疗过程中必须从小剂量起始，缓慢地逐渐加量且密切关注不良反应。

（四）心理治疗

多数患者依从性很低，要避免说教，运用关系技术建立良好医患关系，取得患者配合，了解发病诱因，给予认知疗法、行为治疗、家庭治疗等，使患者重新产生进食欲望。

1. 认知疗法　评估认知功能，了解其系统性认知歪曲。对有体象障碍者进行认知行为纠正，重新解释对身体意象的错误感知，预防复发。认知技术包括操作化信念、去注意、运用“如果……将来……”技术、评估自动想法等。

2. 行为治疗　采取阳性强化的治疗原则，运用“奖励法”，达到目标体重便给予奖励，增加患者进食，有力提高疗效。

3. 家庭治疗　适用于起病前有家庭因素以及病后继发产生明显家庭关系混乱者。另外，家属可以帮助患者纠正歪曲认知、认识正常体重范围、共同制订目标体重及进食计划并给予患者适当的关心与鼓励等，有助患者症状缓解，减少复发。

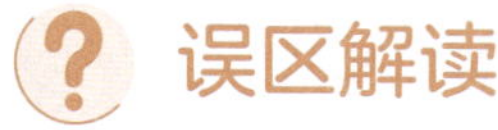

误区解读

误区一：对于闭经的患者需要及时进行人工周期治疗来恢复月经

对于神经性厌食患者来说，月经恢复的前提是体重恢复，是否使用人工周期疗法，应根据体重恢复情况及卵巢功能状况综合考虑。当患者体重过低时，不建议采用人工周期疗法，否则一个疗程的人工周期治疗结束后仍会出现闭经情况。另外，如有必要进行人工中期疗法时，需妇科专家指导，同时提醒患者月经自发恢复的前提是营养改善和体重恢复。

误区二：患者治疗后不需要进行随访及干预治疗

本病常为慢性迁延性病程，缓解和复发呈周期性交替，多数恢复健康后，仍然需要继续随访及持续的心理干预治疗。预防复发是神经性厌食治疗的重要部分，故应给予设计良好的延续性的治疗方案。青少年患者 18 岁以前得到有效的治疗，是预防发展为慢性患者的最佳方法。影响预后不良的相关因素包括病程长、体重过低、不良人格特征、家庭关系不和睦、社会适应能力差、滥用药物、共病强迫、抑郁等。

小贴士

什么情况下需要警惕神经性厌食

当个人进食量及用餐次数较平时明显减少或明显少于同龄人，各检查提示无器质性疾病的体重明显下降；用餐时刻意拒绝油腻食物，仅食用米饭或素菜；出现进食后催呕行为；过度运动来减轻体重等。

（李　帅）

第二节
神经性贪食是什么

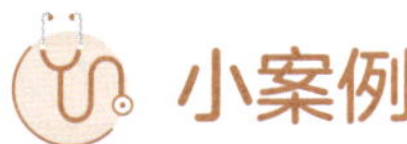

20 岁患者，女性，大三在校学生，身高 156cm，大一时体重 62kg。暑假时家人对她说“整天待在家里，除了吃就是睡，也该运动一下减减肥了”。自此患者关注体重，下定决心通过控制饮食 + 运动来减肥，体重逐渐下降至比较满意的 46kg。但患者心情郁闷时经常吃 2~3 人份的外卖，吃完后心情明显改善。但碍于自己对体重的要求，吃完之后往往会到卫生间用手催吐，来掩盖暴食后的罪恶感。就这样每逢心情不好或遇到有压力时，她都会吃大量的食物然后刻意再吐出来。近来，患者的暴食行为越发严重，一天吃五六顿饭，生活费全部用来吃东西都不够，满脑子想的都是食物，甚至影响睡眠，无心学习，多门课业挂科，脾气也变得越来越暴躁，并且出现月经不规律，后因越来越频繁向父母要生活费被发现，意识到这种情况不合理并要求和父母一起来医院就诊。

全科医生：经过详细检查后初步诊断为“神经性贪食”，多由心理原因导致，患者过度关注体重，严格控制饮食，压制食欲诱发，需要适当的体育锻炼，及时心理和药物治疗。本节介绍的内容，希望能答疑解惑。

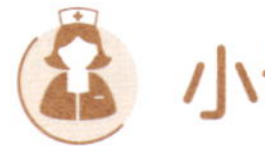

一、什么是神经性贪食

神经性贪食是指反复发作的不可抗拒的冲动性多食或暴食，进食后采用自我诱导催吐、导泻、禁食等行为来维持体重，使得体重变化并不明显的一种进食障碍。

该病发生于青少年或成年早期，发病年龄多在 18~20 岁，以女性多见，多数患者是神经性厌食的延续者，可与神经性厌食交替出现，发病年龄较神经性厌食晚。

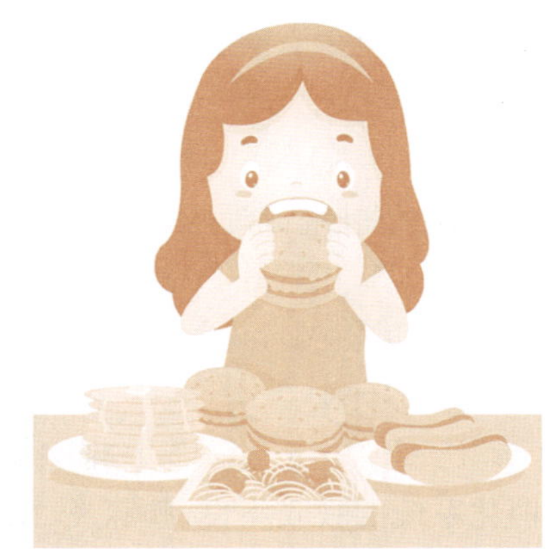

二、什么情况下可诱发神经性贪食

对体重、身形不满，节食后的饥饿感，人际关系不佳、长期情绪烦躁抑郁，完美主义性格，女性“苗条”社会文化背景下的审美观，环境适应能力较差等因素及青春期、婚姻、妊娠以及与家庭成员和父母的关系问题均可诱发神经性贪食。

三、神经性贪食患者都有哪些临床表现

（一）核心症状

1. 反复发作性暴食　常发生在心情不愉悦的时候，进食量远超过正常范围。发病初期患者对进食行为的控制能力变弱，后期则无法自控。

2. 强烈控制体重的先占性观念　患者常常想要保持体重，不想变胖。患者体重波动较大，但大多数处于体重正常或略增高状态。

3. 暴食后的补偿行为　患者因害怕体重增加，采取一系列措施减轻体重，如用手刺激咽喉部或服用催吐剂致吐，一段时间后即使仅进少量食物亦能自觉呕吐、灌肠导泻、服用利尿剂、减肥药、过度运动、短期禁食。

（二）精神症状

患者一开始的暴食行为是偷偷进行的，常伴有情绪改变，过分关注体重和体形，并产生与之有关的焦虑、抑郁，暴食之后出现内疚和担忧，甚至产生自杀观念和行为，发生率高于神经性厌食。

（三）躯体症状

多为神经内分泌调节紊乱和各器官功能的严重损害，如严重的营养不良，水电解质紊乱、食管撕裂、心律失常、急性胃扩张等心脏、胃肠道、肾脏等多器官的并发症，严重时可危及生命。

（四）功能损害

症状严重者往往会影响患者的社会职业功能。

四、神经性贪食的诊断要点有哪些

1. 持续存在的进食和渴求食物的先占观念　患者有连续出现 3 个月以上

每周发作至少 2 次的难以克制和抵抗摄食欲望或暴食行为，并且每次进食量都较大。

2. 代偿行为　患者常采取方法来掩盖暴食后的内疚感，如自我诱发呕吐、滥用催吐剂或泻药等药物、间歇禁食、过度运动。

3. 病理性怕胖　经常过分担忧自己的体型和体重，强烈恐惧肥胖。

4. 若已明确诊断为神经性厌食，或交替出现厌食和暴食症状，只诊断为神经性厌食。

5. 排除器质性疾病　排除器质性疾病所致呕吐及厌食、暴食相鉴别，如消化系统的吸收不良、胰腺炎、感染性肠病等，内分泌系统的糖尿病、甲亢等，神经系统的颞叶癫痫等，器质性疾病多有其他伴随症状。

另外，在美国《精神障碍诊断与统计手册》(第五版)中根据不适当代偿行为的频率划分严重程度：①轻度，每周平均 1~3 次；②中度，每周平均 4~7 次；③重度，每周平均 8~13 次；④极重度，每周至少 14 次。

五、神经性贪食如何治疗

作为进食障碍的一种，神经性贪食症的治疗同样采用综合治疗原则，目前多采用药物治疗，包括认知行为治疗的心理治疗、躯体对症治疗等。

控制暴食行为，打破恶性循环，建立正常进食行为，纠正营养状况。

1. 心理治疗　可采用认知行为疗法、行为治疗及人际关系治疗等技术。其中，聚焦于进食障碍的个体认知行为疗法鼓励患者进行健康饮食，同样适用于神经性厌食患者。一般包含 40 周内的 40 次治疗，前 2~3 周多为每周 2 次。其内容包括：①改善营养、正确引导患者对体重体形的关注、调整认知结构、调节情绪、预防复发等；②对饮食的自我监测以及相关想法的调节；③增强自信，提高自我效能感；④制订个性化治疗方案，以助于日常生活中的实践。

2. 药物治疗　多用抗抑郁药物，已有证据表明抗抑郁药可以作为神经性贪食的初始治疗，包括 5- 羟色胺选择性重摄取抑制剂、三环类等。目前，氟西汀是 5- 羟色胺选择性重摄取抑制剂中研究最充分且唯一获得美国食品药品监督管理局（FDA）批准用于神经性贪食的药物，其维持治疗还可能有助于预防复发。

3. 躯体症状支持治疗　主要针对不同并发症进行对症处理。

误区解读

误区：现有证据表明抗抑郁药对大多数神经性贪食是有效的，所以不需要其他治疗手段

神经性贪食的药物治疗的研究证据较神经性厌食多，根据现有证据表明5-羟色胺选择性重摄取抑制剂、三环类抗抑郁药和托吡酯等抗癫痫药对神经性贪食有一定疗效，其他抗抑郁药对神经性贪食症状亦可能有改善作用。但是，该病是一种与心理因素相关的生理障碍，具有并发躯体和心理损害的心身疾病，不建议将药物作为唯一的治疗手段，而需要心理、药物、营养及其他多学科协作支持治疗。其中，心理治疗对预防复发也尤为重要，监测体重、心理健康状况及任何危险因素，让患者及家属积极配合，参与心理疏导教育 - 正常行为实践 - 恢复巩固三个基本阶段。

小贴士

在神经性贪食治疗过程中的注意事项有哪些

1. 和患者建立良好的信任关系　抓住患者性格特点，介绍疾病的本质及特点，激励患者自我认识及自我矫正，增加患者治愈疾病的信心。

2. 和患者共同决策　制订共同的治疗目标，调动患者积极性及能动性。同时，患者家属也应该适度参与其治疗过程。

3. 培养少想多做的习惯　克服“怕”字，少关注病态思维，多做正常的事情，在实践中不断领悟、强化正常饮食模式。

4. 布置反馈作业　要求患者结合自己情况，以书面形式写下自我认识和体会，可以了解患者对相关观点的理解程度及自我心理剖析情况，是促进自我探索的重要手段，提高治疗效果。

（李　帅）

第三节

什么是暴食障碍

小案例

32岁患者，男性，最近迷恋上健身，为减脂增肌，开始进行饮食结构的改变，经过几个月的努力也取得一定的成效。但是，最近因感情受挫，开始自暴自弃，不顾身材和体重开始大量进食，进而暴饮暴食，以缓解压力。自我感觉越来越频繁地控制不住想吃很多东西，吃完又感觉愧疚，但是并没有采取任何举措把进食的能量快速消耗掉，久而久之，身材和体重完全属于肥胖状态。

全科医生：大部分人吃到好吃的食物时会有幸福感，所以很爱美食。但是有一种情况，狼吞虎咽一大堆食物后并不会有幸福感，当患者对食物的渴望超过了自我控制，频繁地发生不受节制的大量进食的时候，反而有点愧疚感，这可能是心理出现了问题。下面就来介绍一下暴食障碍，希望能答疑解惑。

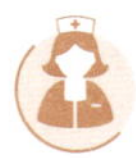

小课堂

一、什么是暴食障碍

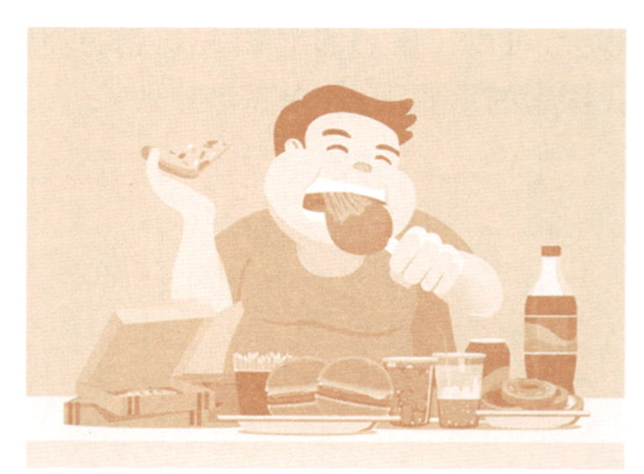

暴食障碍属于进食障碍中的一种情况，多指长期反复发作的无法控制的快速大量进食，进食完可有内疚感、羞耻感，但没有一系列补偿行为。其特点是反复发作性暴食，但没有神经性贪食所特有的不适当的补偿行为，即患者并不会采取引吐、导

泻等方法来控制体重。

二、暴食障碍的诊断要点及严重程度

1. 无法控制的反复性大量进食　在一段固定的时间内(通常 <2 小时)进食大量食物,进食量大于大多数人在相似情况下的量。发作时有失控感,如不能中止进食、不能控制吃什么或吃多少。

2. 进食特点符合下列情况　快速进食,进食速度较正常情况下快得多;在没有饥饿时也会进食大量食物;一直吃到腹胀不适为止;往往会选择一个人进行而避开他人;进食后感到厌恶、内疚,甚至抑郁等一系列负面情绪。

3. 对暴食感到显著的痛苦　包括在暴食期间或以后的不愉快感;对远期的体重和体形感到担忧。

4. 在 3 个月内平均每周至少出现 1 次暴食。

5. 暴食不伴有经常性的补偿行为,但不排除偶尔出现。

另外,暴食障碍严重程度按发作频率分为轻、中、重和极重 4 个等级,依次为平均每周 1~3、4~7、8~13 和 >13 次的暴食行为。

三、哪些情况容易引起暴食障碍

与大多数心理疾病相似,暴食障碍和遗传、社会环境、心理压力都有一定的关系,即它是一种多因素引起的疾病,包括遗传、生物学和个性特征等因素。有些研究报道,长期不良情绪如抑郁和焦虑可促发暴食,多次节食后、长期不规律进食也容易出现暴食,如果患者对自身形体不满、人际关系敏感、冲动性人格等,有可能将暴食作为一种发泄方式。另外,在特殊人群中,尤其是减重治疗的患者中,暴食障碍的患病率也明显增高。

四、暴食障碍的治疗

治疗方面当然不可能用一句“少吃一点”就解决。目前主要采用药物治疗、心理治疗和综合治疗。

心理治疗是首选,控制暴食之前的冲动情绪。治疗期间需要积极改善患者的认知行为、人际关系、心理状况,也需要其家人和朋友的适当参与,辅助完成治疗工作。研究分析显示,认知行为疗法、人际心理疗法、辩证行为疗法和行为减重治疗对暴食障碍均有效。

药物治疗有抗抑郁药、抗惊厥药和减肥药,抗抑郁药中氟西汀被证实最有效。奥利司他、西布曲明等减肥药也被证明对暴食障碍有效。其中抗抑郁药、抗惊厥药的缓解率为 48.7%,疗效与认知行为疗法相当。兴奋剂利西他滨是美国 FDA 批准的治疗成人中重度暴食障碍的药物，该药可减少暴饮暴食频率、强迫性暴饮暴食症状和降低体重。

误区解读

误区：暴食障碍比神经性贪食更严重

频繁地出现暴食行为，可能患上了暴食障碍或神经性贪食，两者最主要的区别在于是否有净化行为和体重上，一般神经性贪食患者体重往往正常或偏轻，存在“净化”行为，而暴食障碍患者则往往偏胖并没有明显净化行为。一般定义下的“净化行为”有催吐、泻药、禁食、大量运动等。

相对而言，神经性贪食可能更危险，因为以催吐为代表的净化行为会给身体健康带来更大的危害。

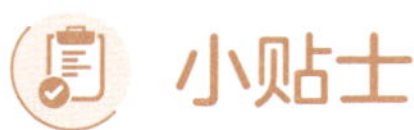

小贴士

怀疑自己有暴食障碍倾向时应该这么做

1. 认知　暴食不是简单的贪吃，可以发展成心身疾病，需要意识到问题的严重性，但也不必恐慌，也不用否定自己的行为。

2. 接纳　接受现在的自己，控制情绪，耐心地培养正确饮食习惯，逐步做出改变。必要时寻求家人和医生的帮助。

3. 改善　改善进食环境、改变进食速度、了解食物、控制卡路里、享受进食的过程。

4. 调整　强化正确认知，调整心态，去除偏执，不用特别在意别人对自己的关注，放下自卑培养自信。

5. 沟通　在生活、工作中，所遇到的挫折、经历的痛苦、产生的负面情绪，与值得信赖的家人朋友沟通，培养自己的解压方式及控制情绪的能力。

（李　帅）

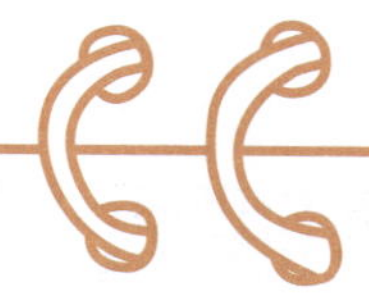

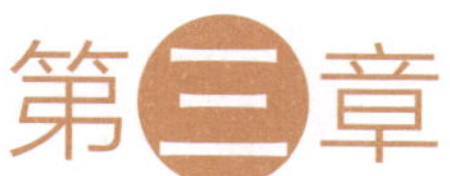

第二章

睡眠-觉醒障碍

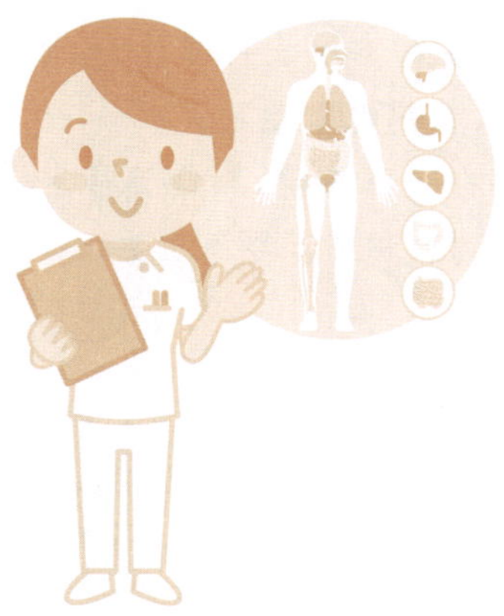

第一节

睡眠质量差是失眠吗

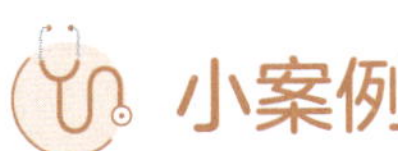

小案例

刘先生：我今年 30 岁，是个软件工程师，之前睡眠一直都挺好的，但最近 1 个月因为工作压力大、一直加班等原因，睡眠出现了问题。晚上明明很困很累，也没办法入睡，有时翻来覆去一整晚不能睡着；有时好不容易睡着，一点儿声响就要醒来，醒来以后基本没法再睡了，睁眼到天亮。白天起来没有精神，工作集中不了注意力，越想越心烦。

全科医生：您可能存在失眠障碍，相信日常生活中许多人都有遇到过，下面我们就来介绍一下，遇到这种情况要怎么办。

小课堂

一、什么是失眠障碍

失眠障碍是以频繁而持续的入睡困难或睡眠维持困难并导致睡眠满意度不足的睡眠障碍，常影响日间社会功能，为临床最常见的睡眠障碍。由于失眠的定义、诊断标准、调查方法和调查人群各异，失眠患病率差异很大，大概在 4%~50% 之间。长期严重失眠常给患者的躯体、心理、生活、工作等带来负面影响，甚至会导致恶性意外事故的发生。

二、哪些原因容易引起或促发失眠

1. 心理社会因素，如生活和工作中的各种不愉快事件。
2. 环境因素，如环境嘈杂、不适光照、过冷过热、空气污浊、居住拥挤或突

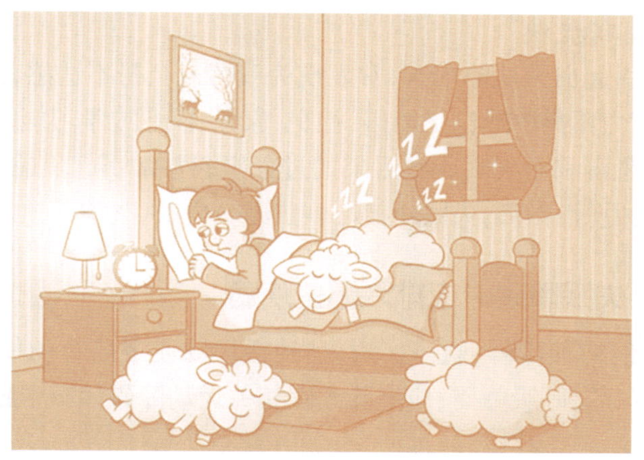

然改变睡眠环境等。

3. 生理因素，如饥饿、过饱、疲劳、性兴奋等。

4. 精神疾病因素，如焦虑与抑郁障碍时。

5. 药物与食物因素，如咖啡因、茶碱、甲状腺素、皮质激素、抗震颤麻痹药、中枢兴奋剂等的使用时间不当或过量，药物依赖戒断时或药物不良反应发生时等。

6. 睡眠节律变化因素，如夜班和白班频繁变动等。

7. 躯体疾病因素。

8. 生活行为因素，如日间休息过多、睡前运动过多、抽烟等。

9. 个性特征因素，如过于紧张、焦虑、强迫的人格特征。

三、失眠障碍的临床表现有哪些

（一）失眠症状

1. 入睡困难　在适当的睡眠机会和环境条件下，不能较快入睡。入睡快慢的临床意义有年龄差异。对于儿童和青少年入睡时间大于 20 分钟有临床意义，对于中老年人入睡时间大于 30 分钟有临床意义。

2. 睡眠维持困难　包括睡眠不实（觉醒过多过久）、睡眠表浅（缺少深睡）、夜间醒后难以再次入睡、早醒、睡眠不足等。早醒通常指比预期的起床时间至少提早 30 分钟并引起总睡眠时间减少，早醒的判定需要考虑平时的就寝时间。

在失眠症状中，以入睡困难最多见，其次是睡眠表浅和早醒等睡眠维持困难，两种情况可单独存在，但通常并存，并且两者可以相互转变。

（二）觉醒期症状

失眠往往引起白天功能损害，常表现为疲劳或全身不适感，白天想睡觉，焦虑不安，注意力不集中或记忆障碍，社交、家务、职业或学习能力损害等。

对失眠的恐惧和对失眠所致后果的过分担心常常引起焦虑不安，使失眠者常常陷入一种恶性循环，失眠→担心→焦虑→失眠，久治不愈。

四、诊断失眠障碍时应排除哪些疾病

应排除其他精神障碍、躯体疾病、精神活性物质或药物的使用所致的失眠；应排除睡眠相关呼吸障碍；应排除睡眠相关运动障碍如不宁腿综合征等。

五、得了失眠障碍怎么办

失眠障碍的治疗方法包括非药物治疗与药物治疗两大类。患者可以优先选择非药物治疗方法，部分患者可以选择结合药物治疗。

（一）非药物治疗

1. 睡眠卫生教育　避免频繁打盹，尤其是在傍晚或睡前；午睡不超过半小时并在下午一点半前完成午睡；避免长时间卧床；床上不进行非睡眠相关活动；保持规律的就寝和起床时间；日间尤其是下午或晚间避免饮用茶、咖啡等兴奋性物质；临近就寝时避免烟酒及饱餐；临近就寝时避免从事兴奋性活动及妨碍睡眠的精神活动，比如过度思考；睡前 3 小时避免剧烈的锻炼；睡眠中醒来不看钟表；调整卧室环境等。推荐与其他策略联合使用。

2. 刺激控制疗法　可以按下述步骤行动：只有感到瞌睡时才上床；不在床上进行除睡眠和性生活以外的其他事情；躺床上 20 分钟（仅凭感觉估计而非看表计时）不能入睡，则起床离开卧室进行放松活动，直至瞌睡时再上床；若再上床后还不能入睡则重复该步骤，若有必要可整夜重复该步骤；无论夜间睡了多久每天定时起床；避免日间打盹。

3. 睡眠限制疗法　减少夜间卧床觉醒时间，同时禁止日间打盹，使卧床时间尽量接近实际睡眠时间。

（二）药物治疗

在非药物治疗的基础上，酌情适量给药，一般不超过 4 周。目前常用的助眠药物为苯二氮䓬类药物如艾司唑仑等，非苯二氮䓬类药物如右佐匹克隆等，褪黑素受体激动剂如褪黑素缓释片，镇静类抗抑郁药物如曲唑酮、米氮平等，食欲素受体拮抗剂如苏沃雷生，镇静类抗精神病药物，如针对难治性失眠障碍患者可试用喹硫平、奥氮平等以及部分中草药。

知识拓展

安神助眠的推拿治疗

（一）头面及颈肩部操作

取穴：印堂、睛明、攒竹、肩井、风池、神庭。

手法：一指禅推法、抹法、按法、揉法。

操作：先用一指禅推法或揉法，从印堂开始向上推至神庭，往返 5~6 次。再从印堂向两侧沿眉弓至太阳穴往返 5~6 次。然后用指禅推法沿眼眶周围治疗，往返 3~4 次。再从印堂沿鼻两侧向下经迎香沿颧骨，至两耳前，往返 5~6 次，治疗过程中以印堂、神庭、睛明、攒竹、太阳为重点。从头顶开始用五指拿法，到枕骨下部转用三指拿法，配合按摩推拿两侧肩井。时间约为 10 分钟。

（二）腹部操作

取穴：中脘、气海、关元。

手法：摩法、按法、揉法。

操作：顺时针方向摩腹，同时配合按揉中院、气海、关元。时间约为 6 分钟。

误区解读

误区一：失眠 1 周就是失眠障碍

根据美国精神病学会的《精神障碍诊断及统计手册》(第五版)中关于"失眠障碍"的诊断标准，要求存在入睡困难、维持睡眠困难或早醒且不能再入睡的表现，且这种情况每周至少发生 3 次，并持续 3 月以上，睡眠质量的下降引起了明显的痛苦或者影响了社会及职业功能。

误区二：安眠药不能吃，会依赖

首先安眠药有很多，不是所有都会依赖。苯二氮䓬类药物也就是通俗意义上的"安定类"药物，以及非苯二氮䓬类药物如佐匹克隆等，长期使用可能会导致患者出现"依赖"的表现，包括躯体依赖及心理依赖，主要包括对药物的耐受性增加(需要服用更多的药物才能达到同样的效果)或出现戒断症状(停药后出现担心、烦躁不安、易怒、失眠、手抖、心慌、头痛、恶心、厌食等心理及躯体不适)。但只要在医生的指导下正确使用上述药物,如短期(小于3个月)小剂量使用,可避免“依赖”的发生。

小贴士

睡眠问题十分常见,如受到失眠困扰1个月甚至以上时间,可先进行睡眠的评定。匹兹堡睡眠质量指数(PSQI)和匹兹堡睡眠质量指数使用方法见本书附录一。

(王丹丹)

第二节

白天总是特别想睡觉怎么办

小案例

林女士：我今年25岁，是个会计，最近3个月总是在白天不分场合控制不住地想睡觉，明明晚上睡得很好。有时候在工作，睡意上来必须趴着睡一会儿，甚至有时候在开车，也会想睡，只能把车停在路边马上睡十几分钟，醒来就没问题了。我这是怎么了？

全科医生：您可能存在嗜睡障碍，这个疾病不是很常见，接下来我们来了解一下这是怎么一回事。

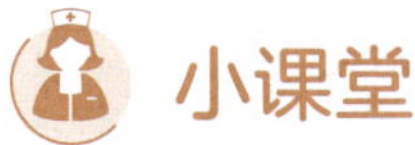

小课堂

一、什么是嗜睡障碍

是以白天过度嗜睡思睡及睡眠发作为主要特征的睡眠障碍，包括发作性睡病、特发性睡眠增多、周期性过度睡眠等。

二、为什么会出现嗜睡障碍

目前病因不完全明确，可能与基因、环境因素及颅内某些神经肽如食欲素等相关。

三、常见的嗜睡障碍有哪些情况

（一）发作性睡病

主要表现为难以控制地想睡觉、发作性猝倒、睡眠瘫痪、入睡幻觉以及夜

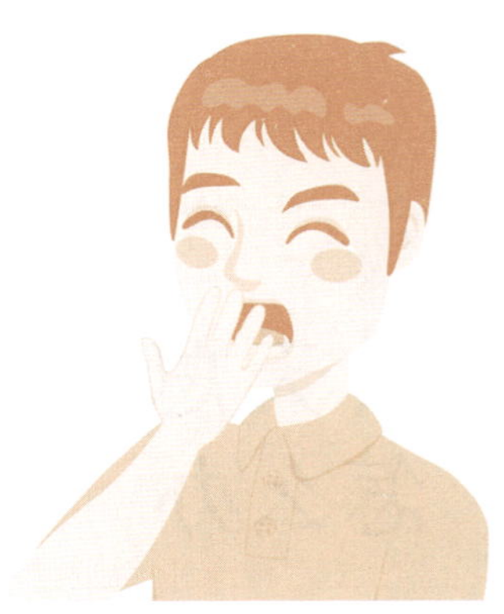

间睡眠紊乱为主要临床特征。大约仅有 1/3 的患者具备上述所有症状。

1. 日间过度思睡和睡眠发作　日间感到过度思睡，尤其在安静或单调环境下，经常发生不可抗拒的睡眠发作。睡眠发作可不分时间、地点及场合，多持续数分钟至数十分钟。小睡后可头脑清醒，但不能持久。一日可反复多次发作。

2. 猝倒发作　60%~70% 的患者可发生无力发作甚至猝倒，是特征性表现。猝倒经常在过度思睡数月至数年后出现，常见于强烈情感刺激如发怒、大笑时。发作时意识清晰，历时短暂，常 <2 分钟。若发作地点不妥，则可能造成危险。

3. 睡眠瘫痪　多出现于刚入睡或刚睡醒时，是从快眼动睡眠（有梦睡眠）醒转时发生的一过性全身不能活动或不能讲话，实质是睡眠时出现的肌肉失张力发作。发作时意识清楚，持续数秒至数分钟，发作时若人触碰可提前终止睡眠瘫痪状态。

4. 入睡幻觉　由觉醒至睡眠的转换期出现的视、触、听幻觉，也可表现为梦境样经历体验。

5. 夜间睡眠紊乱　易醒多梦，醒后难以入睡，夜间体动明显增多，早晨困倦而起床困难。

（二）特发性睡眠增多

特发性睡眠增多以日间过度思睡但不伴猝倒为基本特征。患者早晨或小睡后觉醒困难（宿醉睡眠），觉醒耗时过长、难以醒转、反复再入睡，伴易怒、无意识行为和意识模糊。自我报告睡眠时间过长，通常夜间睡眠超过 10 小时，日间小睡超过 1 小时，醒后无精神恢复感。上述表现明显影响患者社会功能，或引起患者显著痛苦，不能用其他原因更好地解释。

（三）周期性过度睡眠

患者可突然或缓慢起病，部分患者在感冒或脑部外伤后发生。典型患者每次发作可持续 1 天至数周，通常为 5~7 天。一年中发作最多可达 12 次，平均发作两次，发作间隔无规律。患者在睡眠发作期间，每昼夜的睡眠时间可长达 18~20 小时，觉醒时间仅用于快速进食大量食物与排泄，无尿失禁，进食与排泄后又进入睡眠状态。大多数患者在发作开始即出现贪食，觉醒后吃大量生、熟食品，偶有烦渴多饮。部分患者有性欲亢进。若在睡眠期间被强烈刺激唤醒后，可出现一过性行为改变，如易激惹、冲动，甚至有暴力倾向。发作期间有不同程度无法定位时空、言语含糊、遗忘、偶见幻觉等，并可出现颜面潮红、大汗、体温调节异常、眼震和发音出现问题等体征。在发作末期，可出现一过性焦虑抑郁情绪高涨、烦躁和失眠。发作间隙期患者的睡眠正常，身心健康，社会与职业功能正常。

四、诊断嗜睡障碍应排除哪些疾病

应排除阻塞型睡眠呼吸暂停综合征，它常具有夜间呼吸暂停、间歇性鼾音、肥胖、高血压、夜间多动、多汗、晨起头痛等病史。还应寻找其他器质性嗜睡障碍如创伤后过度睡眠等，可以通过在医院进行相关的临床检查找到致病因素。排除其他精神疾病所致的过度嗜睡，如抑郁症。

五、发生过度嗜睡怎么办

1. 尽早到正规医院精神卫生科就诊，完善多导睡眠图、脑电图、脑磁共振等相关检查，以明确诊断。

2. 一般治疗　保持有规律、充足的夜间睡眠；白天有计划安排小睡（午睡）；在职业选择方面应避免驾驶、高空或水下等作业；及时有效地干预心理症状等。

3. 药物治疗　针对日间思睡，可选择性地使用莫达非尼、咖啡因、苯丙胺、哌甲酯等治疗。针对发作性猝倒，可选择性使用丙米嗪、氯米帕明、地昔帕明、5- 羟色胺选择性重摄取抑制剂、5- 羟色胺和去甲肾上腺素再摄取抑制剂等治疗。针对夜间睡眠紊乱，γ- 羟丁酸钠被证实是目前唯一对思睡及猝倒均有较强疗效的药物，多在入睡前服用，起始剂量 3.0~4.5g，数周内递增至 6.0~9.0g，停药通常不会导致猝倒反跳，有药物依赖的可能性。

知识拓展

嗜睡的表现不仅见于嗜睡障碍。抑郁症患者中有一部分患者伴有“非典型”抑郁症状，包括嗜睡，体重增加，对人际关系中被拒绝特别敏感，还有全身沉重感。如果您发现家人或者朋友存在嗜睡及以上表现，先关注他是否还存在情绪低落、闷闷不乐、兴趣减退、快感缺乏等抑郁症状，并持续超过 2 周，如确有抑郁表现，因对抑郁症进行积极干预，嗜睡症状会随之好转。

误区解读

误区：孩子放假在家，白天总是睡觉，晚上熬夜，这就是过度嗜睡障碍

不是的，这是孩子睡眠卫生习惯不好，睡眠节律紊乱，但这时候孩子可以自控，等开学后恢复正常作息，就能自然改变过来。不过，就算是假期在家，父母需要督促孩子培养良好的作息习惯，白天尽量不要过度卧床休息，进行适量娱乐和体育活动，以及保留适当的学习时间。

小贴士

1. 注意睡眠卫生，维持良好的作息习惯，早睡早起，限制卧床时间。

2. 合理选择服用兴奋类食物如茶叶、咖啡等或者药物如中枢兴奋剂等的时间，尽量避免在夜间正常睡眠前3小时内进行服用。

3. 培养个人爱好，合理安排工作与生活，加强体育锻炼，如跑步、游泳、登山、远足等。

4. 尽量保持愉悦的心情，保证积极向上的生活状态。

5. 如遇到生活、工作时压力无法自我排解时，尽量找家人或朋友倾诉，或者运动出汗、哭泣等作为宣泄。

（王丹丹）

第三节

什么是睡眠 - 觉醒节律障碍

小案例

王女士：我今年 25 岁，是个调酒师，之前因为工作原因，长期晚睡，凌晨 3 点以后才能睡，白天补觉。半年前换了上班时间正常的工作，但是睡眠调整不过来了，每天要到凌晨 4 点左右入睡，不定闹钟要中午 12 点左右才会醒，定了闹钟醒来精神很差，完全没办法正常工作。我该怎么办？

全科医生：您可能存在睡眠 - 觉醒节律障碍，日常生活中许多因工作节律失常后会出现，下面我们就来介绍一下，遇到这种情况要怎么办。

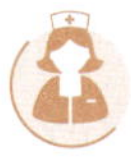

小课堂

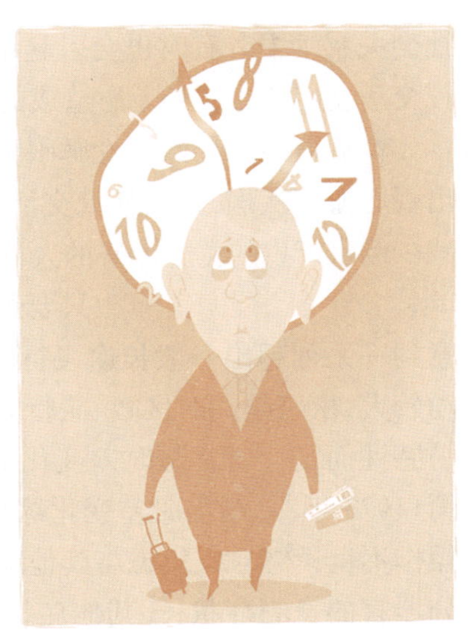

一、什么是睡眠 - 觉醒节律障碍

睡眠 - 觉醒节律障碍指由于生物个体内源性睡眠时钟的结构或功能调节紊乱，或与外部环境如光照明暗时相不一致，或与个体所需求的学习、工作及社会活动时间不匹配而引起的睡眠 - 觉醒紊乱，妨碍社会功能。

二、常见的睡眠 - 觉醒节律障碍有哪些情况

常见睡眠 - 觉醒昼夜节律障碍包括睡

眠觉醒时相延迟障碍、睡眠觉醒时相提前障碍、倒班工作睡眠障碍及时差变化综合征。

1. 睡眠 - 觉醒时相延迟障碍　相对于常规或社会接受的作息时间，患者入睡和觉醒时间呈现习惯性延迟，通常延迟≥2 小时。典型患者在凌晨 2~6 点入睡，无约束条件下偏爱觉醒时间在日间 10~13 点。早睡早起困难，而晚睡晚起严重影响生活节奏。当允许按照个人意愿安排作息时间时，患者睡眠与觉醒时间虽然延迟，但相对稳定，可保持 24 小时睡眠觉醒周期，睡眠时间及质量正常。为最常见的临床类型，常见于青少年及年轻人。

2. 睡眠 - 觉醒时相提前障碍　相对于常规或社会接受的作息时间，患者睡眠时段提前，通常提前≥2 小时。典型患者在晚上 6~8 点入睡，凌晨 2~5 点觉醒。由于长期早睡早起，下午或傍晚思睡或精神萎靡，难以正常参与学习、工作或社会活动。若患者按照提前的时间表作息，可提高睡眠时间和睡眠质量。常见于老年人。

3. 倒班工作睡眠障碍　主要表现为失眠或思睡。在应该睡眠的时候进行工作或工作时间不规则者，他们的主要睡眠期通常出现于早晨（6~8 点），并且不能保持正常的睡眠长度，睡眠减少可达 1~4 小时，主观上感到睡眠不满意，尽管患者力图使自己适应目前的条件和睡眠环境，但还是出现失眠。这种情况通常在整个倒班工作期间持续存在。早班（4~7 点开始）也可出现入睡困难和唤醒困难。经常中班者可出现主要睡眠期启动困难。思睡通常出现于倒班时（主要是夜里）要打瞌睡。在倒班工作或其他时间段，倒班者会出现警觉下降、工作与生活质量下降，甚至产生安全隐患。有些患者将工作之余的大部分时间主要用来恢复睡眠，从而产生许多消极的影响，如婚姻不和谐、社会关系受损。有时也会引起激惹性增高，通常是与缺乏睡眠或睡眠需要和社交活动需要之间的矛盾造成的。

本症可能会导致慢性睡眠障碍。倒班可产生或加重胃肠道疾病，也可能出现心血管疾病，常破坏社交活动和家庭生活。以服药或饮酒来改善睡眠和减少倒班产生的觉醒障碍的人群，可导致药物和乙醇依赖。

4. 时差变化综合征　只要经过跨数个时区的飞行，绝大多数人很快会注意到一系列超出一般长途飞行常见的症状。症状的严重程度和持续时间变动较大，依跨越的时区数、旅行方向（东向或西向）、起飞及到达时间和个体的易感性而定。通常与时差变化的大小成正比，时差越大，症状越明显。贝尔简（1973 年）总结出时差变化综合征主要包含 5 类症状：①疲劳，精神运动性操作不良；②失眠、焦虑与其他睡眠觉醒障碍；③胃肠道症状，形式多样；④部分器官的身心症状；⑤其他症状：头痛、视力下降、呼吸困难、多汗、梦魇及月经不调。睡眠 - 觉醒节律障碍是最主要的症状，表现为入睡困难、睡眠维持困难，白天过度睡意。患者可出现社会或职业功能障碍，包括在新地方的日间警觉能力下降和工作表现不佳。旅行者会感到不能适应当地社会的生活，睡眠时间出现紊乱，由于睡眠差可出现精神上的痛苦。

三、诊断睡眠 - 觉醒节律障碍时应排除哪些疾病

应排除其他精神障碍、躯体疾病、精神活性物质或药物的使用所致的睡眠 - 觉醒节律障碍。

四、出现睡眠 - 觉醒节律障碍家庭处理办法

1. 时差障碍时无须特殊治疗，返回原时区后会好转，或者随着时间的推移也总能适应当地的昼夜节律。明确的时间提示（如日光、就餐）有助于个体更快适应所处时区的昼夜节律。内在的生物钟会根据所处时区的明暗周期校正自己的时间。阳光（也可以是人工强光，光照强度 >2 500lx）能直接调拨内在生物钟。所以飞行者在抵达目的地后，不应该躲在旅馆的阴暗房间内，应尽快置身于阳光中。另外，可以自备一些药物，如苯二氮䓬类助眠药物阿普唑仑等，非苯二氮䓬类药物佐匹克隆等，褪黑素等。

2. 限制患者白天打盹的次数和长度，尽量让患者在晚上睡眠时间去睡眠，以逐渐地重新建立规则的睡眠觉醒周期。应当鼓励患者在白天进行适量体力活动。这种治疗计划的实施，需要有帮手不断督促患者严格遵守睡眠 - 觉醒时间表。不管患者有何疑义（尤其在出现的思睡和疲乏时），在规定的清醒期必须使其保持清醒。

3. 光疗可以减少个体的夜间活动，睡眠 - 觉醒和日落行为的临床评估也有明显改善，应该多晒太阳。

4. 倒班工作者应养成良好的睡眠卫生习惯，避免频繁打盹，非睡眠时间的补觉不超过半小时；避免长时间卧床；床上不进行非睡眠相关活动；保持规律的就寝和起床时间；睡眠前避免饮用茶、咖啡等兴奋性物质；临近就寝时避免烟酒及饱餐；睡前 3 小时避免剧烈的锻炼。

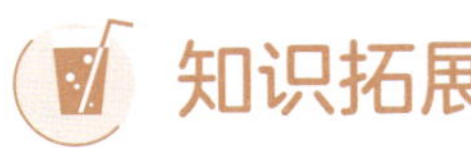

知识拓展

怀疑睡眠 - 觉醒节律障碍时，需要完善哪些检查

1. 完善多导睡眠图检查，主要表现出频繁的短睡眠期，无其他异常表现。

持续多导记录 72 小时以上显示可变的和不规则的睡眠觉醒周期。

2. 其他影像学检查，如脑磁共振或 CT 扫描可提示引起脑功能障碍的变化。

3. 体温监测，呈明显随机波动性变化，丧失其生理节律。

误区解读

误区：长期服用安眠药会导致老年痴呆

许多睡眠障碍的患者问我们：听说长期服用安眠药可以导致老年痴呆。正因为如此，许多失眠患者拒绝服用安眠药或相应的药物，更宁愿忍受失眠的痛苦。在这里，我们要负责任地告诉大家，老年痴呆的发病原理与服用安眠药之间没有任何必然的联系。除了服药期间可能出现一些过度抑制，并可能影响患者的思维敏感性和反应性以外，安眠药不会引起老年痴呆。当然，这样说并不等于鼓励大家服用安眠药，而是消除一些应该服用药物的睡眠障碍患者的顾虑。

小贴士

1. 无论何时何地从事何种工作，应该保持规律的作息，以及注意养成良好的睡眠卫生习惯，一旦出现睡眠节律方面的改变，尤其是当这种改变影响到日常生活或社交、工作等，应及时进行作息的自我调整，可以按照本章节所述方法，尽量避免疾病往慢性化发展；如无法自我调整，尽快就医。

2. 培养个人爱好，合理安排工作与生活，加强体育锻炼，如跑步、游泳、登山、瑜伽等。

3. 尽量保持愉悦的心情，保证积极向上的生活状态。

4. 如在常规睡眠时间出现入睡困难，可食用一些有助于睡眠的食物如牛奶、蜂蜜水、莲子、大枣等帮助睡眠。

（王丹丹）

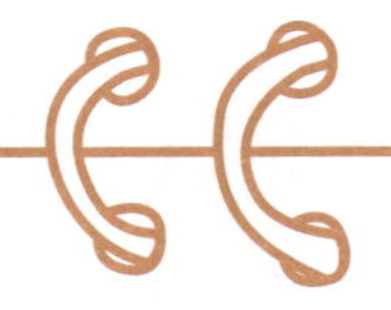

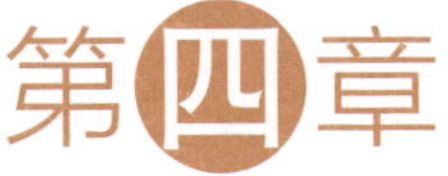

第四章

焦虑与恐惧相关性障碍

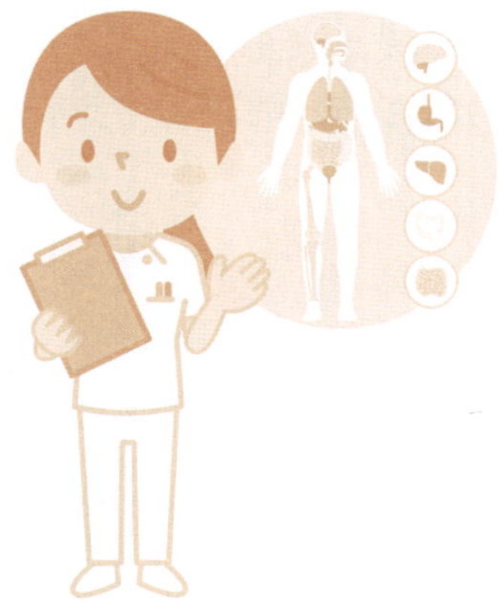

第一节

为何总是担心紧张、惶惶不安

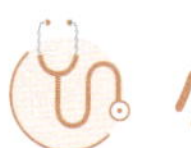

小案例

丁女士：我近半年，因家人生病住院，工作压力又很大，总是提心吊胆，内心不安，担心孩子上学路上不安全，害怕丈夫出差出事，害怕接电话，担心是家人出事，为此整日坐立不安，来回踱步，而且总是出现阵发性心慌、胸闷感，工作生活受到了严重的影响，我这是怎么了？

全科医生：我了解了，您的这些表现需要做一些检查，可能是广泛性焦虑障碍。

小课堂

一、什么是广泛性焦虑障碍

广泛性焦虑障碍是一种以焦虑为主要临床表现的精神障碍，是最常见的

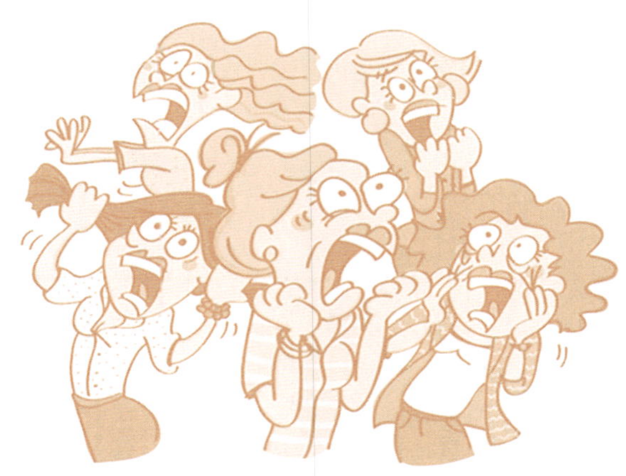

焦虑障碍，患者常常有不明原因的提心吊胆、紧张不安，并有显著的自主神经功能紊乱症状，肌肉紧张及运动性不安。45~55岁年龄组患者比例最高，女性患者更多见，经常反复发作，症状迁延，病程漫长者社会功能下降。

二、哪些原因容易引起广泛性焦虑障碍

1. 有家族聚集性，遗传因素占30%~40%。

2. 大脑内存在某些神经递质的改变，以及脑结构或功能存在异常，不过暂时还没有具体的检测方法可以作为诊断依据。

3. 近期有应激性生活事件，特别是威胁性事件更容易导致焦虑发作。

4. 童年期存在情感虐待、躯体虐待等创伤，家庭关系紧张，父母的过度保护，与养育者长期分离等。

三、广泛性焦虑障碍的主要表现有哪些

1. 精神性焦虑 精神上的过度担心是焦虑症状的核心。表现为对未来可能发生的、难以预料的某种危险或不幸事件经常担心。有的患者不能明确意识到担心的对象或内容，而只是一种提心吊胆、惶恐不安的强烈内心体验。有的患者担心的也许是现实生活中可能或将会发生的事情，但其担心、焦虑和烦恼的程度与现实很不相称，称为预期焦虑。警觉性增高可表现为对外界刺激敏感，易于出现惊跳反应；注意力难以集中，易受干扰；难以入睡、睡中易惊醒；容易发脾气等。

2. 躯体性焦虑 表现为运动性不安与肌肉紧张。运动性不安可表现为搓手顿足、不能静坐、不停地来回走动、无目的小动作增多。肌肉紧张表现为主观上的一组或多组肌肉不舒服的紧张感，严重时有肌肉酸痛，多见于胸部、颈部及肩背部肌肉，紧张性头痛也很常见，有的患者可出现肢体的震颤，甚至语音发颤。

3. 自主神经功能紊乱 表现为心跳加快、胸闷气短、头晕头痛、皮肤潮红、出汗或苍白、口干、吞咽梗阻感、胃部不适、恶心、腹痛、腹胀、便秘或腹泻、尿频等症状。有的患者可以出现早泄、勃起功能障碍、月经紊乱、性欲缺乏等症状。

四、诊断广泛性焦虑障碍时应排除哪些疾病

应排除躯体疾病相关焦虑，如甲状腺功能亢进、低血糖、嗜铬细胞瘤、系统性红斑狼疮等均有焦虑，针对相关疾病进行相应的临床和实验室检查，可以明确诊断。代谢综合征、高血压、糖尿病等全身血管病变的疾病可以导致

心脑血管疾病，如冠心病、心肌梗死、脑梗死、脑白质缺血等，这些是中老年焦虑的器质性因素。应排除其他精神障碍相关的焦虑，如抑郁症、精神分裂症等。还应排除药源性焦虑，如酒精戒断，长期激素使用等。

五、得了广泛性焦虑障碍怎么办

药物治疗和心理治疗的综合应用是获得最佳治疗效果的方法。

（一）药物治疗

急性期以尽快缓解或消除焦虑症状及伴随症状、恢复社会功能、提高生活质量为目标，药物治疗建议在精神科专科医生的指导下使用，下面介绍一些常用药物以供大家参考。

1. 有抗焦虑作用的抗抑郁药　5- 羟色胺选择性重摄取抑制剂、5- 羟色胺和去甲肾上腺素再摄取抑制剂对广泛性焦虑有效，且药物不良反应较少，患者接受性好，如帕罗西汀、文拉法辛、度洛西汀、艾司西酞普兰等。

2. 苯二氮䓬类药物　起效快，但长期使用有成瘾性的特点，在早期将苯二氮䓬类药物和抗抑郁药合用，维持 2~4 周，然后逐渐停用。

3. 其他抗焦虑药物　包括丁螺环酮、坦度螺酮、普萘洛尔等。

广泛性焦虑障碍是一种慢性和易复发性疾病，在急性期治疗后，巩固治疗和维持治疗对于预防复发非常重要，巩固期至少 2~6 个月，维持治疗至少 12 个月。

（二）心理治疗

1. 健康教育　让患者明白疾病的性质，增进患者在治疗中的配合，在焦虑发作时对焦虑体验有正确的认知，避免进一步加重焦虑。

2. 认知行为治疗　这是一种心理治疗，因为这类患者容易出现两种认知错误，其一是过高估计负面事件出现的可能性，尤其是与自己有关的事件；其二是过分戏剧化或灾难化地想象事件的结果。心理治疗可以帮助患者改变不良认知并进行认知重建。

3. 患者在家可进行松弛训练，呼吸控制训练等；适当的体育锻炼，并坚持正常生活工作。

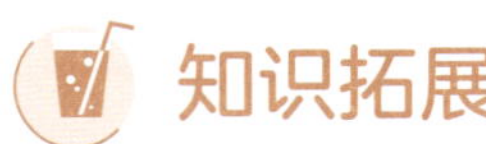

常见的放松训练方法

放松训练技术作为行为治疗的一种，是通过一定的方法，使人体的肌肉进一步放松，使大脑逐渐入静，从而调节中枢神经系统的兴奋水平，有助于缓解患者的紧张、焦虑和不安，达到消除疲劳、稳定情绪、改善行为的作用。其中以渐进性肌肉放松训练较为常用，也具有一定实用性。

1. 准备　训练场所应安静、舒适、灯光稍弱。坐在椅子上，或躺在躺椅上、床上、地板上。摘掉眼镜、松开领带、腰带、鞋子。闭上或半闭上眼睛，深呼吸几次，每一次吸气后再均匀缓慢地呼出来。

2. 按次序放松肌肉练习　注意，每一次对每一组肌肉做到：收紧肌肉—坚持 5 秒—放松肌肉—放松 10 秒，体会紧张与松弛的区别，体会放松的轻松温暖的感觉。

3. 放松次序

(1) 右手及前臂：握紧右拳头，绷紧前臂肌肉。

(2) 右上臂：弯曲右手臂，绷紧右上臂肌肉。

(3) 左手及前臂：握紧左拳头，绷紧前臂肌肉。

(4) 左上臂：弯曲左手臂，绷紧左上臂肌肉。

(5) 前额：尽量抬高眉毛，前额紧缩。

(6) 眼睛鼻子上脸颊：紧闭双眼，使鼻子皱起来。

(7) 下颌与下脸颊：咬紧牙齿，紧缩嘴角。

(8) 颈与喉部：将颈部尽量后仰。

(9) 胸和肩膀：双肩向后紧缩，做深呼吸。

(10) 腹部：绷紧腹部肌肉，像被强力冲击般的紧缩。

(11) 右大腿：将右腿伸直，绷紧右大腿肌肉。

(12) 右小腿：将右脚板往身体下方拉，紧缩右小腿肌肉。

(13) 右脚：尽量蜷曲右脚趾及脚板。

(14) 左大腿：将左腿伸直，绷紧左大腿肌肉。

(15) 左小腿：将左脚板往身体下方拉，紧缩左小腿肌肉。

(16) 左脚：尽量蜷曲左脚趾及脚板。

4. 返回现实　现在您感觉全身肌肉，从下、到上，每一组肌肉均处于放松状态，您的双手、双臂、脖子、下颌、眼睛、腹部、大腿、小腿、脚趾都达到放松状态，继续保持原有的坐或躺的姿势，并要对自己进行暗示“我现在感觉很舒服、很轻松”。享受松弛舒适的感觉，慢慢地数“5、4、3、2、1”，缓缓睁开眼睛，回到现实，感到心情十分舒畅，浑身有力。

请依次训练，每天练习 1~2 次，每次 15~25 分钟左右，刚开始的时候，放松训练并不能使肌肉很快进入放松，需要坚持下去，逐渐熟练。

误区解读

误区：焦虑都是不好的

每个人都经历过焦虑。焦虑是一种弥漫性、不愉快、模糊的紧张感，是对未知的、内在的、模糊的威胁的一种回应，是一种警示信号，作为内部和外部威胁的提醒，帮助生物体应对当前或将要出现的危险状况。当生物体面临将要出现危险、伤害、痛苦、无助、潜在惩罚时（如经历社会挫折、与所爱的人分离等），出现一种正常、适应性的反应，促使机体采取必要的措施来防止或减轻威胁的后果，比如一个人为了准备考试而努力学习，人们为了面临即将出现的战争而努力工作。焦虑本身是正常的具有自我保护作用的反应，但如果在没有危险或者应激源的情况下出现，或者反应过度，且影响正常的社会功能，则可能构成精神卫生问题。

小贴士

焦虑症状在日常生活中十分常见，如出现上述的表现，可以在家进行简单的自评，广泛性焦虑障碍量表（GAD-7）见本书附录二。

（王丹丹）

第二节

莫名心慌、胸闷、气短是怎么回事

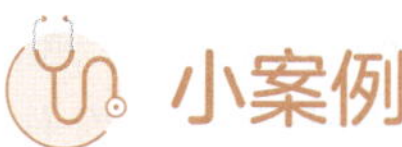

陈先生：医生您好，我近来总是无缘无故突然一阵心慌、胸闷、呼吸困难，严重的时候觉得喘不上来气，马上要窒息了，手脚都发麻了，当时觉得很害怕，可是一会儿就好了。到了医院急诊，心脏、肺、血的检查都做了，也没查出什么问题，我现在每天都提心吊胆，很怕再发作起来没人救我，都不敢一个人出门。我这到底得了什么病啊？

全科医生：我了解了您的这些表现，还需要做几个检查，如果都没问题，您应该是得了惊恐障碍。

小课堂

一、什么是惊恐障碍

惊恐障碍又称急性焦虑障碍，其主要特点是突然发作的、不可预测的、反复出现的、强烈的惊恐体验，一般历时5~20分钟，伴濒死感或失控感，患者常体验到濒临灾难性结局的害怕和恐惧，并伴有自主神经功能失调的症状。

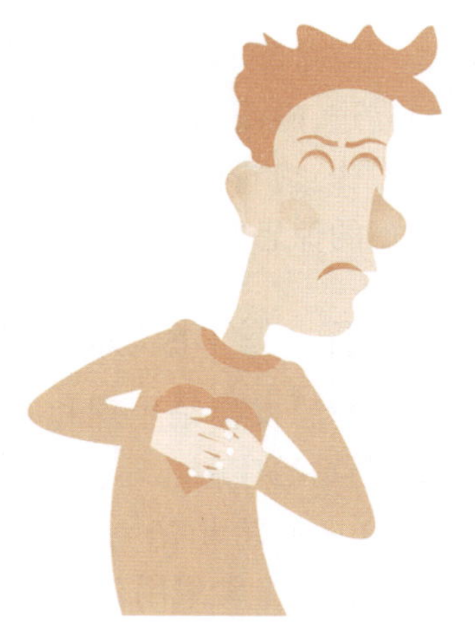

二、哪些原因容易引起惊恐障碍

1. 有家族聚集性，遗传因素占40%左右。
2. 大脑内存在某些神经递质的改变，以

及脑结构或功能存在异常，不过暂时还没有具体的检测方法可以作为诊断手段。

3. 近期遭遇应激性生活事件；童年期曾经历创伤性事件。

三、惊恐障碍的主要表现

惊恐障碍的特点是莫名突发惊恐，随即缓解，间歇期有预期焦虑，部分患者有回避行为。

1. 惊恐发作　患者在无特殊的恐惧性处境时，突然感到一种突如其来的紧张、害怕、恐惧感，此时患者伴有濒死感、失控感、大难临头感；患者肌肉紧张，坐立不安，全身发抖或全身无力；常有严重的自主神经功能紊乱症状，如出汗、胸闷、呼吸困难或过度换气、心动过速、心律不齐、头痛、头昏、四肢麻木和感觉异常等，部分患者可有人格或现实解体症状。惊恐发作通常起病急骤，终止迅速，通常持续 20~30 分钟，很少超过 1 小时，但不久可突然再发。发作期间始终意识清晰。

2. 预期焦虑　患者在发作后的间歇期仍心有余悸，担心再发和 / 或担心发作的后果，不过此时焦虑的体验不再突出，而代之以虚弱无力，需数小时到数天才能恢复。

3. 回避行为　60% 的患者对再次发作有持续性的焦虑和关注，害怕发作产生不幸后果。出现与发作相关的行为改变，如回避工作或学习场所等。

约 30% 患者在数年内缓解较好不会再发，约 25% 的患者表现为断续病程，约 45% 的患者缓解较差。部分患者的惊恐障碍可在数周内完全缓解，病程超过 6 个月者易慢性化。

四、诊断惊恐障碍应该排除哪些疾病

应排除心血管疾病；应排除其他躯体疾病导致的惊恐发作，如甲状腺功能亢进、癫痫、短暂性脑缺血发作、嗜铬细胞瘤、低血糖、狂犬病等均可出现惊恐发作；应排除药物使用或精神活性物质滥用或戒断；应排除其他精神障碍出现的惊恐发作。

五、得了惊恐障碍怎么办

惊恐发作是生理和心理障碍的结果，其躯体症状通常不会导致生命危险，药物治疗和心理治疗是有效的。

（一）药物治疗

临床上常采用苯二氮䓬类药物（如劳拉西泮、阿普唑仑等）联合抗抑郁药治疗，患者症状最初改善比单用抗抑郁药快，且可以缓解抗抑郁药物早期的不良反应，但到第4~6周时无更多优势，并可能出现耐受，在此之前可渐停苯二氮䓬类药物，这样避免了苯二氮䓬类药物的长期使用和抗抑郁药早期效果不佳的缺点。经过8~12周的急性期治疗，可转入巩固和维持期治疗，时间至少1年。

（二）认知行为治疗

通常分三步：第一是让患者了解惊恐发作的间歇性及回避过程。第二是内感受性暴露，患者暴露于自己的害怕感觉和外界的害怕境遇，害怕感觉包括过度呼吸引起的眩晕、脸上发热和其他不适感；害怕境遇包括拥挤、在公共汽车上和路途中；通过有计划的暴露，使患者注意这些感受，从而耐受并控制这些感受，不再出现惊恐发作。第三是认知重构，患者原来认为"我将晕倒""我将不能忍受这些感受"，认知重构后让其发现惊恐所导致的结果与既往的认识有很大差距，这样达到新的认知重组从而缓解症状。

患者在家可进行松弛训练、呼吸控制训练等；适当的体育锻炼，并坚持正常生活工作。

知识拓展

为排除其他器质性疾病，惊恐障碍的患者需要在医院完善的检查

1. 甲状腺功能、甲状腺超声检查。
2. 电解质、随机血糖、心肌酶谱、心电图、心脏彩超。
3. 血气分析、肺部CT，必要时行肺功能检测。
4. 双侧肾上腺超声或CT检查。
5. 头部CT平扫或脑磁共振平扫等。
6. 必要时尿检精神活性物质如苯丙胺、可卡因等。

误区解读

误区：一旦出现心慌、胸闷、气短等情况，首先去精神卫生科就诊

不是的。如果患者出现了上述情况，尽管所有的表现都与惊恐障碍发作的表现类似，还是要首先到医院急诊科或者心血管科就诊，完善相关的检查，只有当所有器质性疾病引起的惊恐发作都排除后，最后才能考虑惊恐

障碍。

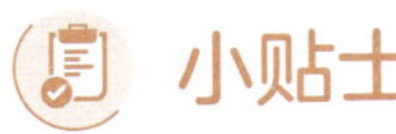
小贴士

生活中哪些事情可能成为心理应激源

在前面,我们已经知道在焦虑障碍的起病、发展和结果中,心理因素都具有很大的作用,并知道心理应激源可以是日常生活中的许多事情。那么,究竟哪些事情可能成为心理应激源呢?在本书附录三,我们为大家附上了由我国学者制定的“生活事件量表”,大家可以根据这个量表,对遭遇的事件可能对心理影响的程度做个自我评价。

(王丹丹)

第三节

对特定场所或处境感到恐惧怎么办

小案例

小林：医生您好，我从小见人就紧张，不敢在公开场所讲话，担心别人会嘲笑我，害怕犯一些社交失礼的错误冒犯到别人。尽量避免在团体面前发言，如果不得不与别人交流或者当众发言时，会语无伦次，口干舌燥，汗流浃背，有时候疯狂流口水，语音颤抖。

全科医生：您好，很多人都有您这样的烦恼，您可能是得了社交恐惧症，是恐惧症的一种，接下来我们来了解一下这个疾病以及得病后该怎么办。

小课堂

一、什么是恐惧症

以对特定场所、处境、活动或特定物体过分和/或不合理地恐惧为特点，患者极力回避导致恐惧的客观事物或情境，或是带着畏惧去忍受，因而影响正常活动，发作时常伴有明显的焦虑和自主神经症状。

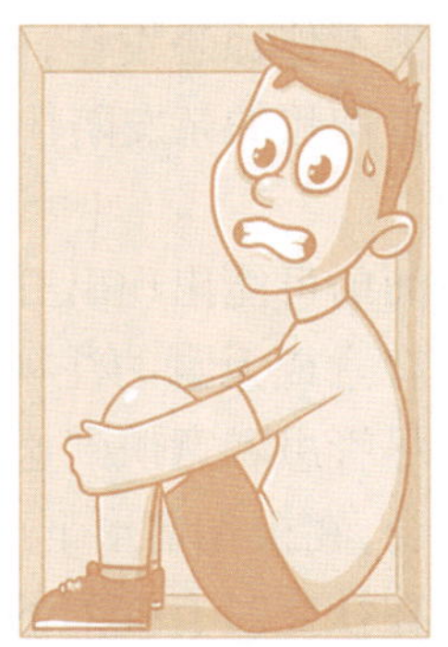

二、恐惧症的常见病因

1. 遗传因素　如旷场恐惧症遗传因素占61%，社交恐惧症遗传因素占30%~65%

2. 旷场恐惧症发病与儿童时期的负性和应激事件，如与亲人分离、父母过世或被攻击等明显相关。患

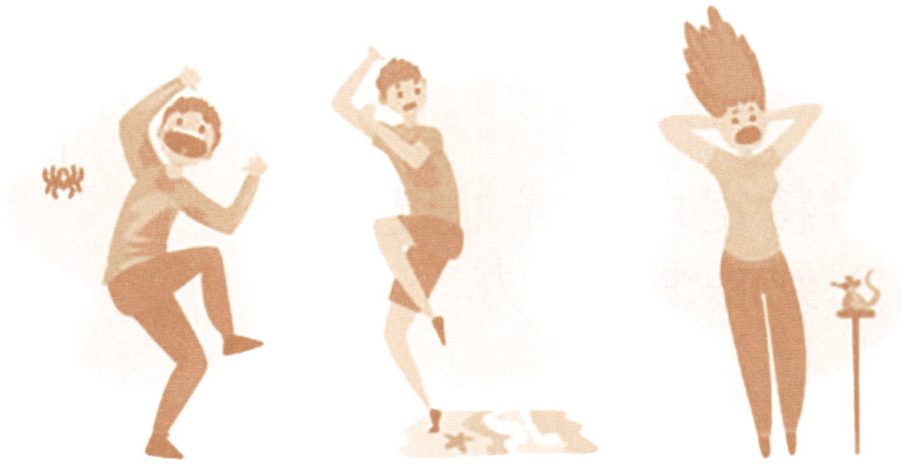

者描述其家庭特点为：不够温暖、过度保护。患者常有依赖性较强、神经质、焦虑敏感、倾向于回避问题等性格特点。社交恐惧症可能的危险因素有童年期的过度保护、忽视和虐待、行为被过分控制或教评、父母婚姻状况不良、缺乏亲密关系、学校表现不佳等。另有部分患者可能经历过创伤性、"羞辱性"的社交事件。

三、常见的恐惧症有哪些表现

1. 旷场恐惧症　旷场恐惧症主要表现为患者害怕处于被困、窘迫或无助的环境，患者在这些自认为难以逃离、无法获得救助的环境中恐惧不安。这些环境包括乘坐公共交通工具（公交汽车、火车、地铁、飞机），在拥挤的人群或排队，剧院、商场、车站、电梯等公共场所，在广场、山谷等空旷地方，患者回避这些环境，甚至完全不能离家。患者常常有期待性焦虑，持续地害怕下一次发作的可能场合和后果。患者恐惧的程度可以是焦虑不安，此时称为场所恐惧不伴惊恐发作，而恐惧达到惊恐发作时称为场所恐惧伴惊恐发作。一个患者信赖的亲友陪伴可以明显减少惊恐的发作。

2. 社交恐惧症　又称社交焦虑症，核心症状是显著而持续地担心在公众面前可能出现出丑或有尴尬的表现，担心别人会嘲笑、负性评价自己，在别人有意或无意的注视下，患者就更加拘束、紧张不安，因此常常回避社交行为。尽管患者意识到这种紧张和恐惧是不合理的，但仍然设法回避相关的社交场合，在极端情形下可导致自我社会隔离，对必须参加的社交充满紧张不安，并在社交时有强烈的焦虑和痛苦，脸红、手抖、不敢对视等，在尽可能完成必需的社交行为后就匆忙离去，这些回避行为可严重影响患者的个人生活、职业功能和社会关系。场合多为公共场合进食、公开讲话、在他人的注视下签署重要文件、遇到异性、学校环境等。

3. 特殊恐惧障碍　害怕的对象多是特定的自然环境（如高处、雷鸣、黑暗），动物（如昆虫），注射，处境（如飞行、电、密闭空间），害怕感染某种疾病（艾滋病）等。患者为减少焦虑而采取回避行为。患者通常害怕的不是物体或情景本身，而是随之可能带来的后果，如恐惧驾驶是害怕交通事故，恐惧蜘蛛是害怕被咬伤。这些恐惧是过分的、不合理的和持久的。尽管患者愿意承认这些对象没什么可怕的，但并不能减少他们的恐惧。

特殊恐惧障碍一般在童年或成年早期就出现，如果不治疗，可以持续数十年。对恐惧情境的害怕一般稳定存在，导致功能残缺的程度取决于患者对恐惧情境的回避程度。值得注意的是血 - 损伤 - 注射恐惧与其他恐惧不同，其可导致心动过缓，易出现晕厥，而不是心动过速。

四、诊断恐惧障碍应该排除哪些疾病

应排除正常恐惧、羞怯等；应排除精神分裂症、强迫症等精神障碍。

五、得了恐惧障碍怎么办

（一）非药物治疗

1. 行为疗法　是治疗恐惧障碍的首选方法，对恐惧环境的系统脱敏疗法或暴露疗法对恐惧症效果良好。环境可以是现实的，随着计算机技术的进步，虚拟现实的脱敏和暴露也开始应用。

2. 认知行为疗法　有临床研究提示认知行为疗法的短期疗效与药物相似，而长期疗效可能更好。

3. 支持性心理治疗　支持性心理疗法包括使用心理动力学概念和治疗联盟来促进适应性应对。

（二）药物治疗

1. 抗焦虑药物　苯二氮䓬类药物，如阿普唑仑、劳拉西泮可以短期治疗。

2. 抗抑郁药　可用来治疗者当前存在的抑郁障碍，对没有抑郁但常有惊恐发作的旷场恐惧症患者也有治疗作用；5- 羟色胺选择性重摄取抑制剂为治疗社交焦虑障碍的一线药物。

知识拓展

恐惧障碍的家庭处理方法

系统脱敏疗法是治疗恐惧障碍的首选方法之一，但规范的治疗需经由专业的精神科或心理治疗师进行。那么患者在家时可以进行哪些措施来缓解症状呢。系统脱敏疗法的关键步骤是松弛训练，患者可以在家进行练习，具体方法如下：

让患者坐靠在沙发上或藤椅上，双臂放于扶手，随意采取舒适的姿势。首先让患者握紧拳头，然后松开；咬紧牙关，然后松开。反复做几次，目的是让他体会什么是紧张、什么是放松。领会了紧张与放松的主观感觉之后，才宜进行放松训练，放松训练由前臂开始，因为前臂的松弛最容易掌握。然后依次练习放松面部、颈、肩、背、胸、腹及下肢。训练时要求周围环境安静、优雅、光柔和、气温适宜。每次训练 20~30 分钟，每日或隔日一次。一般要经过 6~8 次训练才能学会松弛。要反复练习，最终能在日常生活环境中可以随意放松，达到运用自如的程度。

此外，患者可以在家制订由刺激因素引起的恐惧层次表，根据自己的感受评定每种刺激的感觉评分，然后按照分数高低将刺激排列成表，将有助于心理医生更好地进行治疗。举例：社交恐怖障碍的不适层次（表 2-4-1）。

表 2-4-1　社交恐怖障碍的不适层次

刺激	分数
母亲	0 分
父亲	1 分
同事	2 分
上司	3 分
男朋友	4 分
男朋友的父母	5 分

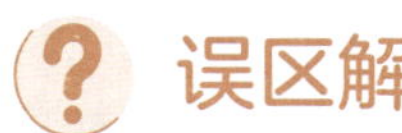

误区解读

误区：只要存在恐惧某处境或客观对象，就有恐惧症，需要治疗

不是的，正常人对某些事物或场合也会有恐惧心理，如毒蛇、猛兽、黑暗

而静寂的环境等。关键看这种恐惧的合理性、发生的频率、恐惧的程度、是否伴有自主神经症状、是否明显影响社会功能、是否有回避行为等综合考虑，如恐惧症表现严重影响日常生活、社交活动等，需尽快求助专科医生进行处理。

小贴士

1. 要理解正常恐惧的意义，恐惧是对已知的、外在的、明确的威胁的回应，是一种警示信号，作为内部和外部威胁的提醒，帮助生物体应对当前或将要出现的危险状况。恐惧是必要的自我保护本能，恐惧可以帮助生物体包括人类应对面临的即刻危险，因此，适当的恐惧是合理而有必要的。

2. 如果出现对特定对象或情景过分恐惧的情况，如恐高、害怕某种动物等，应尽力保持放松，在不影响日常生活及功能的情况下，日后尽量避免接触恐惧物。

3. 如避开恐惧物会影响社会功能或恐惧障碍本身给您带来巨大的痛苦体验，应及早至医院或心理咨询机构就诊。

（王丹丹）

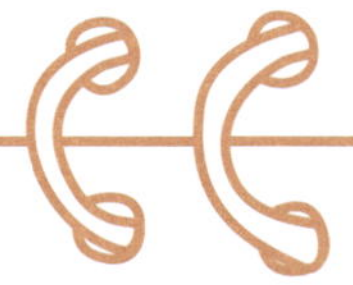

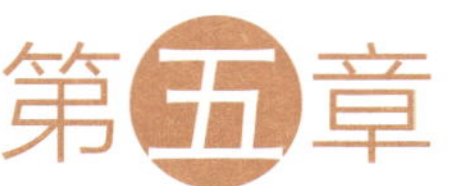

第五章

强迫障碍——如何摆脱强迫症

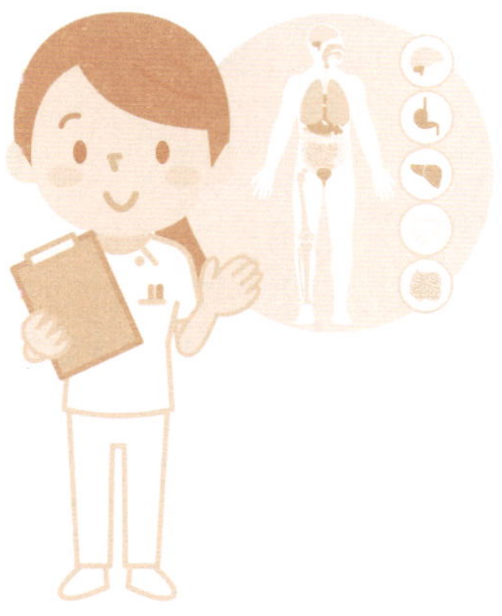

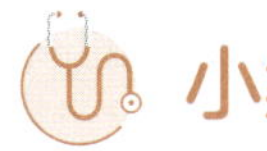

小案例

患者:在我 15 岁的时候,有一次母亲竟然在大庭广众之下大声地告诉我说我裤子的臀部处破了一个洞。我立即羞得无地自容,心灵深处投下了深深的阴影。从此我就整天担心着裤子会破,陷入了难以自拔的境地。每天我都在极度恐惧、提心吊胆中过日子,总是担心裤子是否会破,破了又该怎么办,虽然我也明知自己的想法是可笑的,担心是多余的,但就是无法摆脱这些怪念头。

全科医生:您可能得了强迫症,这是一种以反复出现的强迫症状为主要表现的神经症,患者会意识到自身的观念或行为有悖于正常人,但不能自控,无法摆脱,因此感到焦虑和痛苦。

患者:医生,那我该怎么办?我还没结婚呢!

全科医生:您先别急,在作出诊断和治疗前,我们先来了解下强迫症的相关知识。

小课堂

一、什么是强迫症

强迫症是一种以反复出现的强迫观念、强迫冲动或强迫行为等为主要临床表现的精神疾病,比如它具有几个特点:①重复出现;②患者通常认识到这些强迫观念或行为是不必要的、不合理的,但无法摆脱;③自我强迫和反强迫两者强烈冲突,引起患者的焦虑和极大痛苦;④患者体验到其强迫观念或冲

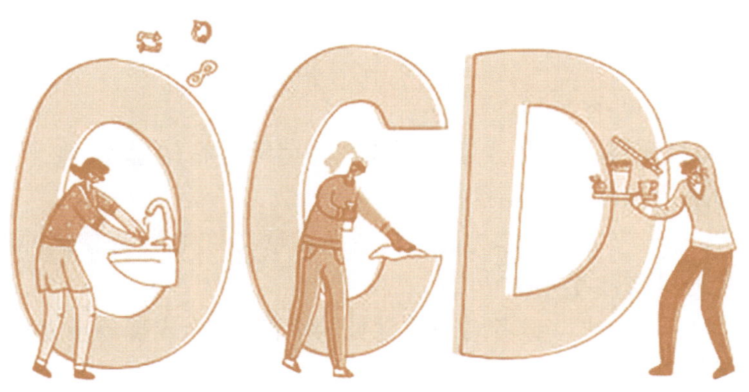

动来源于自我，并非外力强加。强迫症的症状复杂多样，病程较长，容易慢性化，致残率也较高，并与其他精神障碍如抑郁症、社交恐惧症等具有较高的共同患病机会，曾经被认为是一种难治的神经症性障碍。

二、为什么会得强迫症

强迫症的病因比较复杂，研究证实，它是一种多维度、多因素疾病，病前人格、遗传风险、生理因素、心理因素、环境因素等都与疾病发生有一定关系。

1. 强迫症的发生有一定的性格基础，一般这类患者过于不接受自己，甚至苛求自己，这才导致自我强迫与自我反强迫的尖锐冲突。

2. 有研究提示强迫症患者个性特征的形成具有一定的遗传基础，如强迫症患者有家族聚集现象，且单卵双胎比双卵双胎的共同患病率明显增高。

3. 有证据表明强迫症患者有特定的神经解剖学基础，人体大脑中的纹状体尤其是尾状核的功能缺陷可导致强迫动作或强迫思维，另外大脑中枢神经系统的5-羟色胺、多巴胺、谷氨酸等功能和浓度水平也可能与强迫症有关。

4. 负性情绪、生活事件及家庭因素如工作、生活环境的变迁、人际关系不佳、家庭不和、亲人丧失等也可能与强迫症发生有关。

5. 家庭治疗理论认为，家庭中过分渴求、刻板、压抑的氛围，以及父母对孩子的过高期望及成就压力等因素可能对形成强迫倾向及症状起到一定作用。

三、强迫症的表现有哪些

强迫症的基本症状包括强迫观念和强迫行为。一些患者每天会花1~3小时实施重复行为，更严重、更持久的强迫症会导致患者不能正常社交、工作等社会功能丧失。

（一）强迫观念

患者知道反复闯入自己意识领域的并持续存在的思想、观念、表象、情绪、冲动等毫无意义，但不能自控。

1. 强迫思维　如一些暴力、猥亵，或毫无意义的观念、表象或冲动思维等顽固、反复地闯入患者头脑中。

2. 强迫穷思竭虑　患者对一些常见的事情、概念或现象反复思索，刨根究底，如反复思考“人为什么会说话？”

3. 强迫怀疑 如患者能意识到门窗已关好，但不放心而想要反复检查。

4. 强迫对立观念 患者脑中出现一个观念或看到一句话，便不由自主地联想起另一个观念或词句且性质对立，如想起“和平”马上联想到“战争”。

5. 强迫联想 如患者看到、听到或想到某事物时，就不由自主地联想到一些令人不愉快或不祥的情境，如看到打火机就联想到炸药爆炸的恐怖情景。

6. 强迫回忆 患者意识中不由自主地反复呈现经历过的事情，无法摆脱，如果被打断或认为“想得不对”，会从头再次想起。

7. 强迫意向 患者有一种强烈的内在冲动要去做某种违背自己意愿的事情，如走在路上就想撞向行驶的汽车等。

（二）强迫行为

从根本上讲，强迫行为是强迫症患者借以阻止或降低强迫观念所致焦虑和痛苦的一种行为或仪式化动作，但这些行为既不能给人以愉快，也无助于任务完成。

1. 强迫检查 如反复检查门窗是否关好。

2. 强迫洗涤 患者为了消除对脏物污染的担心，反复不断地洗手、洗澡等。

3. 强迫询问 不相信自己的所见所闻，常不厌其烦地询问他人以获得解释和保证，如反复询问自己是否说错话，这与患者的不安全感、过分苛求自己、过于理智和完美主义心理等有关。

4. 强迫计数 对偶然遇到的电话号码等都要反复默记，浪费时间而不能自控。

5. 强迫性仪式动作 如患者出门一定要左脚先迈出家门，如未如此一定要退回来再迈一次等，可占去患者一天中的数小时。

（三）回避行为

患者通常会回避诱发强迫思维和强迫行为的人、地点及事物，如走在路上怕被车撞就不愿意出门。

（四）其他表现

如当面对不良情境时，患者会出现强烈的情绪波动如明显的焦虑或不安等；如强迫洗手患者可见到其双手皮肤因过度擦洗而损伤；强迫症患者还常常与周围人群相处不好，如要求他人容忍自身症状，或与家属产生敌对关系等。

四、得了强迫症怎么办

（一）药物治疗

这是强迫症最主要治疗方法之一，包括5-羟色胺选择性重摄取抑制剂如氟西汀、帕罗西汀、舍曲林、氟伏沙明、西酞普兰，三环类抗抑郁药如氯米帕明等，由于强迫症呈慢性病程，容易复发，因此其治疗原则是全病程治疗，急性期治疗一般在10~12周。

（二）心理治疗

1. 行为治疗　适用于各种强迫动作和强迫性仪式行为，也可用于强迫观念。用系统脱敏疗法可逐渐减少患者重复行为的次数和时间，如在治疗一名强迫性洗手患者时，规定第1周每次洗手不超过20分钟，每天不超过5次；第2周每次不超过15分钟，每天不超过3次。以后依次递减。

2. 认知疗法　强迫症的认知疗法是建立在对强迫症认知模式基础上的，了解强迫症的认知模式是认知疗法的基础。其目的是增强患者自信以减轻其不确定感；强调务实态度以减轻其不完美感。

3. 其他方法　如电休克治疗（适合于强迫症合并严重抑郁和自杀念头、不能耐受药物治疗者），精神外科治疗等。

五、强迫症患者的预后怎么样

部分患者能在1年内缓解。病情超过1年者通常呈持续波动的病程，可达数年。强迫症状严重或伴有强迫人格及持续遭遇较多的生活事件者预后不好。

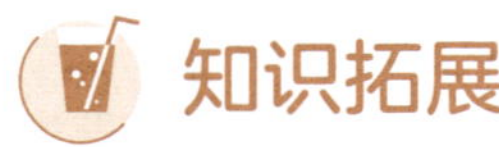

为什么对强迫症患者进行心理治疗很有必要

近20年来，对强迫症患者有效治疗（包括心理治疗和药物治疗）前后的功能性影像研究发现，两种方法都引起了相似的神经生物学变化。心理治疗方法是十分必要的，因为：①药物对强迫症治疗的有效率近60%，但仍有40%以上对药物疗效不佳，而且治疗有效的患者一旦停药，常很快复发；②部分患者可能不能耐受药物的不良反应而不接受药物治疗或过早中断治疗；③接受并依从心理治疗的患者在完成治疗后85%~90%有效；④心理治疗能帮助患者加深对强迫症的理解和洞察，增强患者应对疾病的能力，促进其心理发展与成长。

误区解读

误区：有强迫症状就是得了强迫症

许多正常人偶尔会出现强迫观念或强迫行为等强迫症状，但并不是得了强迫症。诊断为强迫症必须满足4个条件：①有症状表现，且至少已有3个月；②这些症状必须占据一定时间，如每天出现1小时或以上；③这些症状引起患者明显的痛苦，或影响了患者正常的生活、家庭、社交、工作、受教育等能力；④排除其他精神障碍继发的强迫症状。换言之，心理问题很多人都有，但什么样的心理问题才构成障碍，看对个人日常生活的影响程度和自身感受到的痛苦程度。例如，如果每天有几分钟的焦虑或情绪低落，很正常；而如果每天有几个小时处于焦虑或抑郁之中，可能就有障碍了。

小贴士

怎样预防强迫症

1. 运用“听其自然”法来调节强迫型人格障碍　不要苛求自己，该怎么办就怎么办，做了以后就不要再去想它，也不要去评价它，议论它。比如，作业做好就算了，不要再去想对错。

2. 通过“夸张法”对强迫症进行调节　患者可以对自己的异常观念和行为进行戏剧性的夸张，使其达到荒诞透顶的程度，以致自己也感到可笑、无聊，由此消除了强迫性表现。

3. 通过“活动法”来调节　患者平时应多参与一些文娱活动，最好能参加一些冒险和富有刺激的活动，大胆地对自己的行动作出果断的决定，对自己的行为不要作过多的限制和评价。在活动中尽量体验积极乐观的情绪，拓宽自己视野和胸怀。

4. 采用自我暗示法　当自己处于莫名其妙的紧张和焦虑状态时可以进行自我暗示，比如“我干嘛要这样紧张，一次作业没做是没有太大关系的，只要向老师讲清原因就可以了。就是不讲，老师也不会批评，就是批评了，又有什么好紧张的，只要虚心听取意见，下次改了就行，何必那样苛求自己呢？谁没有犯过一点过失呢……”

5. 转移对抗法　当出现强迫现象就采用其他活动来转移或直接对抗强迫思维，如高声唱歌、背诵诗词等。

6. 冲击疗法或称暴露疗法　如当出现强迫洗手时，家人就命令他持续不断重复，他要终止时也不让终止，直到他厌恶至极，绝不愿再做下去为止。

（钟素亚）

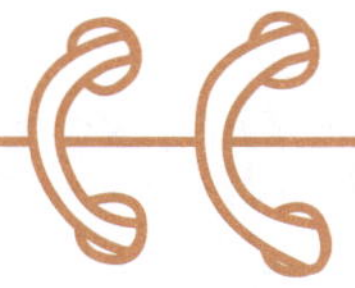

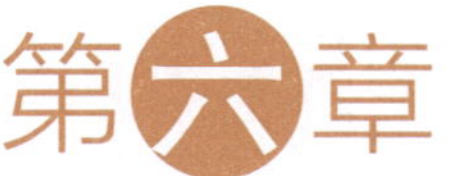

心境障碍

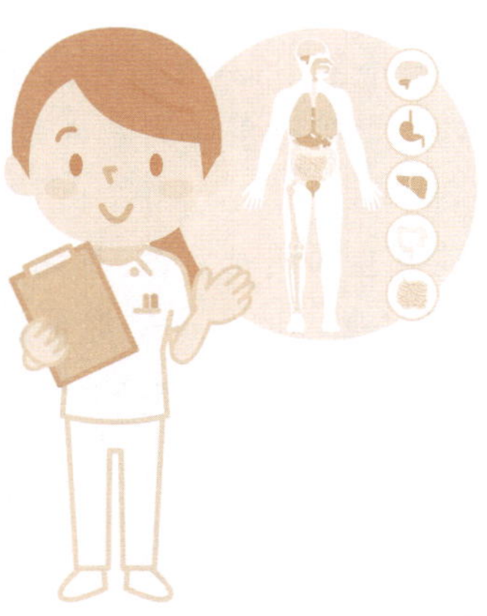

第一节

抑郁障碍——抑郁了不要怕

小案例

王女士，30 岁，因工作压力大及与丈夫关系欠佳逐渐变得情绪低落，整日开心不起来，精力下降明显，全身乏力，不愿与人交流，休息时间基本在家。自责，认为自己生病拖累父母；后悔结婚，觉得婚姻不幸福是自己的责任。否认自己的消极言行。注意力不集中，自觉记忆力下降。睡眠欠佳，主要为入睡困难，每晚只睡 3~4 小时，严重时整晚无法入睡，晨起精神差，近 2 周请假在家。食欲差，体重下降 2kg。

全科医生：王女士可能发生了抑郁症，抑郁症又称抑郁障碍，如果不进行有效干预，可能会产生不良后果。但是得了抑郁症也不要害怕，只要规范治疗，抑郁症患者也能过上美好的生活。下面就让我来介绍一下抑郁症的相关知识。

小课堂

一、什么是抑郁症

抑郁症也称抑郁障碍，是以情绪或心境低落为主要表现的一组疾病的总称，常会反复发作。抑郁症患病率较高，几乎每 7 位成年人中就有 1 位抑郁症患者，因此它又被称为“精神病学中的感冒”。抑郁症在精神疾病负担中的权重最大，自杀率也非常高，因此已成为主要的公共卫生问题之一，为社会带来沉重的负担。

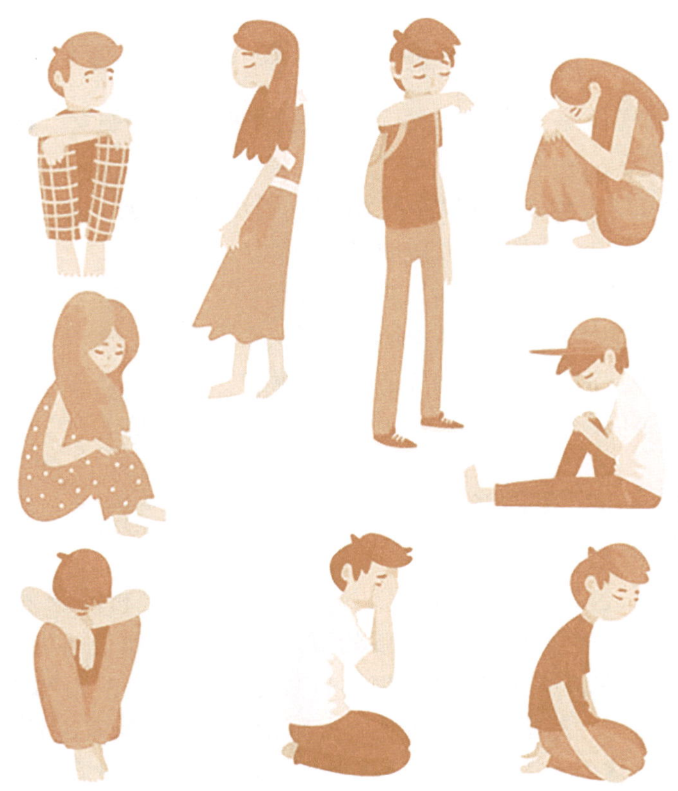

二、抑郁症的临床表现有哪些

抑郁症以显著而持久的心境低落为主要临床特征，与一般的“不高兴”有着本质的区别。临床主要表现为：

1. 核心症状　显著而持久的情感低落，兴趣减退，快感缺失，常常表现为心情不好，做任何事都提不起劲，也不能从以前自己喜欢的事情或工作中体会到任何快感。

2. 心理症状　患者思维迟缓，自觉脑子像是生了锈一样；认知功能损害，注意力障碍，学习、工作效率下降；负能量的认知模式，对未来没有信心；经常自责自罪，有自杀观念；行为缓慢，生活被动、疏懒，不想做事，不愿和周围人接触交往；有时大脑过度活跃，反复思考一些没有意义、缺乏条理的事情；常有焦虑症状，莫名其妙地心烦、担心、紧张，严重的还会出现幻觉、妄想等精神病性症状。

3. 躯体症状　有睡眠障碍包括入睡困难和早醒等，还有乏力、食欲减退、体重下降、便秘、身体任何部位的疼痛、精力下降、性欲减退、阳痿、闭经等。

三、哪些人容易得抑郁症

1. 女性，尤其是青春期妇女、产妇和更年期综合征妇女，可能与激素水平、应激等有关。

2. 21~50 岁人群，以 30 岁左右为高发，近年来有低龄化倾向。

3. 焦虑、强迫、冲动等特质较明显的个体。

4. 患有较严重的躯体疾病如恶性肿瘤等。

5. 滥用和依赖阿片类等精神活性物质人群。

6. 服用可致抑郁的药物如抗精神病药物等。

7. 遭受丧偶、婚姻不和谐、失业等负性生活事件人群。

四、得了抑郁症怎么办

（一）心理疗法

心理疗法，包括教育、保证和支持，是帮助患者分析问题来源，教会他们如何应对生活中各种诱发抑郁症的事件，教会他们如何通过自己的行动增加和强化生活满意度，减少抑郁事件发生的方法。常用的心理治疗方法包括认知疗法、支持性心理治疗、人际治疗、婚姻和家庭治疗、精神动力学治疗等。多种心理治疗都能有效地治疗抑郁症，但对严重抑郁患者特别是重复发作患者，要得到满意的疗效，需要抗抑郁药物和心理治疗同时使用。

（二）药物治疗

是中度以上抑郁发作的主要治疗措施，用药原则为：

1. 每种药物必须用足够的剂量，在临床应用 4~6 周无效后才能考虑改变用药。

2. 由于该病容易复发，所以用维持剂量持续治疗至少 6~9 个月，复发患者二次使用抗抑郁药治疗应该延长至 3~5 年。

3. 传统三环类、四环类抗抑郁药因不良反应较大不推荐作为一线治疗药物，目前临床一线的抗抑郁药主要包括：① 5- 羟色胺选择性重摄取抑制剂（代表药物为氟西汀、帕罗西汀、舍曲林、氟甲沙明、西酞普兰）；②可逆性单胺氧化酶抑制药（代表药物为吗氯贝胺）；③5- 羟色胺和去甲肾上腺素再摄取抑制剂（代表药物为文拉法辛和度洛西汀）；④去甲肾上腺素和特异性 5- 羟色胺能抗抑郁药（代表药物为米氮平等）。

（三）其他治疗

包括电休克治疗，其安全、有效、作用迅速，适用于精神病性抑郁症（如妄想和幻觉)，抗抑郁药治疗无效的忧郁型抑郁症，重大的自杀风险，严重精神运动性抑郁(拒绝进食和饮水、木僵、严重自我忽视)等患者；重复经颅磁刺激治疗是在探索中、侵害性相对较小、可能替代电休克治疗的一项治疗；复发性抑郁障碍患者应考虑终身治疗，锂制剂是可选方案。

五、哪些抑郁症患者需要转诊到专科医院治疗

1. 诊断未能明确的患者。
2. 患者病情明显需要住院。
3. 重度抑郁症的患者。
4. 无法在家庭处理的患者。
5. 精神病性抑郁(有错觉和幻觉)的患者。
6. 存在自杀风险的患者。
7. 常规抗抑郁药物治疗失败的患者。
8. 伴随精神和躯体疾病的患者。
9. 年老患者诊断困难，痴呆诊断未能除外时。
10. 有明显重度抑郁症的儿童。

知识拓展

一、特殊人群的抑郁症表现

(一) 老年患者的抑郁心境

老年期大脑发生退行性变化，神经功能衰退，对环境中各种变故适应能力减退，如受到不良诱发因素作用可能导致抑郁症的发生。常表现为明显的焦虑、烦躁，有时会出现易激惹和敌意。与年轻患者相比，老年人精神运动性抑制症状如身体活动缓慢，表情缺乏，人际交流困难，木僵和躯体不适主诉如食欲减退、腹胀和便秘、慢性疼痛等更为明显。因老年患者思维联想的显著迟缓及记忆力的下降，认知功能损害症状可能更严重，甚至类似痴呆，称之为“抑郁性假性痴呆”。老年患者的病程冗长，易转为慢性。

(二) 儿童抑郁症

较少见，除受遗传易感因素影响外，心理上的“丧失”如丧失亲人、与父母分离及丧失母爱和家庭欢乐等，对发病影响较大。如在单亲、离异家庭或有暴力行为及虐待行为的家庭中成长的儿童普遍缺乏关爱和安全感，容易形成自卑、压抑的心理倾向，可能导致抑郁症的发生。临床主要表现为心境低落，

兴趣缺失;自我评价低,有自责、自罪及无价值感;可伴有精神运动性抑制症状如反应迟钝、言语和动作减少、孤独、食欲减退、乏力和睡眠障碍等。

(三) 产妇抑郁症

多发生在孕期和产后4周以内,与产妇心理适应不良、睡眠不足、过于疲劳、产后性激素水平下降等有关,一般达到抑郁症的诊断标准即可诊断。有病史产妇如再次妊娠发生抑郁症的概率明显增高,应注意防范。

二、抑郁症患者出现哪些情况表明自杀危险性大

抑郁症治疗中的一个重要内容是预防自杀,对伴有自杀风险的抑郁症患者要及时发现、加强监护和进行必要的医学处理。

1. 具有明显的外部精神因素刺激,如学业失败、失恋、家庭纠纷、人际危机、严重的躯体疾患等。
2. 情绪低落自罪自责,有强烈的罪恶感和无用感。
3. 缺乏社会支持。
4. 具有不良个性心理特征,冲动或者敌对的性格。
5. 精神障碍者、慢性酒精中毒和吸毒者。
6. 谈论自杀,直接或间接有过自杀的暗示和威胁,过去有自杀行为或者自杀意图。

误区解读

误区:抑郁症只是心情不好,不是病,不用治疗

不对。抑郁症的发病固然有社会心理因素诱因,但此病的真正发病原因是生物遗传因素,故一般的心理安慰劝说是难以奏效的,必须服用抗抑郁药治疗,纠正其病理、生理,才能恢复健康。

小贴士

一、如何预防抑郁症

(一) 遗传因素的预防

提倡优生优育,选择配偶时尽量选择家族中无情感障碍等精神病史、无自杀、无人格异常、无酗酒史等为对象;如配偶有家族史者应建议进行遗传学

咨询，以评估下一代发生情感障碍的危险率，大于 20% 者不建议其生育；保障孕期的营养供给。

（二）关注子女气质个性倾向和避免子女童年的不幸遭遇

（三）避免或减少负性生活事件影响的积累

1. 学会客观、全面看问题的方法。
2. 恰当评估自己的能力。
3. 改造个性，培养兴趣爱好。
4. 加强个人涵养。
5. 多做好事，诚以待人，建立积极的社会支持系统。
6. 生活规律，劳逸结合，饮食调配适当。

(1) 坚持每天或几乎每天做有氧运动：包括跑步、轻快步行、游泳、骑自行车、健身操、跳绳、爬楼梯等，每周至少 5 次，每次至少 30 分钟，运动量是否适宜可参照合适心率的计算公式：安全心率范围 =(220– 年龄)×(60%~90%)。

(2) 多吃一些糖类、高蛋白、脂肪类、维生素类食物：过度低下的胆固醇浓度是抑郁症和慢性疲劳综合征甚至是精神异常的成因之一，因此偶尔吃一些高糖、高脂食物如巧克力等，可以促进心情愉悦。

(3) 充足的睡眠：包括养成有规律的睡眠习惯，养成与睡眠相符的营养习惯，避免睡前服用含有咖啡因的咖啡、茶、饮料，戒烟等。

(4) 运用松弛技术：将放松作为生活的一部分，有规律地、持续地在日常生活中运用。

二、松弛技术包括哪些内容

（一）呼吸技术（六秒钟平静反应法）

首先深深地吐一口气，然后深深地吸气；屏住呼吸坚持 2 秒钟或 3 秒钟；缓慢地、渐渐地、完全地将气呼出；在呼气时，使下颌和双肩渐渐放松下来；充分体验从颈部、肩部开始流向胳膊直到手指的放松感。

（二）冥想技术

需要寂静的场所；舒适的姿势；闭上眼睛；接受的、不批评的态度；反复地集中精力；当意识到心不在焉时，慢慢地集中精力。

（三）想象技术（心理预演）

在具有挑战性的事件发生之前，可以花较长的时间来反复练习，在头脑中清晰地勾画出将要发生的事情的情境，尽可能多地想象细节（包括地点、人物和事件）；清晰地刻画出个人准备如何处理这种情境的意象，这种意象会使患者自己觉得冷静、自信并具有效率；在想象对情境积极、成功的把握时，使用一种线索——用示指和拇指围成一个圆圈，无论何时进行心理预演都要使用这种线索，那么在患者的脑海里这个线索就会与意象联系在一起。可以在深度放松状态中，如散步、锻炼、驾车或在准备睡觉时练习。

（四）肌肉放松技术

在安静的地方以舒适的姿势坐着或躺着，以“六秒钟平静反应”开始，在30~60秒内重复每个阶段3~6次，默默地进行自我暗示，在完成每个阶段后睁开眼睛，如此循环就会感到精力恢复。

第一阶段：“我的左（右）臂很沉重。”
“我的左（右）腿很沉重。”
“我的两臂都很沉重。”
“我的两腿都很沉重。”
第二阶段：“我的左（右）臂很暖和。”
“我的左（右）腿很暖和。”
“我的两臂都很暖和。”
“我的两腿都很暖和。”
第三阶段：“我的心跳平静且有规律。”
第四阶段：“我的呼吸平静且很放松。”
“它使我恢复平静。”

三、如何自我评估抑郁症状

可以选用宗氏抑郁自评量表（SDS）进行自评，每个条目按照1~4级评分，评定时间为最近一星期内。自评结束后，把20个项目中各项分数相加，即得粗分，粗分乘以1.25，四舍五入取整数得到标准分。抑郁评定的临界值为标准分53分，超过53分建议接受专业机构干预治疗，分值越高抑郁倾向越明显。宗氏抑郁自评量表见本书附录四。

（钟素亚）

第二节 双相障碍——揭开“双面人生”的神秘面纱

小案例

“我已经没有任何能力，我的大脑已经不能运转，就像烧坏了的发动机一样毫无价值……我是一个彻底的失败者，前景暗淡无光……我活在世上只能是社会的累赘……

“我的脑子就像抹了很多润滑油，想法无穷无尽，汹涌而出……我比任何人都具有魅力，我用热情感染世界……我的能量持续喷发，拯救每一位苦难百姓是我的责任……”

患者家属：医生，这两段话是我女儿在不同时间段记的日记，自从半年前她离婚后，一直表现得喜怒无常，我让她到医院看看，她又不肯，这是怎么回事？

全科医生：您女儿可能患上了双相障碍，它之所以被称为“双相”，是因为患者的情感在高峰和低谷这两极来回波动，像坐“过山车”一样，也有人称之为“摇摆病”。这个疾病严重时会产生自杀倾向，可能造成非常严重的后果，因此我们要及时诊断和规范治疗，下面就让我来为您简单介绍下相关知识吧。

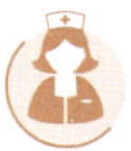

小课堂

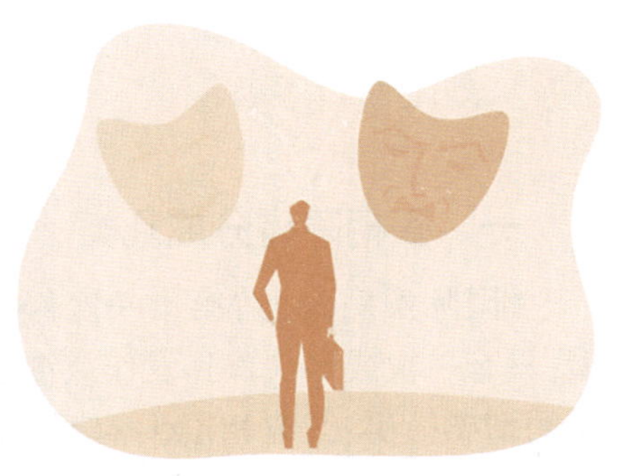

一、什么是双相障碍

双相障碍全称双相情感障碍，又称躁狂 - 抑郁性精神病，一般是指既有躁狂或轻躁狂发作，又有抑郁发作的一类心境障碍，是一种常见的致残性精神疾病，具有高发病率和高死亡率。躁狂发作时，表现为情感高涨、言语增多、活动增多；而抑郁发作时，则出现情绪低落、思维缓慢、活动减少等症状。病情严重者还可出现幻觉、妄想或紧张性症状等精神病性症状。双相障碍一般呈发作性病程，躁狂和抑郁常反复循环或交替出现，但也可以混合方式存在，每次发作症状往往持续相当时间（躁狂发作持续 1 周以上，抑郁发作持续 2 周以上），并对患者的日常生活、工作或学习、人际关系及社会功能等产生不良影响，甚至自杀。双相障碍通常在青少年期或者成年早期发生，但也有一些患者在晚年才出现症状。它往往很难被识别，人们在得到正确的诊断和治疗前常常要经历数年的疾病困扰。该病病因不明，可能和家族遗传、环境因素、神经功能等有关，研究发现双相障碍患者的近亲患病风险比正常人明显增高，同卵双生子发病率明显高于异卵双生子，另外一些负性生活事件（如丧偶、离婚、失业等）以及应激性生活事件（如车祸、火灾等）也与发病关系密切，还有一些研究初步证实人体大脑中枢神经递质代谢异常及相应受体功能改变也与发病有关系。

二、如何早期发现双相障碍

一般抑郁症状持续 2 周以上，并且低落情绪不会因外界环境刺激而改变（比如遇到喜事但心情依然糟糕），又间断性地出现躁狂或轻躁狂（即临床表现较轻的躁狂）症状 4 天以上，就要考虑向心理医生求助。

三、双相障碍最需要与哪个疾病鉴别

双相障碍患者最常被误诊为抑郁症。这是由于患者大多因存在抑郁症状而去就诊，并可能无法意识到轻躁狂或躁狂发作或症状自知力有限。当抑郁发作伴有如下特征时提示双相障碍的可能，需要更仔细地检查，包括发病年龄较小，抑郁反复发作，双相障碍家族史，伴精神病性症状，精神运动性激越（由轻至重可表现为踱步、坐立不安、不合作、威胁他人及攻击行为），非典型抑郁症状如睡眠增加、食欲过盛、产后抑郁及产后精神障碍、伴自杀企图等。

知识拓展

一、双相障碍分成几类

《国际疾病分类》第十一次修订本，将双相障碍分成两个亚型：①双相Ⅰ型：只有一次或多次躁狂发作或混合发作，又有重性抑郁发作，是临床上最常见的情感障碍；②双相Ⅱ型：有明显的抑郁发作，同时有一次或多次轻躁狂发作，但无躁狂发作。

二、双相障碍的治疗原则有哪些

1. 综合治疗原则　采取精神药物治疗、物理治疗、心理治疗（包括家庭治疗）和危机干预等综合措施。

2. 个性化治疗原则　全面评估患者的各方面情况再进行针对性治疗。

3. 心境稳定剂为基础治疗原则　包括锂盐(碳酸锂)和卡马西平、丙戊酸钠等。

4. 长期治疗原则　一般包括急性治疗期（6~8 周）、巩固治疗期（3 个月）和维持治疗期（尚无定论），一般心境稳定剂维持治疗应在 2 年以上，并注意监测药物不良反应如肾功能损害等。

5. 联合用药治疗原则　在联合用药的同时应密切观察药物不良反应和药物相互作用。

误区解读

误区一：得了双相障碍这辈子就完了

不是的。双相障碍是一种长期存在的疾病，需要一生仔细的看护；另一方面，双相障碍是可以治疗的，通过接受规范治疗和掌握应对不良心境的技能如规律的锻炼、保持充足的睡眠、合理饮食、监测自身情绪、保持压力到最低，以及争取社会支持系统如家人和朋友的关心、支持等，患者完全可以在处理自己症状的同时，实现生活美满的目标。

误区二：治疗双相障碍的药物有很多不良反应，病情治愈后即可停药

不是的。双相障碍是持续终身的疾病，几乎所有双相障碍患者都需要维持治疗预防复发、减少残留症状、恢复功能和生活质量。患者及其家属切忌自行停、增、减药物，避免使患者病情持续处于波动之中，痛失接受规范治疗、获得最佳疗效的机会，同时避免停药后复发。

小贴士

一、哪些双相障碍患者是自杀的高危人群

自杀是双相障碍的主要死亡原因之一。当患者出现某些社会人口学和

临床危险因素(包括女性、早期发病、首次发病抑郁表现明显、复发或本次发作抑郁表现明显的患者,同时患上焦虑障碍、物质使用障碍、人格障碍的患者,直系亲属中有自杀家族史以及既往曾出现自杀企图的患者)时,需要关注自杀企图。目前研究发现锂盐有一定的预防自杀的作用。

二、双相障碍患者的家属在社区管理中可以发挥什么作用

双相障碍是一种慢性复发性疾病,需要长程、多学科的管理方法,因此患者家属在病程管理中发挥的作用非常关键:①主动接受教育,掌握疾病相关知识,如抑郁与躁狂的前驱症状、应激情况下的应对、用药不良反应等;②日常监测患者的情绪症状和其他表现如睡眠、认知功能等,及时发现异常情况;③督促患者按时服药,定期复诊;④关心、包容和爱护患者,提高患者自尊感,提高患者治疗依从性;⑤鼓励患者一起参与健康的生活方式和社会活动。

(钟素亚)

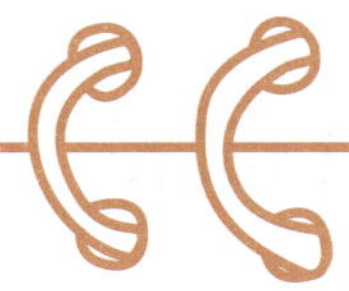

第七章

应激及相关障碍

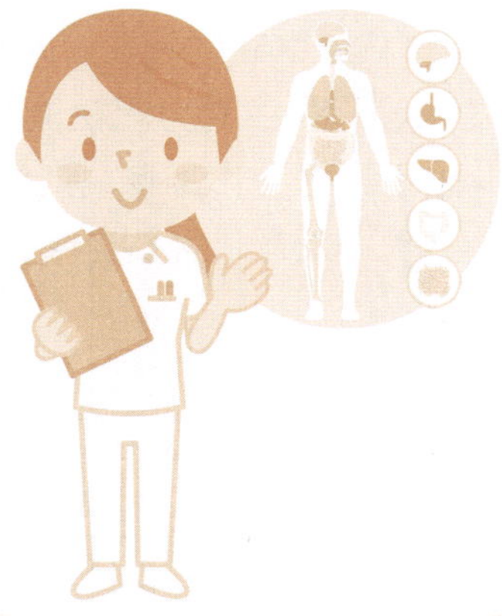

第一节 如何应对创伤后应激障碍

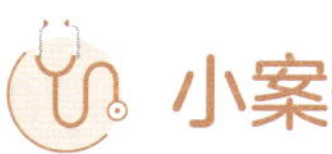

患者张某：我是北川羌族自治县某单位职工，“5·12”汶川地震那天下午14:08，我提前去单位，临走前3岁的孩子正在睡觉，我亲吻了下孩子。20分钟后地震发生，当我迅速返回自己的住所时，只有一棵直立的树提醒我那是我的家。之后的1个多月，我脑海中时常闪现亲人从废墟中被挖出时的一幕幕，痛苦不堪，经常独自发呆、落泪，注意力无法集中，几乎每天晚上做噩梦，经常被吓醒，宁愿睡帐篷，也不愿意再住高楼，有时侯突然的余震晃动都会吓得我全身无力、心慌、头晕。现在距离地震已经半年多时间了，我每天待在安置点里，对未来没有任何打算。

全科医生：对您遭遇如此巨大的灾难，我深表同情，您可能患上了创伤后应激障碍，请允许我先来为您简单介绍下这一疾病的相关知识吧。

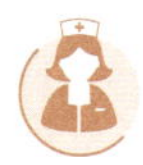

小课堂

一、什么是创伤后应激障碍

创伤后应激障碍是由于受到异乎寻常的威胁性或灾难性应激性事件或情境导致延迟出现和长期持续的精神障碍，这类事件几乎能使每个人都产生弥漫的痛苦（如天灾人祸，战争，严重事故，目睹他人惨死，身受酷刑，成为恐怖活动、性侵案或其他犯罪活动的受害者等）。

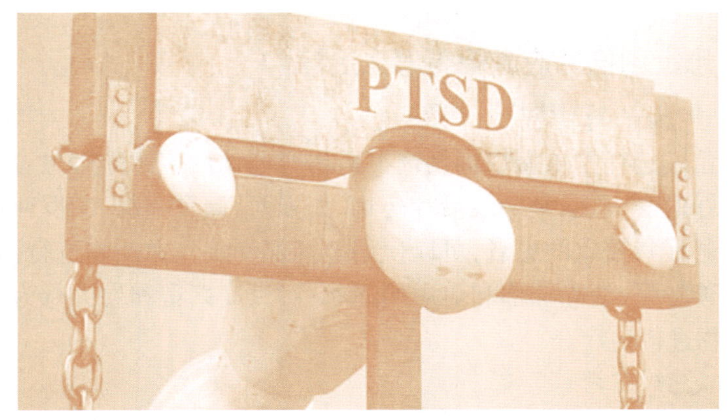

二、创伤后应激障碍的主要表现是什么

1. 创伤性体验如同电影的“闪回”镜头一样反复闯入患者脑中。

2. 患者努力回避与创伤有关的念头、情绪或谈话，常常回避就医或心理治疗。

3. 持续的负面情绪状态，如责怪自己或他人，对重要的活动失去兴趣，不能感受到爱、满足或快乐的情绪。

4. 持续性警觉性增高，患者对先前创伤有关的情境或线索表现为过度敏感和反应过度，一旦出现某些类似的情境或线索，马上表现为强烈的惊恐反应伴发心理和生理症状如惊吓反应、难以入睡、注意力不能集中、难以控制愤怒情绪等。

三、创伤后应激障碍主要与哪些疾病相鉴别

（一）抑郁障碍

两种疾病有一些相似症状容易混淆，如心情不好、自罪、悲伤、愉快感缺失、易激惹、社交退缩、失眠等。

（二）惊恐障碍

与创伤后应激障碍也有若干共同点，如突然的焦虑爆发、惊恐发作、睡眠期间活动增多等。

（三）疑病症及心身疾病或药物、物质滥用等

疑病症、高血压病、冠心病、功能性肠病等以及滥用酒精或药物引起的躯体问题等本身也可以是创伤后应激障碍的一种表现形式。

四、患上创伤后应激障碍怎么治疗

(一) 药物治疗

5- 羟色胺选择性重摄取抑制剂类药物对创伤后应激障碍患者有很好的疗效和较好的安全性，是一线治疗药物，如氟西汀、舍曲林、帕罗西汀等。对闯入和回避症状较重的患者，可以使用抗抑郁和抗焦虑药物进行治疗，以帮助患者改善睡眠、消除抑郁和焦虑的症状；对过度兴奋和暴力行为者可采用抗精神药物进行治疗。

(二) 心理治疗

1. 支持性心理治疗　可以帮助创伤后应激患者疏泄和稳定情绪，通过解释、保证、鼓励、指导等帮助患者摆脱阴影，使其从痛苦中走出来。配合使用行为治疗可以帮助患者治疗焦虑、抑郁和恐惧情绪。

2. 认知行为治疗　可以帮助患者理解创伤后的心理反应与自己错误认知评价之间的联系，并通过合理评价创伤事件来进一步稳定患者的情绪和减轻创伤后的心理痛苦。

3. 家庭心理治疗　可以加强或重建患者社会支持系统及改善患者生活环境的心理支持条件等。

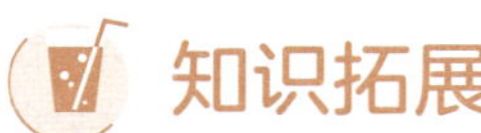

知识拓展

一、创伤后应激障碍与适应障碍有什么区别

创伤后应激障碍的心理创伤是异乎寻常的，对生命安全具有威胁性或者是灾难性的，这类创伤几乎能使每个人都产生巨大的痛苦，不是一般的心理刺激。日常生活的一般性刺激没有创伤性应激事件严重，如失业、人际关系问题引起的短期焦虑反应，称为“适应障碍”，不能看成创伤后应激障碍。

二、儿童患上创伤后应激障碍会有什么表现

儿童年龄越小，其临床表现越有其特殊性。儿童因为大脑语言表达、词汇等功能发育尚不成熟的限制常常描述不清噩梦的内容，惊醒、在梦中尖叫，也可主诉头痛、胃肠不适等躯体症状。研究发现儿童重复玩某种游戏是“闪回”或闯入性思维的表现之一。值得注意的是，患上创伤后应激障碍会阻碍儿童日后独立性和自主性等健康心理的发展。儿童的创伤性再体验症状可表现为梦魇，反复再扮演创伤性事件，玩与创伤有关的主题游戏，面临相关的

提示时情绪激动或悲伤等；回避症状在儿童身上常表现为分离性焦虑、黏人、不愿意离开父母；高度警觉症状在儿童身上常表现为过度的惊跳反应、高度的警惕、注意力障碍、易激惹或暴怒、难以入睡等。

误区解读

误区一：创伤后发生的所有障碍都是创伤后应激障碍

不是的。创伤后应激障碍并不是泛指创伤后所有的障碍。创伤后立即发生、持续数小时至 1 周、通常在 1 个月内缓解，表现为强烈恐惧、行为盲目或兴奋、木僵者，称为“急性应激障碍”。创伤后应激障碍是延迟出现的，即创伤之后要经过数周至数月才出现创伤后应激障碍的典型症状，现在认为创伤后 1 个月或更长时间内出现症状的才是创伤后应激障碍(但 6 个月后才出现症状的很罕见)。因此，认为灾难性创伤后立即出现了大量创伤后应激障碍的患者是不符合创伤后应激障碍现行概念的。而急性应激障碍虽然不应混同于创伤后应激障碍，但经历急性应激障碍的个体确实更易发生创伤后应激障碍。

误区二：所有遭遇过灾难或变故的人都会患上创伤后应激障碍

不是的。现代医学至今未能解开创伤后应激障碍发生的原因之谜，即为什么暴露于同样创伤的人只有小部分人最后发生了应激障碍。这显然说明，一个人经历创伤事件后是否会发展成创伤后应激障碍还与生物、心理、社会等因素有关。目前医学上还用应激与素质易感性的相互作用来解释发病原理，主要包括：①遗传因素和有焦虑障碍家族史会影响创伤后应激障碍的形成；②患者的人格特征、过去的创伤经历、对应激事件的应对能力和社会支持等诸方面构成疾病的心理易患因素；③易患个体与应激性事件的相互作用可导致恐惧条件反射的形成，产生对类似创伤或提示创伤线索的习惯性警觉反应，进而导致创伤后应激障碍的各种症状。

小贴士

一、创伤后应激障碍的预后怎么样

创伤后应激障碍的迁延性和反复发作性使其成为临床症状最严重、预后最差的应激相关障碍。患病后至少三分之一的患者因为疾病的慢性化而终身不愈，丧失劳动能力；一半以上的患者常伴有物质滥用、抑郁等其他疾病。该病患者自杀率是普通人群的6倍，早期及时的干预和治疗对良好的预后具有重要意义。

二、如何通过早期干预开展地震后伤员创伤后应激障碍的预防工作

1. 与幸存者共情　真诚地对幸存者的痛苦感到难过，可采取一些手势或者肢体语言，比如强力的握手、肯定温柔的目光、温暖的拥抱。

2. 营造舒适、家庭式的生活环境　让伤员走进病房有回家的感觉。

3. 加强护患交流　对护理伤员的医护人员进行特殊培训，医护人员满腔热忱、乐观开朗地对待伤员，积极主动地与伤员沟通，了解和同情伤员的苦恼。

4. 实施有效的健康教育　教会患者进行自我功能锻炼。

5. 放松疗法　在医生指导下，通过各种固定的程序反复练习，使患者肌肉放松、心境平和。

6. 重视家属的心理　及时开导家属，让家属拥有乐观的心理态度，更好地给予患者帮助。

7. 鼓励伤员之间互相帮助、互相鼓励　鼓励伤员尝试着与病友微笑，向身边的同胞说温暖或鼓励的话，携手共同渡过难关。

8. 鼓励伤员表达情绪和情感　想哭就大声地哭出来，愤怒、憎恨、想报复就表达出来，要用适当的宣泄手段如摔打枕头、撕碎纸片等，鼓励其表达情绪和情感。

（钟素亚）

第二节

什么是适应障碍

小案例

患者母亲：我女儿今年 15 岁，2 个多月前刚到美国高中留学，刚去的时候她曾抱怨自己不适应当地的气候、语言和教学环境等，后来逐渐出现心情烦躁，在电话或视频通话时控制不住地发脾气、哭泣、情绪低落，跟我们提出不愿再去上学。我们怕她会做出什么举动，前两天刚把她从美国接了回来。请问医生我女儿这是怎么了？

全科医生：您的女儿可能患上了适应障碍，近期她的生活环境发生了重大改变，而她一时不能适应，可能导致了问题的发生。现在我先为您介绍下适应障碍的相关知识吧。

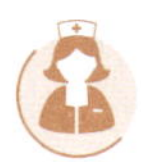

小课堂

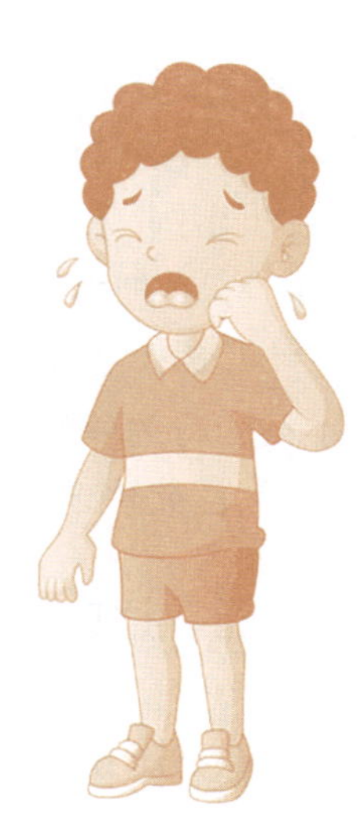

一、什么是适应障碍

适应障碍是指在明显的生活改变或环境变化时产生的短期的、轻度的烦恼状态和情绪失调，常有一定程度的行为变化等，但并不出现幻觉、妄想等精神病性症状。

二、为什么会得适应障碍

（一）环境因素

主要是指一些不寻常的心理社会刺激，包括居丧、离婚、失业或换岗位、搬家、转学、患病、经济危机等。

（二）个人因素

个人适应能力的高低与遗传因素及其他许多因素有关，如躯体健康水平、认知能力、过去经历和克服困难的经验和技巧、人际关系的好坏、遭遇困难时别人的关心和支持情况等。很少有某个心理社会刺激会使所有的人产生适应障碍，这说明对逆境的承受能力存在个体的差异化。

（三）环境因素和个人因素相互作用

这两个病因成分只有相互作用才能产生症状。如果仅是环境恶劣，但个人适应性很强，不一定会产生适应障碍，有时甚至会成为促进艰苦奋斗获得巨大成就的动力；如果适应能力很差但环境很顺利，也不一定会发生适应障碍。

三、适应障碍会有哪些表现

本病常在应激性生活事件发生后的1~3个月内发病，临床症状变化较大，不同年龄段人群可有不同表现。包括：①抑郁心境，如情绪不高、对日常生活丧失兴趣、自责、无望无助感，伴有睡眠障碍、食欲变化和体重减轻，有激越行为如尖叫、哭闹等；②焦虑，如坐立不安、担心害怕、神经过敏、心慌、呼吸急促、窒息感等；③烦恼，感到不能应对当前的生活或无从计划未来，失眠、应激相关的躯体功能障碍（如头痛、腹部不适、胸闷、心慌），社会功能或工作受到损害等；④青少年患者以品行障碍表现为主，如表现为逃学、斗殴、盗窃、说谎、物质滥用、离家出走等，儿童则表现为尿床、吮吸手指等。

四、诊断为适应障碍必须具备哪几个条件

1. 适应障碍病程往往较长，但一般不超过6个月，通常在应激性事件或生活改变发生后1个月内起病。

2. 有明显的生活事件作为诱因，尤其是生活环境或社会地位的改变（如移民、出国、入伍、退休等）。

3. 有理由推断生活事件和人格基础对导致精神障碍均起着重要的作用。

4. 患者以抑郁、焦虑、害怕等情感症状为主，并至少有下列1项：①适应不良的行为障碍，如退缩、不注意卫生、生活无规律等；②生理功能障碍，睡眠不好、食欲缺乏等。

五、适应障碍需要与哪些疾病相鉴别

1. 抑郁障碍　抑郁障碍患者抑郁情绪较重，甚至有自杀观念和行为，并有睡眠障碍和食欲、性欲下降等表现。

2. 焦虑症　焦虑症患者通常没有明显的应激源，即重大的生活事件等发生。

3. 人格障碍　人格障碍患者从幼年时期即持续存在症状，应激源不是人格障碍形成的主要因素，患者也并不以人格障碍而苦恼。

4. 居丧反应　居丧者常因丧亲而出现明显的但又恰当的情绪反应。

六、患上适应障碍怎么办

适应障碍的治疗根本目的是帮助患者提高处理应激境遇的能力，早日恢复到病前的功能水平，防止病程恶化或慢性化。治疗重点以心理治疗为主，主要采取个别指导、家庭治疗和社会支持等方式，其中认知行为治疗是比较实用而有效的方法，它主要帮助患者识别对应激源和应对能力的不合理认知，并重建适应性的行为，从而有效地克服适应障碍。药物治疗只用在情绪异常较为明显的患者，根据情况采用抗焦虑药和抗抑郁药等，以低剂量、短疗程为宜，在药物治疗的同时心理治疗应该继续进行。

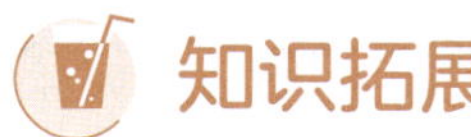

知识拓展

什么是不合理认知

人们对某一事件所持的看法、信念不同，引起的情绪及行为反应也不同，合理的信念可以引起人们对事物适当的情绪和行为反应，不合理的信念则只会导致不适当的情绪及行为反应，从而导致适应障碍的发生。不合理信念的主要特点包括：

（一）绝对化要求

即人们以自己的意愿为出发点，对某一事物怀有其必定会产生或必定不会产生的信念。它常和“必须”和“应该”这类字联系在一起。这在各种不合理的信念中最为常见。比如，因为客观事物的发生不可能按个人意志来转移，所以怀有“我必须获得成功”“生活应该是很美好的”等信念的人，就容易陷入情绪困扰。

（二）过分概括化

这是一种以偏概全、以一概十的不合理思维方式的表现，是不合逻辑的，这就好像只以一本书的封面设计来判断一本书的好坏。这些人面对失败或是坏的结果时，往往会认为自己“一无是处”或“一钱不值”，是“废物”等，以自己做的某一件事或几件事的结果来评价自己整个人，其结果是导致自责、自卑、自弃的心理以及焦虑和抑郁的情绪。

（三）糟糕至极

这是一种想法，即认为某一事情的发生会非常可怕、非常糟糕，是灾难性的。这种想法会导致个体陷入极端不良的情绪体验，如耻辱、自责、自罪、焦虑、悲观、抑郁之中而难以自拔。

误区解读

误区：适应障碍是暂时的，不用管它，因为时间会慢慢冲淡内心的伤痕

不是的。适应障碍的病程一般不超过半年，随着时间推移，适应障碍可自行缓解，但也有些患者会转化为特定的更为严重的其他精神障碍。如条件允许可以通过设法改变当事人所处环境，如转学或休学、回避带来严重应激或创伤的环境、暂时离开不能适应的环境或场所等进行干预，同时从根本上应考虑提高当事人的适应能力和耐受性，避免在遇到相似环境后再次诱发疾病。

小贴士

怎么预防适应障碍

对适应障碍的预防从根本上来说是要加强心理健康的宣传、教育和普及，提高个体的心理健康水平和适应能力。心理健康教育要有针对性和因地制宜，以解决实际可能遇到的问题。如对离开家庭到外地独立生活的高中生、大学生、入伍的新兵、出国的留学生，以及刚退休的老年人、失去亲人的家属、遇到重大打击的当事人等可以进行心理辅导。此外，青少年及家庭，特别是青少年的家长也是心理卫生工作的重点对象，提高他们的心理健康水平是预防适应障碍的根本途径。另外从小注重对青少年进行一些必要的“挫折性”训练或体验，有助于提高他们的心理适应水平。

（钟素亚）

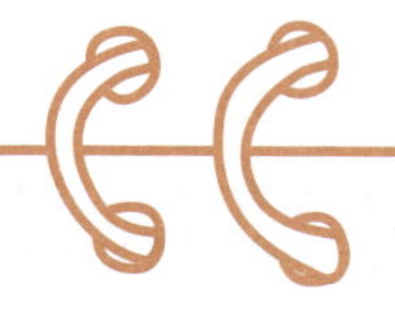

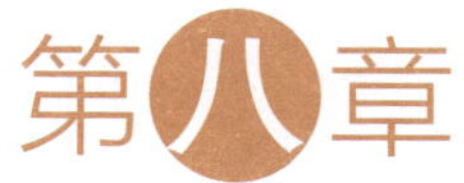

精神活性物质所致障碍

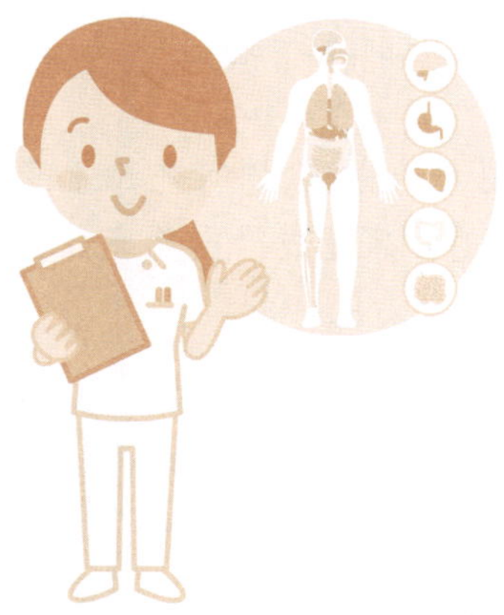

第一节

烟草依赖怎么办

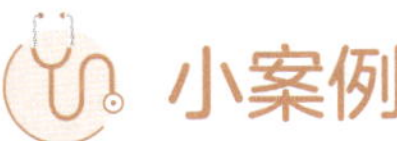

患者：我是一名出租车驾驶员，已有20年“烟龄”。由于嗜烟如命，多次恋爱告吹，女方嫌我“烟味太重”，曾几次戒烟，不久又抽起来。现在每日抽2包烟，抽的大多是劣质杂牌烟，3年前结婚，妻子是某商场营业员，有一儿子，刚满1周岁。最近常因抽烟的事和老婆吵架，我老婆说，如果再不戒烟就离婚。

全科医生：根据您刚才的描述，您可能患上了烟草依赖，也就是俗称的“烟瘾”，长期下去会对您的健康造成严重危害。下面请允许我为您简单介绍下烟草依赖的相关知识吧。

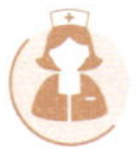

小课堂

一、什么是烟草依赖

烟草依赖是指长期吸烟的人对烟草中所含主要物质——尼古丁产生上瘾的症状，吸烟至少数周，吸食量相当于每天10支以上的香烟，突然停吸或减少香烟，24小时内至少会有渴望吸烟、烦躁、忧郁、精神难以集中、不安定、头痛、昏昏欲睡、胃肠功能失调等种种不适的症状。

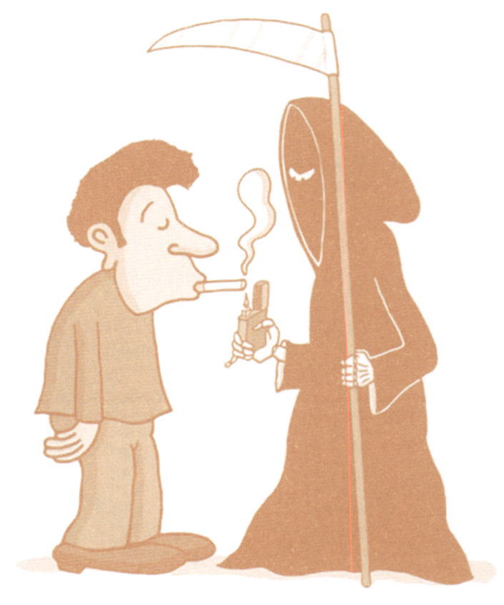

二、烟草的主要危害有哪些

吸烟是一种社会适应不良行为，由于烟草的燃烟中所含化学物质达4 000种，其中在气相中含有近20种有害物质，因此吸烟所致的躯体损害多种多样。主要有：

（一）恶性肿瘤

烟草烟雾中含有69种已知的致癌物，这些致癌物会引发机体内关键基因突变，导致细胞癌变和恶性肿瘤的发生，如肺癌、口腔和鼻咽部恶性肿瘤、喉癌、食管癌、胃癌、肝癌、胰腺癌、肾癌、膀胱癌和宫颈癌等。

（二）呼吸系统疾病

吸烟对呼吸道免疫功能、肺部结构和肺功能均会产生不良影响，引起多种呼吸系统疾病，如慢阻肺和青少年哮喘，增加肺结核和其他呼吸道感染的发病风险。

（三）心脑血管疾病

吸烟会损伤血管内皮功能，可以导致动脉粥样硬化的发生，使动脉血管腔变窄，动脉血流受阻，引发多种心脑血管疾病，如冠心病、脑卒中和外周动脉疾病等。

（四）生殖和发育异常

烟草烟雾中含有多种可以影响人体生殖及发育功能的有害物质，吸烟会损伤遗传物质，对内分泌系统、输卵管功能、胎盘功能、免疫功能、孕妇及胎儿心血管系统及胎儿组织器官发育造成不良影响，女性吸烟可以降低受孕概率，导致前置胎盘、胎盘早剥、胎儿生长受限、新生儿低出生体重以及婴儿猝死综合征等。

（五）糖尿病

吸烟可以导致2型糖尿病，并且增加糖尿病患者发生大血管和微血管并发症的风险，影响疾病预后。

（六）其他

吸烟还可以导致髋部骨折、牙周炎、白内障、手术伤口愈合不良及手术后呼吸系统并发症、皮肤老化和医疗费用增加等。

三、为什么会发生烟草依赖

（一）生物因素

尼古丁是烟草致依赖的主要成分。但在吸食过香烟的人群中仅有一部分人发展成为烟草依赖，成瘾行为的这种个体差异性提示烟瘾具有遗传易感性。

（二）社会环境因素

1. 烟草的可获得性 随着人们生活水平的提高，针对各类人群的烟草广告铺天盖地，烟草随处可得，这种物质的易获得性与尼古丁滥用及成瘾行为的建立密切相关。

2. 家庭的影响 孩子学习的早期形式之一是模仿，而模仿的最早对象往往是家庭成员。如果儿童、青少年首先看到父母、兄长吸烟，并加以模仿练习，在这样的家庭里成长发展成为尼古丁滥用或成瘾的可能性就会比较大。

3. 同伴影响与社会压力 开始使用香烟的年龄往往发生在心理发育过程中的“易感期”——青少年期，他们有共同的世界观、认知系统，同时鉴别能力较差，价值观念很易受其所在小团体的影响，加上好奇，寻求刺激，追求时髦，或欲与同伴打成一片或把吸烟作为成人的标志等，虽然开始吸烟的味道并不好受，但均不惜一试。很多吸烟者是在这种环境下逐渐养成习惯的。

4. 文化背景及社会环境 中国烟民数位居世界第一，其中一个原因是部分人把吸烟作为社交手段之一，以增强人际关系。

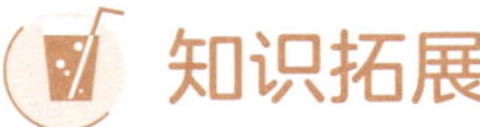

一、如何对烟草依赖者进行诊断

烟草依赖是一种慢性疾病，有其相应的临床诊断标准。1980年美国精神病学会出版的《精神障碍诊断和统计手册》(第五版)对烟草依赖的诊断标准是：持续地吸用烟草至少1个月，并且至少有下述中的1项：①郑重地企图停用或显著减少使用烟草量，但未能成功；②停止吸烟而导致停吸反应；③不顾严重的躯体疾病，自知使用烟草会使其加剧，但仍继续吸烟。

烟草依赖程度可根据吸烟量、戒断症状严重程度以及临床评定量表得分来判定是否为烟草依赖。目前，临床评定量表使用较多的是尼古丁依赖检验量表(FTND)(见本书附录五)。

二、如何实施对烟草依赖者的行为干预策略

烟草依赖具有高复发性，其治疗往往需要专业人士及科学方法的辅助。在选择治疗方案时可根据吸烟者个体的心理特点和躯体依赖程度，采取药物

配合行为和认知综合治疗等手段提高戒烟成功率。

（一）药物治疗

目前推荐的一线戒烟药物包括：尼古丁替代制剂、盐酸安非他酮和伐尼克兰。

1. 尼古丁替代制剂　即在戒烟后，通过其他方式供给体内丧失的尼古丁，从而缓解戒断症状如注意力不集中、焦虑、易怒、情绪低落等。目前我国主要是尼古丁咀嚼胶，为非处方药，规格有 2mg 和 4mg。疗程持续 8~12 周，而少数吸烟者可能需要治疗更长时间如 1 年以上。长期的尼古丁替代疗法无安全问题，心肌梗死后近期(2 周内)、严重心律失常、不稳定心绞痛患者慎用。

2. 盐酸安非他酮　为选择性多巴胺、去甲肾上腺素再摄取抑制剂，也可以用于抗抑郁治疗。为处方药，剂量为 150mg/ 片，至少在戒烟前 1 周开始服用，疗程为 7~12 周，主要不良反应包括口干、易激惹、失眠、头痛和眩晕等。癫痫患者、厌食症或食欲过度旺盛者、现服用含有安非他酮成分药物者，或在近 14 天内服用过单胺氧化酶抑制剂者（如苯乙肼、异烟肼等）以及孕妇和哺乳期妇女禁用。对于尼古丁严重依赖者，联合应用尼古丁替代制剂可使戒烟效果增加。

3. 伐尼克兰　是一种新型非尼古丁戒烟药物，有助于缓解停止吸烟后对烟草的渴求和各种戒断症状，同时也可减少吸烟的快感，减少复吸可能性。为处方药，有 0.5mg 和 1.0mg 两种剂型，不推荐与尼古丁替代制剂合用。在戒烟日之前 1~2 周开始治疗，疗程 12 周，也可以再治疗 12 周后才考虑减量。美国 FDA 推荐的使用剂量为 1mg、每日 2 次。常见不良反应为消化道症状和神经系统症状，恶心最常见，但大多数为轻至中度反应，严重肾功能不全患者慎用。

（二）行为和认知综合治疗

行为和认知综合治疗结合药物治疗可以增加戒烟的长期成功率。药物治疗可以及时控制戒断症状，而行为认知疗法可以帮助患者增加行为改变动机，包括：避免可以引起吸烟欲望的特殊事件或处境；用与吸烟无关的行为方式替代已形成的吸烟行为；用新的态度和思维方式应对日常生活中出现的矛盾和压力，并在此基础上建立一种信念，即吸烟以外的方式能够更好地减轻焦虑和改善抑郁或其他不愉快的情绪；在亲朋好友之间建立一种支持和援助体系，以形成有利戒烟的环境和气氛，并在遇到诱发因素的时候能够及时地得到他们有效的干预性帮助。为达到上述目的，可以运用心理治疗中行为矫正、奖励与惩罚、共立戒烟协议书、厌恶疗法以及放松疗法等技术，帮助戒烟者树立自信心，纠正吸烟的不良习惯。

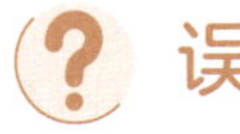

误区解读

误区一："低焦油"等于"低危害"

不对。卷烟危害的罪魁祸首并不在于焦油含量的高低，加长过滤嘴、缩小卷烟直径的"低焦泊"卷烟和"淡味香烟"不能降低烟草危害，主要原因有：①卷烟装上过滤嘴后，抽吸阻力大大增加，烟燃烧不完全，产生的有毒物质也增多；②"低焦油"卷烟燃烧生成亚硝胺，亚硝胺是诱发腺癌的特异致癌物质；③抽吸"低焦油"卷烟、淡味烟，往往令吸烟者将烟吸得更深，增加有害物质在肺部的停留时间，增加肺癌发生率；④改吸"低焦油"卷烟者，为了弥补尼古丁摄取量的不足，维持血液中尼古丁浓度，吸烟者通常会采取一种"补偿行为"：他们会吸得更深、量会更多；随着吸烟次数和吸烟量的增加，吸入烟草中的其他有害物质也会增加，而且焦油的总摄入量并没有下降。因此，吸烟者要想降低烟草相关疾病的患病风险，唯一有效的办法就是戒烟。

误区二：电子烟是无害的

电子烟是一种模仿卷烟的电子产品，自上市后在全球快速流行。但有充分的证据表明，电子烟是不安全的。因为电子烟液中含有多种有害有毒物质，可对人体健康造成损害，且使用电子烟可能致人更容易使用卷烟，2016年《美国卫生总监报告》中显示，电子烟中的尼古丁会影响青少年的大脑发育。

小贴士

一、二手烟暴露对健康有哪些危害

二手烟中含有大量有害物质及致癌物，不吸烟者暴露于二手烟同样会增加多种吸烟相关疾病的发病风险，可以导致肺癌、烟味反感、鼻部刺激症状和冠心病以及乳腺癌、鼻窦癌、成人呼吸道症状、肺功能下降、支气管哮喘、慢阻肺、脑卒中和动脉粥样硬化的发生。二手烟暴露对孕妇及儿童健康造成的危害尤为严重，孕妇暴露于二手烟可导致婴儿猝死综合征和胎儿出生体重降低，还可导致早产、新生儿神经管畸形和唇腭裂；儿童暴露于二手烟会导致呼吸道感染、支气管哮喘、肺功能下降、急性中耳炎、复发性中耳炎及慢性中耳积液等疾病以及多种儿童癌症。

二、戒烟有哪些健康方面的益处

戒烟可显著降低吸烟人群的死亡风险;吸烟者戒烟时间越长,死亡风险越低;吸烟者减少吸烟量并不能降低其发病和死亡风险;任何年龄戒烟均可获益,早戒比晚戒好,戒比不戒好,与持续吸烟者相比戒烟者的生存时间更长;戒烟可以降低肺癌、冠心病、慢阻肺等多种疾病的发病和死亡风险,并改善这些疾病的预后;吸烟的女性在妊娠前或妊娠早期戒烟,可以降低早产、胎儿生长受限、新生儿低出生体重等多种妊娠问题的发生风险;戒烟可以获得明显的社会及经济效益。

(钟素亚)

第二节

酒精依赖怎么办

小案例

患者家属：医生，我丈夫酗酒已经有十多年了，以前还仅限于工作应酬或朋友聚会的场合上喝，现在发展到在家一天喝三顿，不给他喝酒就骂人，而且经常喝醉，醉后胡言乱语、神志不清、吐得家里一塌糊涂，我真的受不了要崩溃了，请问医生有什么办法可以治疗？

全科医生：根据您刚才的描述，您的先生可能患上了酒精依赖，长期下去会对他的健康造成严重影响。下面请允许我来为你们简单介绍下酒精依赖的相关知识吧。

小课堂

一、什么是酒精依赖

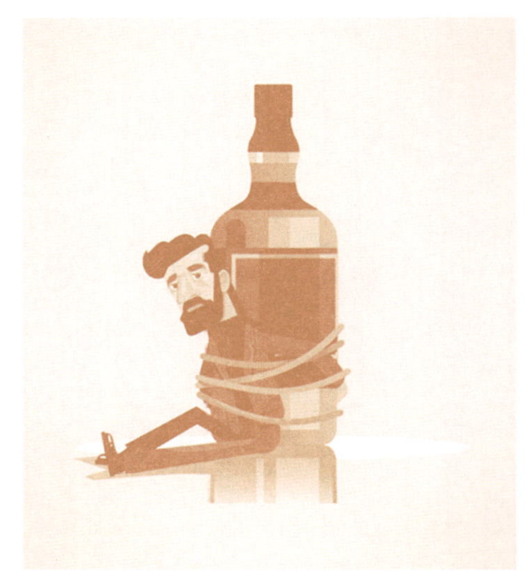

酒是世界上使用最为广泛的成瘾性物质，饮酒也是一种历史悠久而普遍的生活习惯和社会风俗。近10年来，我国过量饮酒及酒精依赖问题日益严重，人均酒精饮料消费每年递增13%，2017年我国饮酒致死的人数达到67.03万，是1990年的1.82倍。酒精依赖在国内某些地区已经成为最为严重的公共卫生问题。

酒精依赖是指因长期反复饮酒所引起的一种特殊心理状态，表现为对酒的渴求和经常需要饮酒的强迫性体验。可连续或间断性发作，停止饮酒出现躯体不适、坐立不安或出现肢体震颤、恶心、呕吐、出汗等戒断症状，恢复饮酒则这类症状迅速消失。患者渴求饮酒以体验饮酒的心理效应，或者为了避免不饮酒所致的不适感，这种饮酒的渴求很强烈，难以控制，想方设法寻求饮酒。酒精依赖一般多在 5~10 年内形成，女性进展过程快于男性。

二、酒精依赖患者常见的临床表现有哪些

（一）强迫性饮酒体验

患者自知不能停止饮酒，停止饮酒则出现强烈和强制的饮酒渴求，难以控制地寻求饮酒行为。

（二）精神依赖性

指对酒的心理渴求。当发展为严重躯体依赖时，患者恐惧戒断症状，出现强烈和强制的饮酒渴求，导致不可遏制的寻酒行为。

（三）躯体依赖性

反复饮酒使中枢神经系统发生了某种生理、生化变化，以致需要酒精持续地存在于体内方能行使正常功能，当停止饮酒或减少饮酒量导致体内酒精浓度下降时，则出现戒断综合征，可出现一定的躯体和精神症状如焦虑、不愉快、抑郁情绪，同时伴有恶心、呕吐、食欲减退、恶寒、出汗、心悸、心律不齐、高血压等自主神经系统症状，还可有睡眠障碍如噩梦、睡眠浅等，严重的会出现癫痫发作和震颤性谵妄症状。

（四）耐受性

指饮用原有的酒量达不到期待的饮酒效果，为了得到期待的效果必须增加饮酒量。耐受性一般在青壮年达到高水平，而后随中毒的加重及年龄增长，耐受性降低。

（五）固定的饮酒模式

酒精依赖者必须定时饮酒，以解除或避免戒断症状的出现。一般患者经过晚上睡眠血液酒精浓度下降，晨起后必须马上饮酒才能避免戒断症状，因此晨起饮酒是酒精依赖者常见的一个饮酒模式，也被看作是酒精依赖的标志之一。

（六）其他表现

1. 以饮酒为中心的生活模式　酒精依赖者饮酒高于一切活动，不顾事业、家庭和社交活动，为了饮酒不顾家庭、工作与人际关系。

2. 以酒解除戒断症状　只有继续饮酒才可解除戒断症状的发生，多数酒

精依赖者为了缓解戒断症状，经常随身携带酒，私下饮用以缓解戒断症状。

3. 戒断后复发　酒精依赖者在戒断后一段时间，常常会复饮，在较短时间内恢复到原来的依赖状态。

4. 联用其他药物问题　如与镇静催眠药合用等。

三、为什么会发生酒精依赖症

酒精依赖的病因和发病机制非常复杂，一般认为是生物因素、心理因素、社会环境多种因素相互影响、共同作用的结果。

（一）生物学因素

研究发现，酒精依赖有家族聚集性现象，并且有一半到三分之二的因素可归于遗传。

（二）心理学因素

1. 负性情绪　烦恼、苦闷、孤独、紧张、焦虑、忧愁、抑郁等负性情绪是酒精依赖形成的重要动因，多数人饮酒动机是借酒消愁，并且往往造成恶性循环，导致“借酒消愁愁更愁”。

2. 学习因素　酒精依赖者后代不仅可以从父母处学习饮酒行为，并且趋向于模仿父母的饮酒模式。

3. 人格因素　酒精依赖者多有羞怯、内向、孤独、活动过多、急躁、易激惹、焦虑、过度敏感等人格倾向特征。

4. 精神病理学因素　研究显示酒精依赖常与其他精神障碍合并存在，或继发于其他精神障碍，以抑郁、焦虑和反社会型人格障碍最为常见。

（三）社会文化环境因素

1. 社会文化　酒文化对饮酒行为的促进。

2. 经济因素　随着经济发展，酒总产量逐年上升，带来酒消费的增加。

3. 环境因素　长期生活于寒冷和潮湿地区的人群以及从事重体力劳动者酒精依赖的患病率最高，其饮酒原因绝大多数是借酒抗寒、解乏或助眠等，如常年打鱼的渔民。

知识拓展

一、哪些群体发生酒精相关问题的危害性更大

（一）儿童、青少年患者

与成人相比，酒精对儿童与青少年的危害更大，这是因为儿童、青少年对

酒精的耐受性较差，更容易出现危险行为。酒精会影响大脑的发育，尤其是对行为和情绪管理的影响，大量饮酒也会使青少年的认知成熟度受损，学习成绩下降，还会使人际关系紧张，如与父母的关系变差、在学校表现不佳等。

（二）女性患者

相对男性而言，女性饮酒会面临更多的酒精相关问题。一是女性对酒精的反应与男性不同，在相对更低的饮酒量上即可出现饮酒相关问题，因此一旦开始饮酒往往比男性更为迅速地发展为酒精依赖；二是女性在孕期和哺乳期饮酒，会对妊娠和胎儿、新生儿、婴幼儿造成直接威胁。好在酒精依赖的女性也通常会更早寻求专业帮助。

（三）老年患者

老年人群酒精相关问题的健康风险包括：①容易反复醉酒，跌倒风险增加；②认知功能下降，解决问题能力下降，严重者发生痴呆；③躯体并发症多，易并发酒精性肝损害、肝硬化等疾病，癌症发病率增加；④精神障碍症状慢性化，自杀的危险性增加。

（四）多药滥用患者

多药滥用是指非医疗目的滥用两种及以上药物，其中毒品与酒精滥用相结合所带来的医学和社会问题更加值得人们关注，这种滥用模式会导致复杂的躯体并发症。

（五）经血液、体液及性传播疾病感染者

由于酒精抑制了大脑皮层对皮层下的抑制作用，增加了危险性行为的发生率，如大量饮酒后无保护的性行为、多性伴、高风险饮酒等的发生率明显增加，以及经血液、体液及性传播疾病的感染概率相应增加。

二、怎样对酒精依赖者进行诊断

（一）详细询问饮酒史

诊断酒精依赖的首要依据是确定的饮酒史。由于酒精依赖者倾向于隐瞒自己的饮酒情况，故全科医生应努力从多个途径获得其综合饮酒史，还应关注一些与饮酒相关的风险因素，这些风险因素与饮酒可互为因果，如婚姻、家庭等方面问题。

（二）结合临床特征

询问饮酒史后，结合强迫性饮酒、固定的饮酒模式、以饮酒为中心的生活模式等酒精依赖临床特征进行诊断。

（三）参考酒精依赖筛查工具

美国酒精滥用与酒精依赖研究所推荐使用的酒精使用障碍筛查量表

（AUDIT）自评问卷可进行临床筛查（见本书附录六）。

如果通过第一步筛查发现患者阳性，可以进一步使用酒精依赖筛查自评问卷（CAGE）筛查法（见本书附录七）。

（四）参考实验室检查结果

饮酒后血液酒精水平或呼气中酒精含量检测值增高，酒精依赖者平均红细胞容积升高，γ-谷氨酰胺转移酶升高，CT和/或MRI可发现大脑与小脑的萎缩以及脑室的扩大等异常。

三、如何实施对酒精依赖者的干预策略

（一）加强公众健康教育

在医疗机构等公共场所开展酒精依赖等相关知识的普及教育，增加公众对相关问题的认识，从而自我早期检测、早期求助。

（二）进行早期筛查和识别

由全科医生在门诊或家庭访视中早期识别酒精相关问题不仅切实可行，而且相当有效。现有的筛查方法（AUDIT自评问卷和CAGE筛查法）只要应用得当，可有效地发现绝大部分患者，进而提供适当的早期干预。

（三）依据筛查定量评估结果选择干预方案

依据筛查结果，向饮酒者进行相关告知。AUDIT得分低于8分为低风险饮酒，实施饮酒健康教育，有利于提高患者饮酒风险意识，可作为一个预防措施，可提醒过去有饮酒问题的患者避免再次陷入危险饮酒状态；得分在8~15分之间为高风险饮酒，实施简单建议，对于筛查结果给予反馈，告知低风险饮酒限量以及过量饮酒危害，设定饮酒目标，鼓励并敦促患者改变其饮酒行为；得分在16~19分之间为有害饮酒，实施简单建议、简短咨询及持续监测，其中简短咨询在简单建议的基础上附加了其他内容，因此需要花费更多的时间，包括简单建议、动机评估及适宜建议、借助自助手册进行技能培训和随访等步骤，其目标是使患者改变基本态度，并能处理各种潜在的问题；得分20~40分之间为酒精依赖，应转诊到专科机构进行诊断评估和治疗。

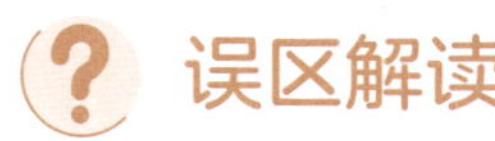

误区解读

误区：只饮用低度酒不会导致酒精中毒

酒的度数的高低与酒精中毒与否没有直接关系。造成酒精中毒的直接原因是短时间内摄入大量酒精，而身体分解和排泄能力无法及时跟上，造成

体内酒精浓度过高，进而引起神经损害造成的。因此即使是低度酒，如果喝得过多、过快，也会造成酒精中毒。

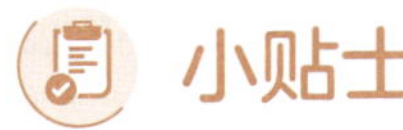

小贴士

一、饮酒有没有安全值

“小酌怡情”的说法曾广为流传，既往也有分析显示，适量饮酒可减少动脉粥样硬化和心血管不良事件的发生，但随着各项研究的深入，普遍认为饮酒不利于健康。2018 年，世界卫生组织明确表示，饮酒没有“安全值”。无论多少，只要饮酒即可对健康产生不良影响。并将过量饮酒量设定为日均酒精摄入量男性≥25g，女性≥15g；有害饮酒设定为日均酒精摄入量男性≥61g，女性≥41g。

二、怎样寻求戒酒帮助

可以到医院全科门诊或心理门诊寻求帮助，并做好就医前的准备：

1. 考虑一下自己的饮酒习惯。认真考虑一下自己多长时间喝一次酒，每次得喝多少。准备一些由于饮酒造成的麻烦去讨论。

2. 写下自己有的症状，包括一些可能与饮酒无关的症状。

3. 写下自己重要的个人信息，包括任何大的压力或最近生活上的变故。

4. 将自己服用的所有药品列个表，包括维生素或补剂。

5. 如果可能的话，带一个朋友一起去看医生。在就医时记住所有提供给您的信息有时有困难，有个人陪您一起去可以帮您记住漏掉或忘记的信息。

6. 记下要问医生的问题。例如，您认为我是否是酗酒或有酒精依赖或滥用的指征吗？您认为饮酒会引发或加重我的其他健康问题吗？我必须戒酒吗？最好采取怎样的措施？有没有可以替代的基础治疗方法？等等。

三、如何预防酒精依赖者复发

1. 心理社会康复治疗　包括激发戒酒者改变的动机；提高其治疗的依从性，坚持治疗；改善其家庭关系；矫正其心理行为问题；提高其心理及应对应激的技能；复发的预防；建立社会支持系统；重建健康的生活方式及矫正其不健康的人格。

2. 避免高危情景　环境因素（与过去饮酒相关联的人、地点或事情）和应激等多种内外因素均可以触发强烈的渴求和引发酒精依赖复发，这些因素被称为高危情景，避免高危情景是预防复发的重要内容。

3. 戒酒后药物维持治疗　2007 年 7 月美国 FDA 批准 4 种药物被用于酒精依赖的维持治疗，分别是戒酒硫、纳曲酮、长效纳曲酮和阿坎酸钙。其中服用戒酒硫期间不能饮酒，否则会发生危险。

（钟素亚）

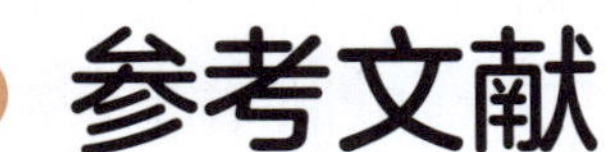

参考文献

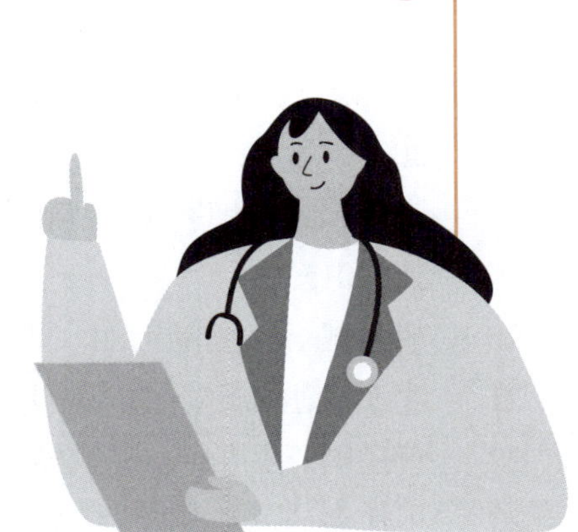

[1] 祝墡珠.全科医生临床实践[M].2 版.北京:人民卫生出版社,2017.

[2] 葛均波,徐永健,王辰.内科学[M].9 版.北京:人民卫生出版社,2018.

[3] 毕丽岩.呼吸内科学[M].北京:中国协和医科大学出版社,2016.

[4] 于晓松,季国忠.全科医学[M].北京:人民卫生出版社,2016.

[5] 李兰娟,任红.传染病学[M].9 版.北京:人民卫生出版社,2018.

[6] 陈永平,程明亮,邓存良.传染病学(案例版)[M].2 版.北京:科学出版社,2017.

[7] 王宇明,李梦东.实用传染病学[M].4 版.北京:人民卫生出版社,2017.

[8] 郝伟,陆林.精神病学[M].8 版.北京:人民卫生出版社,2018.

[9] 陈生弟,高成阁.神经与精神疾病[M].北京:人民卫生出版社,2015.

[10] 姜乾金.医学心理学[M].2 版.北京:人民卫生出版社,2010.

[11] 马辛.社区精神医学[M].北京:人民卫生出版社,2014.

[12] 陈灏珠,钟南山,陆再英.内科学[M].9 版.北京:人民卫生出版社,2018.

[13] 万学红,卢雪峰.诊断学[M].9 版.北京:人民卫生出版社,2018.

[14] 郝伟.酒精相关障碍的诊断和治疗指南[M].北京:人民卫生出版社,2014.

[15] 赵敏,郝伟.酒精及药物滥用与成瘾[M].北京:人民卫生出版社,2012.

[16] 林果为,欧阳仁荣,陈珊珊,等.现代临床血液病学[M].上海:复旦大学出版社,2013.
[17] 李凌江,陆林.精神病学[M].3版.北京:人民卫生出版社,2015.
[18] 赵忠新,黄继忠.临床睡眠障碍学[M].上海:第二军医大学出版社,2003.
[19] 张明园,何燕玲.精神科评定量表手册[M].长沙:湖南科学技术出版社,2015.
[20] 胡佩诚.心理治疗[M].北京:人民卫生出版社,2008.
[21] 沈渔.精神病学[M].5版.北京:人民卫生出版社,2008.
[22] 黄爱国.强迫症心理疏导治疗[M].北京:人民卫生出版社,2011.
[23] 程灶火.临床心理学[M].北京:人民卫生出版社,2014.
[24] 马莹,黄晞建.大学生心理卫生与咨询[M].2版.北京:人民卫生出版社,2012.
[25] 马辛.简明精神病学[M].2版.北京:人民卫生出版社,2012.
[26] MURTAGH J.全科医学[M].梁万年,译.4版.北京:人民军医出版社,2013.
[27] SCHAFER W.压力管理心理学[M].4版.北京:中国人民大学出版社,2009.
[28] 龚绍麟.抑郁症[M].北京:人民卫生出版社,2012.
[29] 徐汉明.抑郁症——治疗与研究[M].北京:人民卫生出版社,2011.
[30] 沈渔邨.精神病学[M].5版.北京:人民卫生出版社,2008.
[31] 中华医学会,中华医学会杂志社,中华医学会全科医学分会,等.支气管哮喘基层诊疗指南(2018年)[J].中华全科医师杂志,2018,17(10):751-762.
[32] 中华医学会,中华医学会杂志社,中华医学会全科医学分会,等.慢性阻塞性肺疾病基层诊疗指南(2018年)[J].中华全科医师杂志,2018,17(11):856-870.
[33] 中华医学会,中华医学会杂志社,中华医学会全科医学分会,等.急性上呼吸道感染基层诊疗指南(2018年)[J].中华全科医师杂志,2019,18(5):422-426.
[34] 中华医学会糖尿病学分会,国家基层糖尿病防治管理办公室.国家基层糖尿病防治管理指南(2018)[J].中华内科杂志,2018,57(12):885-

893.
[35] 黎书,王峥.儿童过敏性紫癜诊疗指南解读[J/CD].中华妇幼临床医学杂志(电子版),2014,10(6):733-736.
[36] 中华医学会外科学分会甲状腺及代谢外科学组,中国医师协会外科医师分会肥胖和糖尿病外科医师委员会.中国肥胖及2型糖尿病外科治疗指南(2019版)[J].中国实用外科杂志,2019,39(4):301-306.
[37] 皮亚雷,张亚男,张会丰.2017版《美国内分泌学会临床实践指南:儿童肥胖的评估、治疗和预防》解读[J].河北医科大学学报,2018,39(10):1117-1121.
[38] DURRER SCHUTZ D,BUSETTO L,DICKER D,et al.European practical and patient-centred guidelines for adult obesity management in primary care [J].Obes Facts,2019,12(1):40-66.
[39] SEO MH, LEE WY, KIM SS,et al. 2018 Korean society for the study of obesity guideline for the management of obesity in Korea [J].J Obes Metab Syndr,2019,28(1):40-45.
[40] RHEE EJ,KIM HC,KIM JH,et al.2018 Guidelines for the management of dyslipidemia [J].Korean J Intern Med,2019,34(4):723-771.
[41] TURGEON RD,ANDERSON TJ,GREGOIRE J,et al.2016 Guidelines for the management of dyslipidemia and the prevention of cardiovascular disease in adults by pharmacists [J].Can Pharm J (Ott), 2017,150(4):243-250.
[42] 中华医学会,中华医学会杂志社,中华医学会全科医学分会,等.血脂异常基层诊疗指南(实践版·2019)[J].中华全科医师杂志,2019,18(5):417-421.
[43] 中华医学会,中华医学会杂志社,中华医学会全科医学分会,等.血脂异常基层诊疗指南(2019年)[J].中华全科医师杂志,2019,18(5):406-416.
[44] 中华医学会内分泌学分会,中华医学会外科学分会内分泌学组,中国抗癌协会头颈肿瘤专业委员会,等.甲状腺结节和分化型甲状腺癌诊治指南[J].中华内分泌代谢杂志,2012,28(10):779-797.
[45] 李晓曦.2016年美国临床内分泌医师协会《甲状腺结节诊断和治疗

临床实践医学指南》解读[J]. 中国实用外科杂志,2017,37(2):157-161.

[46] 刘平,寇韬,魏杰,等."甲状腺结节和分化型甲状腺癌的诊断治疗指南"评价[J]. 中外医学研究,2019,17(8):180-181.

[47] 中华医学会内分泌学分会.成人甲状腺功能减退症诊治指南[J]. 中华内分泌代谢杂志,2017,33(2):167-180.

[48] 李连喜.2017 年成人甲状腺功能减退症诊治指南解读[J]. 世界临床药物,2018,39(12):793-799.

[49] 中华医学会内分泌学分会.中国甲状腺疾病诊治指南[J]. 中华内科杂志,2017,46(10):876-887.

[50] 中华医学会,中华医学会杂志社,中华医学会全科医学分会,等.成人阻塞性睡眠呼吸暂停基层诊疗指南(实践版·2018)[J]. 中华全科医师杂志,2019,18(1):30-35.

[51] 中华医学会呼吸病学分会肺栓塞与肺血管病学组,中国医师协会呼吸医师分会肺栓塞与肺血管病工作委员会,全国肺栓塞与肺血管病防治协作组.肺血栓栓塞症诊治与预防指南[J]. 中华医学杂志,2018,98(14):1060-1087.

[52] 中华医学会外科学分会血管外科学组.深静脉血栓形成的诊断和治疗指南[J]. 中华普通外科杂志,2017,32(9):807-812.

[53] 中华医学会风湿病学分会.骨关节炎诊断及治疗指南[J]. 中华风湿病学杂志,2010,14(6):416-419.

[54] 中华医学会风湿病学分会.2016 中国痛风诊疗指南[J]. 中华内科杂志,2016,55(11):892-899.

[55] 中华医学会风湿病学分会.原发性痛风诊断和治疗指南[J]. 中华风湿病学杂志,2011,15(6):410-413.

[56] 中华医学会骨科学分会关节外科学组.骨关节炎诊断治疗指南(2018年版)[J]. 中华骨科杂志,2018,38(12):705-715.

[57] 马远征,王以朋,刘强,等.中国老年骨质疏松症诊疗指南(2018)[J]. 中国骨质疏松杂志,2018,24(12):1541-1565.

[58] 中华医学会骨质疏松和骨矿盐疾病分会.原发性骨质疏松症诊疗指南(2017)[J]. 中华骨质疏松和骨矿盐疾病杂志,2017,10(5):413-443.

[59] 中华医学会感染病学分会艾滋病学组,中国疾病预防控制中心.中国

艾滋病诊疗指南(2018 版)[J]. 中华传染病杂志,2018,36(12):705-724.

[60] 周航,李昱,陈瑞丰,等. 狂犬病预防控制技术指南(2016 版)[J]. 中华流行病学杂志,2016,37(2):139-163.

[61] 孔庆梅. 中国进食障碍防治指南解读[J]. 中华精神科杂志,2018,51(6):355-358.

[62] LAKSHMI NY,SIDNEY HK,SAGAR VP,等.2018 加拿大心境障碍与焦虑障碍治疗协作组 / 国际双相障碍学会指南:双相障碍的管理[J]. 中华精神科杂志,2019,52(1):5-49.

[63] 方邦江,崔应麟,李志军,等. 急性上呼吸道感染中成药应用专家共识[J]. 中国中西医结合急救杂志,2019,26(2):129-138.

[64] 程改平,游倩.2019 年美国《成年人糖尿病或糖尿病前期营养治疗共识报告》解读[J]. 中国全科医学,2019,22(29):3527-3532.

[65] 中华医学会儿科学分会免疫学组,中华儿科杂志编辑委员会. 儿童过敏性紫癜循证诊治建议[J]. 中华儿科杂志,2013,51(7):502-507.

[66] 中国中西医结合学会,心血管病专业委员会动脉粥样硬化与血脂异常专业组. 血脂异常中西医结合诊疗专家共识[J]. 中国全科医学,2017,20(3):262-269.

[67] BRAY GA,HEISEL WE,AFSHIN A,et al.The science of obesity management:an endocrine society scientific statement [J].EndocrRev,2018,39(2): 79-132. Aliya A Khan, Bart Clarke, Lars Rejnmark,et al.Management of endocrine disease: Hypoparathyroidism in pregnancy: review and evidence based recommendations for management [J]. Eur J Endocrinol,2019,180(2):R37-R44 .

[68] 中国医师协会皮肤科医师分会带状疱疹专家共识工作组.2018 带状疱疹中国专家共识[J]. 中华皮肤科杂志,2018,51(6):403-408.

[69] 国家卫生健康委员会. 肺结核诊断(WS 288—2017)[S/OL].(2017-11-09)[2021-09-14]. http://www.nhc.gov.cn/wjw/s9491/201712/a452586fd21d4018b0ebc00b89c06254.shtml.

[70] 焦清艳. 暴食症情绪调节的研究进展[J]. 神经疾病与精神卫生,2018,18(6):453-456.

[71] 李彭爱中,孔庆梅. 暴食障碍:一种需要关注的临床问题[J]. 中华精

神科杂志,2019,52(3):232-234.

[72] 殷文武,王传林,陈秋兰,等.狂犬病暴露预防处置专家共识[J].中华预防医学杂志,2019,53(7):668-679.

[73] 中华医学会神经病学分会神经心理学与行为神经病学组.综合医院焦虑、抑郁与躯体化症状诊断治疗的专家共识[J].中华神经科杂志,2016,49(12):908-917.

[74] 王保同,成杰.放松训练技术对广泛性焦虑症患者的疗效研究[J].中国民康医学,2014,26(6):25-28.

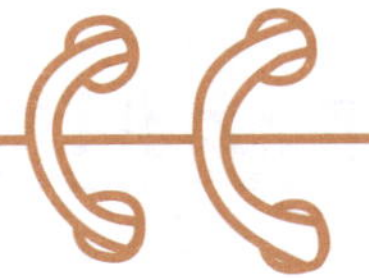

附录

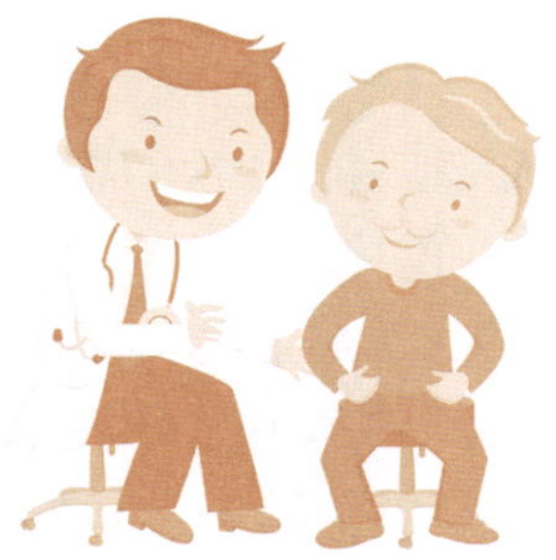

附录一

匹兹堡睡眠质量指数（PSQI）

下面一些问题是关于您最近1个月的睡眠情况，请选择填写最符合您近1个月实际情况的答案。请回答下列问题：

1. 近1个月，晚上上床睡觉通常（　　）点钟。

2. 近1个月，从上床到入睡通常需要（　　）分钟。

3. 近1个月，通常早上（　　）点起床。

4. 近1个月，每夜通常实际睡眠（　　）小时（不等于卧床时间）。

对下列问题请选择1个最适合您的答案。

5. 近1个月，因下列情况影响睡眠而烦恼

(1) 入睡困难（30分钟内不能入睡）：A. 无　B. <1次/周　C. 1~2次/周　D. ≥3次/周

(2) 夜间易醒或早醒：A. 无　B. <1次/周　C. 1~2次/周　D. ≥3次/周

(3) 夜间去厕所：A. 无　B. <1次/周　C. 1~2次/周　D. ≥3次/周

(4) 出现呼吸不畅：A. 无　B. <1次/周　C. 1~2次/周　D. ≥3次/周

(5) 咳嗽或鼾声高：A. 无　B. <1次/周　C. 1~2次/周　D. ≥3次/周

(6) 感觉冷：A. 无　B. <1次/周　C. 1~2次/周　D. ≥3次/周

(7) 感觉热：A. 无　B. <1次/周　C. 1~2次/周　D. ≥3次/周

(8) 做噩梦：A. 无　B. <1次/周　C. 1~2次/周　D. ≥3次/周

(9) 疼痛不适：A. 无　B. <1次/周　C. 1~2次/周　D. ≥3次/周

(10) 其他影响睡眠的事情：A. 无　B. <1次/周　C. 1~2次/周　D. ≥3次/周

如有，请说明：______________。

6. 近1个月，总的来说，您认为自己的睡眠质量：A. 很好　B. 较好　C. 较差　D 很差

7. 近1个月，您使用药物催眠的情况：A. 无　B. <1次/周　C. 1~2次/周　D. ≥3次/周

8. 近1个月,您常感到困倦吗 A. 无 B. <1次/周 C. 1~2次/周 D. ≥3次/周

9. 近1个月,您做事情的精力不足吗 A. 没有 B. 偶尔有 C. 有时有 D. 经常有

---

1. 睡眠质量得分( );2. 入睡时间得分( );3. 睡眠时间得分( );4. 睡眠效率得分( );5. 睡眠障碍得分( );6. 使用催眠药物得分( );7. 日间功能障碍得分( );PSQI总分( )

匹兹堡睡眠质量指数使用方法

PSQI用于评定最近1个月的睡眠质量,由自评和他评两部分构成,共7项内容,根据18个自评细则计分,每个自评细则按0~3等级计分,累积各项得分为PSQI总分。总分范围为0~21分,得分越高,表示睡眠质量越差。自评者完成测评需要5~10分钟。

各项内容具体计分方法如下:

1. 睡眠质量 根据条目6(近1个月,总的来说,您认为自己的睡眠质量)的应答计分:较好计1分,较差计2分,很差计3分。

2. 入睡时间

(1) 入睡困难的计分为:无,计0分;<1周/次,计1分;1~2周/次,计2分;≥3周/次,计3分。

(2) 上床到入睡需要时间的计分为:≤15分钟,计0分;16~30分钟,计1分;31~60分钟,计2分;≥60分钟,计3分。

(3) 累加(1)和(2)计分:累加分为0,计0分;累加分为1~2,计1分;累加分为3~4,计2分;累加分为5~6,计3分。

3. 睡眠时间

每夜通常实际睡眠时间的计分:>7小时,计0分;6~7小时,计1分;5~6小时,计2分;<5小时,计3分。

4. 睡眠效率

(1) 床上时间 = 条目3(起床时间) − 条目1(上床时间)

(2) 睡眠效率 = 条目4(睡眠时间)/床上时间 × 100%

(3) 睡眠效率计分为:睡眠效率>85%,计0分;75%~84%,计1分;65%~74%,计2分;<65%,计3分。

5. 睡眠障碍 根据第5条目(近1个月,因下列情况影响睡眠而烦恼)的(2)~(10)细则,计分为:无,计0分;<1周/次,计1分;1~2周/次,计2分;

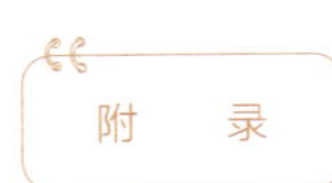

≥3 周 / 次，计 3 分。累加计分：若累加分为 0，则此项计 0 分；1~9 分，计 1 分；10~18 分，计 2 分；19~27 分，计 3 分。

6. 使用催眠药物　根据条目 7（近 1 个月，您使用药物催眠的情况）的应答计分：无，计 0 分；<1 周 / 次，计 1 分；1~2 周 / 次，计 2 分；≥3 周 / 次，计 3 分。

7. 日间功能障碍

（1）根据条目 8（近 1 个月，您常感到困倦吗）的应答计分：无，计 0 分；<1 周 / 次，计 1 分；1~2 周 / 次，计 2 分；≥3 周 / 次，计 3 分。

（2）根据条目 9（近 1 个月，您做事情的精力不足吗）的应答计分：没有，计 0 分；偶尔有，计 1 分；有时有，计 2 分；经常有，计 3 分。

（3）累加条目 8（近 1 个月，您常感到困倦吗）和条目 9（近 1 个月，您做事情的精力不足吗）的得分，若累加分为 0，则日间功能障碍计 0 分；为 1~2 分，计 1 分；为 3~4 分，计 2 分；为 5~6 分，计 3 分。

PSQI 总分为以上 7 项之和。

睡眠质量评价等级：

0~5 分　　睡眠质量很好
6~10 分　　睡眠质量还行
11~15 分　睡眠质量一般
16~21 分　睡眠质量很差

附录二

广泛性焦虑障碍量表（GAD-7）

根据过去两周的状况，请您回答是否存在下列描述的状况及频率，请看清楚问题后在符合您的选项前的数字上面画√

状况	完全不会	好几天	超过一周	几乎每天
1. 感觉紧张、焦虑或急切	0	1	2	3
2. 不能够停止或控制担忧	0	1	2	3
3. 对各种各样的事情担忧过多	0	1	2	3
4. 很难放松下来	0	1	2	3
5. 由于不安而无法静坐	0	1	2	3
6. 变得容易烦恼或急躁	0	1	2	3
7. 感到似乎将有可怕的事情发生而害怕	0	1	2	3
				总分 =________

GAD-7 量表内容简单、可操作性强，每个条目 0~3 分，总分就是将 7 个条目的分值相加，总分值范围 0~21 分。

结果解读：0~4 分，无广泛性焦虑障碍；5~9 分，轻度广泛性焦虑障碍；10~14 分，中度广泛性焦虑障碍；15~21 分，重度广泛性焦虑障碍。

GAD≥10 分，需考虑药物治疗，建议精神科专科就诊。

附录三

生活事件量表（LES）

性别：　　　年龄：　　　职业：　　　婚姻状况：　　　填表日期：

指导语：

下面是每个人都有可能遇到的一些日常生活事件，究竟是好事还是坏事，可根据个人情况自行判断。这些事件可能对个人有精神上的影响（体验为紧张、压力、兴奋或苦恼等），影响的轻重程度是各不相同的。影响持续的时间也不一样。请您根据自己的情况，实事求是地回答下列问题，填表不记姓名，完全保密，在请在最适合的答案上打钩。

生活事件名称	事件发生时间				性质		精神影响程度					影响持续时间				备注
	未发生	一年前	一年内	长期性	好事	坏事	无影响	轻度	中度	重度	极重	三月内	半年内	一年内	一年以上	
举例：房屋拆迁			√			√		√					√			
家庭有关问题																
1. 恋爱或订婚																
2. 恋爱失败、破裂																
3. 结婚																
4. 自己（爱人）怀孕																
5. 自己（爱人）流产																
6. 家庭增添新成员																
7. 与爱人父母不和																
8. 夫妻感情不好																
9. 夫妻分居（因不和）																

续表

生活事件名称	事件发生时间				性质		精神影响程度					影响持续时间				备注
	未发生	一年前	一年内	长期性	好事	坏事	无影响	轻度	中度	重度	极重	三月内	半年内	一年内	一年以上	
10. 夫妻两地分居(工作需要)																
11. 性生活不满意或独身																
12. 配偶一方有外遇																
13. 夫妻重归于好																
14. 超指标生育																
15. 本人(爱人)作绝育手术																
16. 配偶死亡																
17. 离婚																
18. 子女升学(就业)失败																
19. 子女管教困难																
20. 子女长期离家																
21. 父母不和																
22. 家庭经济困难																
23. 欠债 500 元以上																
24. 经济情况显著改善																
25. 家庭成员重病或重伤																
26. 家庭成员死亡																
27. 本人重病或重伤																
28. 住房紧张																
工作学习中的问题 29. 待业、无业																
30. 开始就业																
31. 高考失败																
32. 扣发奖金或罚款																
33. 突出的个人成就																
34. 晋升、提级																
35. 对现职工作不满意																

续表

生活事件名称	事件发生时间				性质		精神影响程度					影响持续时间				备注
	未发生	一年前	一年内	长期性	好事	坏事	无影响	轻度	中度	重度	极重	三月内	半年内	一年内	一年以上	
36. 工作学习中压力大（如成绩不好）																
37. 与上级关系紧张																
38. 与同事邻居不和																
39. 第一次远走他乡异国																
40. 生活规律重大变动（饮食睡眠规律改变）																
41. 本人退休离休或未安排具体工作																
社交与其他问题																
42. 好友重病或重伤																
43. 好友死亡																
44. 被人误会、错怪、诬告、议论																
45. 介入民事法律纠纷																
46. 被拘留、受审																
47. 失窃、财产损失																
48. 意外惊吓、发生事故、自然灾害																
如果您还经历过其他的生活事件，请依次填写																
49																
50																

正性事件值：
负性事件值：
总值：

家庭有关问题：
工作学习中的问题：
社交及其他问题：

LES 的使用方法和计算方法

LES 是自评量表,含有 48 条我国较常见的生活事件,包括三个方面的问题。一是家庭生活方面(有 28 条),二是工作学习方面(有 13 条),三是社交及其他方面(7 条)。另设有 2 条空白项目,供填写当事者自己经历而表中并未列出的某些事件。

填写者须仔细阅读和领会指导语,然后将某一时间范围内(通常为一年内)的事件记录下来。有的事件虽然发生在该时间范围之前,如果影响深远并延续至今,可作为长期性事件记录。

对于表上已列出但未经历的事件应一一注明“未经历”,不留空白,以防遗漏。然后,由填写者根据自身的实际感受而不是按常理或伦理道德观念去判断那些经历过的事件对本人来说是好事或是坏事?影响程度如何?影响的持续时间有多久?

一次性的事件如流产、失窃要记录发生次数,长期性事件,如住房拥挤、夫妻分居等不到半年记为 1 次,超过半年记为 2 次。影响程度分为 5 级,从毫无影响到影响极重分别记 0,1,2,3,4 分;影响持续时间分之月内,半年内、一年内、一年以上共 4 个等级,分别记 1、2、3、4 分。

生活事件刺激量的计算方法:

1. 某事件刺激量 = 该事件影响程度分 × 该事件持续时间分 × 该事件发生次数
2. 正性事件刺激量 = 全部好事刺激量之和
3. 负性事件刺激量 = 全部坏事刺激量之和
4. 生活事件总刺激量 = 正性事件刺激量 + 负性事件刺激量

另外,还可以根据研究或诊断治疗需要,按家庭问题、工作学习问题和社交等问题进行分类统计。

LES 结果解释及应用价值

LES 总分越高反映个体承受的精神压力越大。95% 的正常人一年内的 LES 总分不超过 20 分,99% 的不超过 32 分。负性事件的分值越高对心身健康的影响越大,正性事件分值的意义尚待进一步的研究。

应用价值:

1. 甄别高危人群,预防精神障碍和心身疾病,对 LES 分值较高者加强预防工作。
2. 指导正常人了解自己的精神负荷、维护心身健康,提高生活质量。
3. 用于指导心理治疗、危机干预,使心理治疗和医疗干预更具针对性。

4. 用于神经症、心身疾病、各种躯体疾病及重性精神疾病的病因学研究，可确定心理因素在这些疾病发生、发展和转归中的作用份量。

适用范围：

LES 适用于 16 岁以上的正常人、神经症、心身疾病、各种躯体疾病患者以及自知力恢复的重性精神病患者。

附录四

宗氏抑郁自评量表（SDS）

主要表现	没有或很少时间	小部分时间	相当多时间	绝大部分或全部时间
1. 我觉得闷闷不乐，情绪低沉	1	2	3	4
*2. 我觉得一天之中早晨最好	4	3	2	1
3. 我一阵哭出来或觉得想哭	1	2	3	4
4. 我晚上睡眠不好	1	2	3	4
*5. 我吃得跟平常一样多	4	3	2	1
*6. 我与异性密切接触时和以往一样感到愉快	4	3	2	1
7. 我发觉我的体重在下降	1	2	3	4
8. 我有便秘的苦恼	1	2	3	4
9. 我的心跳比平常快	1	2	3	4
10. 我无缘无故地感觉到疲乏	1	2	3	4
*11. 我的头脑跟平时一样清楚	4	3	2	1
*12. 我觉得经常做的事情并没有困难	4	3	2	1
13. 我觉得不安而平静不下来	1	2	3	4
*14. 我对将来抱有希望	4	3	2	1
15. 我比平时容易生气激动	1	2	3	4
16. 我觉得做出决定是容易的	1	2	3	4
17. 我觉得自己是个有用的人，有人需要我	1	2	3	4
*18. 我的生活过得很有意思	4	3	2	1

续表

主要表现	没有或很少时间	小部分时间	相当多时间	绝大部分或全部时间
19. 我认为如果我死了别人会生活得好些	1	2	3	4
*20. 平常感兴趣的事我仍然感觉有趣	4	3	2	1

注：* 表示反向计分(即在统计分数时将 1 分记为 4 分、2 分记为 3 分、3 分记为 2 分、4 分记为 1 分)。

附录五

尼古丁依赖检验量表（FTND）

题目	FTND	对应分值	您的得分
1. 您早晨醒来后多长时间吸第一支烟	<5 分钟	3	
	6~30 分钟	2	
	31~60 分钟	1	
	>60 分钟	0	
2. 您是否在禁烟场所很难控制吸烟的需求	是	1	
	否	0	
3. 您认为哪一支烟最不愿放弃	早晨第一支	1	
	其他	0	
4. 您每天吸多少支烟	<10 支	0	
	11~20 支	1	
	21~30 支	2	
	>31 支	3	
5. 您早晨醒来后第一个小时是否比其他时间吸烟多	是	1	
	否	0	
6. 您卧病在床时是否仍旧吸烟	是	1	
	否	0	

注：评估标准：0~2 分：很低；3~4 分：低；5 分：中度；6~7 分：高；8~10 分：很高。FTND≥6 分时，被认为是诊断尼古丁高度依赖的标准。

附录六

酒精使用障碍筛查量表（AUDIT）

序号	条目	选项	评分
1.	您饮酒的频率如何？		
		从未喝过	0
		每月 1 次或少于 1 次	1
		每月 2-4 次	2
		每周 2-3 次	3
		每周至少 4 次	4
2.	您饮酒时一般会喝到多少杯？（每含酒精 10 克称为一杯）		
		1~2 杯	0
		3~4 杯	1
		5~6 杯	2
		7~9 杯	3
		10 或 10 杯以上	4
3.	每次喝 6 杯以上的次数有多少？		
		没有	0
		每月少于 1 次	1
		每月 1 次	2
		每周 1 次	3
		每天或几乎每天 1 次	4
4.	过去一年中，您是否发现自己一旦开始饮酒就很难停下来？		
		没有	0
		每月少于 1 次	1
		每月 1 次	2
		每周 1 次	3
		每天或几乎每天 1 次	4

续表

序号	条目	选项	评分
5. 过去一年中,您是否因为饮酒而导致不能从事日常工作?			
		没有	0
		每月少于1次	1
		每月1次	2
		每周1次	3
		每天或几乎每天1次	4
6. 在一次大量饮酒后,您是否需要在第二天早上喝一些酒才能正常生活?这种情况在过去一年中有多少次?			
		没有	0
		每月少于1次	1
		每月1次	2
		每周1次	3
		每天或几乎每天1次	4
7. 在过去的一年中,您是否在饮酒后感到内疚或后悔?			
		没有	0
		每月少于1次	1
		每月1次	2
		每周1次	3
		每天或几乎每天1次	4
8. 在过去的一年中,您是否因为饮酒问题导致不能回忆起前一晚发生的事情?			
		没有	0
		每月少于1次	1
		每月1次	2
		每周1次	3
		每天或几乎每天1次	4
9. 您个人或者其他人是否因为您的饮酒问题而受到伤害?			
		没有	0
		是的,但不是在最近一年中	2
		是的,就在最近一年中	4

续表

序号	条目	选项	评分
10.	是否有较好的朋友、医生，或者其他健康工作者对您的饮酒 问题表示担心，或者建议您戒酒？		
		没有	0
		是的，但不是在最近一年中	2
		是的，就在最近一年中	4
总计			

注：AUDIT总分大于或等于8分说明被试对象属于危险饮酒和有害饮酒，同时存在酒依赖的可能。由于酒精对人体造成的影响也受到体重、自身代谢水平的影响，因此WHO建议对于65岁以上的被试对象，可以将分界值定为7分，以提高对危险性饮酒和有害性饮酒筛查的灵敏度。

附录七

酒精依赖筛查自评问卷（CAGE）

序号	条目内容	是	否
1	您有没有觉得需要戒酒?	1	0
2	当别人问到您的饮酒情况时,您是否感到不高兴?	1	0
3	您对自己的饮酒问题是不是感到内疚、自责?	1	0
4	您是不是一睁开眼就需要喝酒?	1	0
总计			

计分说明:得分≥ 2 分,酒依赖筛查为阳性。

55检